全国医药中等职业教育药学类"十四五"规划教材（第三轮）

供药物制剂和药学及相关专业使用

# 药剂学基础 （第2版）

主　编　卢楚霞　王小佳
副主编　廖仰平　何　静　刘宇珍　林秋娟
编　者　（以姓氏笔画为序）
　　　　王小佳（揭阳市卫生学校）
　　　　卢楚霞（广东省新兴中药学校）
　　　　白才堂（河源市卫生学校）
　　　　冯绍坤（广东省新兴中药学校）
　　　　刘宇珍（广东省湛江卫生学校）
　　　　刘秀秀（海南卫生健康职业学院）
　　　　肖　雨（湛江中医学校）
　　　　何　静（聊城市医药技工学校）
　　　　邹穗峰（河源市卫生学校）
　　　　陈红英（广东省新兴中药学校）
　　　　林秋娟（揭阳市卫生学校）
　　　　赵小宁（广东省新兴中药学校）
　　　　黄兰兰（广东省食品药品职业技术学校）
　　　　梁钻芬（肇庆市广宁卫生中等职业技术学校）
　　　　蒋　瑶（广东省食品药品职业技术学校）
　　　　曾国治（广东省新兴中药学校）
　　　　廖仰平（广东省新兴中药学校）

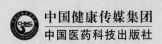

中国健康传媒集团
中国医药科技出版社

# 内 容 提 要

本书是"全国医药中等职业教育药学类'十四五'规划教材(第三轮)"之一,是根据本套教材的编写指导思想和原则要求,结合专业培养目标和本课程的教学目标、内容和任务编写而成。本教材具有专业针对性强、紧密结合新时代行业要求和社会用人需求、与职业技能鉴定相对接的特点;主要内容包括药物制剂的基本理论、处方设计、制备工艺、质量控制与合理使用等。本教材为书网融合教材,即纸质教材有机融合电子教材、教学配套资源(PPT、微课、视频、图片等)、题库系统、数字化教学服务(在线教学、在线作业、在线考试)。

本教材主要供全国医药中等职业院校药物制剂和药学专业师生使用,也可作为执业药师资格考试和从事药学工作人员的参考用书。

## 图书在版编目(CIP)数据

药剂学基础/卢楚霞,王小佳主编.—2版.—北京:中国医药科技出版社,2020.12
全国医药中等职业教育药学类"十四五"规划教材.第三轮
ISBN 978-7-5214-2175-0

Ⅰ.①药… Ⅱ.①卢…②王… Ⅲ.①药剂学-中等专业学校-教材 Ⅳ.①R94

中国版本图书馆 CIP 数据核字(2020)第 235982 号

**美术编辑** 陈君杞
**版式设计** 友全图文

出版 **中国健康传媒集团** | 中国医药科技出版社
地址 北京市海淀区文慧园北路甲 22 号
邮编 100082
电话 发行:010-62227427 邮购:010-62236938
网址 www.cmstp.com
规格 787mm×1092mm $^1/_{16}$
印张 23 $^3/_4$
字数 518 千字
初版 2015 年 2 月第 1 版
版次 2020 年 12 月第 2 版
印次 2024 年 6 月第 5 次印刷
印刷 大厂回族自治县彩虹印刷有限公司
经销 全国各地新华书店
书号 ISBN 978-7-5214-2175-0
定价 69.00 元

获取新书信息、投稿、
为图书纠错,请扫码
联系我们。

2011 年，中国医药科技出版社根据教育部《中等职业教育改革创新行动计划（2010—2012 年）》精神，组织编写出版了"全国医药中等职业教育药学类专业规划教材"；2016 年，根据教育部 2014 年颁发的《中等职业学校专业教学标准（试行）》等文件精神，修订出版了第二轮规划教材"全国医药中等职业教育药学类'十三五'规划教材"，受到广大医药卫生类中等职业院校师生的欢迎。为了进一步提升教材质量，紧跟职教改革形势，根据教育部颁发的《国家职业教育改革实施方案》（国发〔2019〕4 号）、《中等职业学校专业教学标准（试行）》（教职成厅函〔2014〕48 号）精神，中国医药科技出版社有限公司经过广泛征求各有关院校及专家的意见，于 2020 年 3 月正式启动了第三轮教材的编写工作。在教育部、国家药品监督管理局的领导和指导下，在本套教材建设指导委员会专家的指导和顶层设计下，中国医药科技出版社有限公司组织全国 60 余所院校 300 余名教学经验丰富的专家、教师精心编撰了"全国医药中等职业教育药学类'十四五'规划教材（第三轮）"，该套教材付梓出版。

本套教材共计 42 种，全部配套"医药大学堂"在线学习平台。主要供全国医药卫生中等职业院校药学类专业教学使用，也可供医药卫生行业从业人员继续教育和培训使用。

本套教材定位清晰，特点鲜明，主要体现如下几个方面。

**1. 立足教改，适应发展**

为了适应职业教育教学改革需要，教材注重以真实生产项目、典型工作任务为载体组织教学单元。遵循职业教育规律和技术技能型人才成长规律，体现中职药学人才培养的特点，着力提高药学类专业学生的实践操作能力。以学生的全面素质培养和产业对人才的要求为教学目标，按职业教育"需求驱动"型课程建构的过程，进行任务分析。坚持理论知识"必需、够用"为度。强调教材的针对性、实用性、条理性和先进性，既注重对学生基本技能的培养，又适当拓展知识面，实现职业教育与终身学习的对接，为学生后续发展奠定必要的基础。

**2. 强化技能，对接岗位**

教材要体现中等职业教育的属性，使学生掌握一定的技能以适应岗位的需要，具有一定的理论知识基础和可持续发展的能力。理论知识把握有度，既要给学生学习和掌握技能奠定必要的、足够的理论基础，也不要过分强调理论知识的系统性和完整性；

注重技能结合理论知识，建设理论－实践一体化教材。

**3. 优化模块，易教易学**

设计生动、活泼的教学模块，在保持教材主体框架的基础上，通过模块设计增加教材的信息量和可读性、趣味性。例如通过引入实际案例以及岗位情景模拟，使教材内容更贴近岗位，让学生了解实际岗位的知识与技能要求，做到学以致用；"请你想一想"模块，便于师生教学的互动；"你知道吗"模块适当介绍新技术、新设备以及科技发展新趋势、行业职业资格考试与现代职业发展相关知识，为学生后续发展奠定必要的基础。

**4. 产教融合，优化团队**

现代职业教育倡导职业性、实践性和开放性，职业教育必须校企合作、工学结合、学作融合。专业技能课教材，鼓励吸纳 1～2 位具有丰富实践经验的企业人员参与编写，确保工作岗位上的先进技术和实际应用融入教材内容，更加体现职业教育的职业性、实践性和开放性。

**5. 多媒融合，数字增值**

为适应现代化教学模式需要，本套教材搭载"医药大学堂"在线学习平台，配套以纸质教材为基础的多样化数字教学资源（如课程 PPT、习题库、微课等），使教材内容更加生动化、形象化、立体化。此外，平台尚有数据分析、教学诊断等功能，可为教学研究与管理提供技术和数据支撑。

编写出版本套高质量教材，得到了全国各相关院校领导与编者的大力支持，在此一并表示衷心感谢。出版发行本套教材，希望得到广大师生的欢迎，并在教学中积极使用和提出宝贵意见，以便修订完善，共同打造精品教材，为促进我国中等职业教育医药类专业教学改革和人才培养作出积极贡献。

# 数字化教材编委会

主　编　刘秀秀　王小佳

副主编　廖仰平　黄兰兰　刘宇珍　赵小宁

编　者　(以姓氏笔画为序)

王小佳 (揭阳市卫生学校)

卢楚霞 (广东省新兴中药学校)

白才堂 (河源市卫生学校)

冯绍坤 (广东省新兴中药学校)

刘宇珍 (广东省湛江卫生学校)

刘秀秀 (海南卫生健康职业学院)

肖　雨 (湛江中医学校)

何　静 (聊城市医药技工学校)

邹穗峰 (河源市卫生学校)

陈红英 (广东省新兴中药学校)

林秋娟 (揭阳市卫生学校)

赵小宁 (广东省新兴中药学校)

黄兰兰 (广东省食品药品职业技术学校)

梁钻芬 (肇庆市广宁卫生中等职业技术学校)

蒋　瑶 (广东省食品药品职业技术学校)

曾国治 (广东省新兴中药学校)

廖仰平 (广东省新兴中药学校)

　　药剂学是研究药物制剂的基本理论、处方设计、制备工艺、质量控制与合理使用等综合性应用技术科学，是药剂专业的核心课程，是药剂专业学生顶岗实习与工作的主要内容，同时也是执业药师资格考试重要内容。通过本课程的学习，使学生具有药物剂型和制剂的设计、制备、生产及质量控制等方面的理论和技能，并为从事临床合理用药和提供安全、有效、稳定、使用方便的药品等工作奠定基础。

　　本书的编写主要是在上版的基础上，按照"科学、严谨、合理"的编写原则，根据国家新的政策方针、《中国药典》（2020 年版）和新版 GMP 的要求，结合医药行业用人需求和中职学校药剂专业学生的特点，对编写章节进行重新调整，更新知识点。本教材编写时注重加强对学生动手能力的培养，要求学生理论知识与实践知识相结合，并且与时俱进，提供 PPT 课件、习题、微课等丰富的数字化资源，更有利于学生的学习，方便老师的教学。本教材适用于中等卫生职业学校供药物制剂和药学及相关专业教学使用。

　　本书纸质教材模块一项目一、项目二由刘宇珍编写，项目三由冯绍坤编写；模块二项目四、项目七由赵小宁编写，项目五，项目六由陈红英编写，项目八由王小佳编写；模块三项目九由何静编写，项目十、项目十一由肖雨编写，项目十二由蒋瑶和黄兰兰编写，项目十三、项目十四由卢楚霞编写；模块四项目十五、项目十六由廖仰平编写；模块五项目十七、项目十八、项目十九由刘秀秀编写，项目二十由邹穗峰编写，项目二十一由王小佳和梁钻芬编写；模块六项目二十二由邹穗峰编写，项目二十三由曾国治编写，项目二十四、项目二十五由白才堂编写；模块七项目二十六由林秋娟编写，项目二十七、项目二十八由蒋瑶编写。

　　本书编写参阅了一些书籍、在此向相关作者表示感谢。编写过程得到各医院、药企、院校提供的大力支持，在此一并表示衷心的感谢。但编写水平所限，书中难免存在不足之处，恳请各位同行专家批评指正。

编　者

2020 年 10 月

# 目录

## 模块一　药剂学基础知识

1. 掌握药剂学的定义、药物剂型的分类。
2. 熟悉药剂学常用术语、药物剂型的重要性。

1. 掌握药典的概念、组成与内容。
2. 熟悉药品标准和GMP的概念、实施目的、主要内容及认证制度。

1. 掌握处方管理制度及调剂的工作程序及注意事项。
2. 熟悉处方的内容及书写格式。

# 模块二 固体制剂制备的专业技能

掌握称量、粉碎、筛分、混合的方法。

1. 掌握散剂的概念、特点、分类；制备流程及分剂量方法。

2. 熟悉散剂的质量要求。

1. 掌握颗粒剂的概念、特点、分类、制备方法。

2. 熟悉颗粒剂的质量检查方法。

1. 掌握胶囊剂的定义与特点、分类、制备方法。
2. 熟悉胶囊剂的质量检查方法。

1. 掌握片剂的概念与特点、分类；常用的辅料及其特性；湿法制粒压片法。
2. 熟悉片剂压片过程及其影响因素；包糖衣、薄膜衣的工艺与材料；片剂的质量检查。

# 模块三　液体制剂制备的专业技能

1. 掌握表面活性剂的性质；表面活性剂的应用。

2. 熟悉表面活性剂的定义、结构特点及分类。

1. 掌握液体制剂的分类；液体制剂常用的溶剂、防腐剂、矫味剂及着色剂。

2. 熟悉液体制剂的概念、特点、质量要求及防腐的措施。

1. 掌握溶液剂的制备方法及应注意的问题；糖浆剂的特点及制备方法；醑剂、甘油剂、芳香水剂的概念。

2. 熟悉增加药物溶解度的方法。

1. 掌握溶胶剂的性质。
2. 熟悉高分子溶液剂的概念、性质、制备方法。

1. 掌握乳剂的定义、特点、组成、稳定性、制备方法和乳化剂的种类。
2. 熟悉乳剂的类型与鉴别、质量评价方法。

1. 掌握混悬剂的制备条件、分散法制备混悬剂和常用稳定剂。
2. 熟悉混悬剂的概念、特点、质量要求、稳定性和质量评价方法。

# 模块四　传统中药制剂的专业技能

1. 掌握常用各类浸出制剂的概念、特点与制备方法；常用饮片有效成分浸提方法及操作要点。

2. 熟悉浸出制剂饮片的预处理、饮片有效成分的浸提、精制、浓缩与干燥等的操作。

1. 掌握丸剂、滴丸的概念、分类、特点；滴丸常用的基质、冷凝介质。

2. 熟悉丸剂的常用辅料、制备方法。

1. 掌握灭菌、无菌操作法的定义和各种灭菌方法。

2. 熟悉热原的定义与特点、性质、污染途径、除去热原的方法和热原的检查方法。

1. 掌握注射剂的定义、常用的溶剂与附加剂、制备工艺和质量要求。

2. 熟悉注射剂的分类、特点、给药途径及质量检查。

- 1. 掌握输液的定义与制备工艺。
- 2. 熟悉输液的分类与质量要求。

- 1. 掌握注射用无菌粉末的定义及制备工艺。
- 2. 熟悉注射用无菌粉末的分类、生产工艺中存在的问题及解决方法。

# 模块六 其他剂型制备的专业技能

1. 掌握滴眼剂的概念、常用附加剂及其特性。

2. 熟悉滴眼液的制备方法和质量检查。

1. 掌握软膏剂和眼膏剂常用的基质、制备方法。

2. 熟悉软膏剂、乳膏剂、眼膏剂的概念与特点；软膏剂的质量检查。

1. 掌握栓剂定义、种类与形状；栓剂基质的要求、种类、栓剂的制备方法。

2. 熟悉栓剂的作用及特点；栓剂的附加剂。

1. 掌握膜剂常用的成膜材料；匀浆制膜法制备膜剂；重量差异检查法。

2. 熟悉膜剂的定义、特点、分类及常用的附加剂；热塑制膜法制备膜剂。

1. 掌握气雾剂常用的附加剂与抛射剂。

2. 熟悉气雾剂的定义、特点和分类；气雾剂的耐压容器和阀门系统；气雾剂的质量检

# 模块七　药剂学拓展知识

查；喷雾剂的定义和
特点；吸入粉雾剂的
定义和特点。

1. 掌握影响药物制剂稳
定性的主要因素、增
加药物制剂稳定性的
方法。

2. 熟悉研究药物制剂稳
定性的意义、药物制
剂配伍的目的、配伍
变化的处理原则及
方法。

● 熟悉固体分散体、包合物、微囊、脂质体的含义和特点。

● 掌握药物的吸收、分布与消除的含义和过程。

# 模块一

# 药剂学基础知识

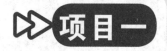 

# 项目一 药剂学相关定义

PPT

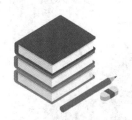

学习目标

**知识要求**

1. **掌握** 药剂学的定义、药物剂型的分类。

2. **熟悉** 药剂学常用术语、药物剂型的重要性。

3. **了解** 药剂学的分支学科与任务。

**能力要求**

能说出常见剂型。

## 岗位情景模拟

**情景描述** 小明是药剂专业一年级的学生，家人说家里的小药箱没药了，让其去药店买些家庭常用药。在药店看到药架上陈列着不同形状、不同颜色、不同形态的药品，琳琅满目，小明利用药剂学知识买回了常用药。

**讨论** 1. 药剂学中常用的术语有哪些？

2. 药物制成不同的剂型应用于临床目的是什么？

## 任务一 概述

### 一、药剂学的概念及常用术语

#### （一）药剂学的概念

药剂学是研究药物制剂的基本理论、处方设计、制备工艺、质量控制与合理使用等综合性应用技术科学。

药剂学包括制剂学和调剂学两部分内容，既研究药物制剂的生产工艺和质量控制问题，又研究适于临床需要的新剂型，以紧密联系临床合理用药，发挥药物的最佳治疗效果。因此，药剂学在药物制剂生产和临床应用的过程中起着至关重要的作用。

#### （二）药剂学的常用术语

**1. 制剂** 指根据国家药品标准，将原料药按某种剂型制成具有一定规格的药剂，是各种剂型中的具体药品。如根据现行版《中国药典》或国家药品监督管理部门制定的药品标准，红霉素可制成供口服的片剂，也可以制成红霉素粉针剂。研究制剂的生产技术及相关理论的科学称为制剂学。

**2. 药用辅料** 指生产药品和调配处方时所用的赋形剂或附加剂。

**3. 新药** 指未曾在中国境内上市销售的药品。已上市药品改变剂型、改变给药途径、增加新适应证的，亦属新药管理范畴。

**4. 处方药** 指必须凭执业医师或执业助理医师处方才可调配、购买和使用的药品（以"Rx"表示）。

**5. 非处方药** 指不需要凭执业医师或执业助理医师处方即可自行判断、购买和使用的药品（以"OTC"表示）。

**6. 特殊药品** 是指法律规定实行特殊管理的药品，包括麻醉药品、医疗用毒性药品、精神药品及放射性药品。另外，根据国务院的有关规定，对药品类易制毒化学品、戒毒药品和兴奋剂也实行一定的特殊管理。

## 二、药剂学的分支学科

药剂学是一门以多门学科的理论为基础的综合性技术科学，在发展过程中，各学科相互影响、相互渗透，形成了许多分支学科。

**1. 物理药剂学** 物理药剂学是应用物理化学的基本原理和手段研究药剂学中有关剂型、制剂的处方设计、制备工艺、质量控制等内容的边缘学科。

**2. 工业药剂学** 工业药剂学是研究制剂工业生产的基本理论、工艺技术、生产设备和质量管理的学科。

**3. 生物药剂学** 生物药剂学是研究药物及其剂型在体内的吸收、分布、代谢与排泄过程，阐明药物因素、剂型因素及机体生物因素与药效之间关系的学科。

**4. 药物动力学** 药物动力学是采用数学的方法研究药物的吸收、分布、代谢和排泄的体内过程与药效之间关系的学科，对指导制剂设计、剂型改革、安全合理用药等提供量化指标。

**5. 药用高分子材料学** 药用高分子材料学介绍药剂学的剂型设计和制剂处方中常用的合成和天然高分子材料的结构、制备、物理化学特征及其功能与应用。

**6. 临床药剂学** 临床药剂学亦称临床药学，是以患者为对象，研究合理、有效与安全用药等与临床治疗学紧密联系的新学科。

## 三、药剂学的研究内容与任务

药剂学的研究内容是如何将药物制成安全、有效、稳定的符合质量标准的制剂，并适于临床应用，以发挥预防、治疗及诊断作用。具体任务分述如下。

### （一）研究药剂学的基本理论

通过对药物的物理和化学稳定性、粉体性质、片剂的压缩成型理论、流变学性质、生物药剂学和药物动力学等基本理论研究，为提高药品的生产效率和产品质量，正确评价制剂的内在质量和合理用药提供依据。

### （二）研究开发新剂型和新技术

随着医药学相关科学技术的进步，人们生活水平的提高及人类疾病谱的改变，传统制剂如普通的片剂、液体制剂、注射剂及外用制剂等，已经无法满足临床高效、长效、低毒、控释、定位和靶向释放等的需要。因此，开发新剂型是药剂学当前的重要任务及研究热点。近年来新技术的使用大大地促进了药剂学的发展。如使用固体分散技术、包含技术、纳米技术可增加难溶性药物的溶解度，从而极大提高药物的生物利用度。

你知道吗

### 靶向制剂的开发

据统计，全世界每年患癌症人数大幅度增长，至今每年检验出的新增癌症患者数已经超过 1400 万。目前的抗癌药普遍存在对肌体的广泛毒性问题。因此，开发具有靶器官、靶细胞、甚至是细胞内特定部位的靶向制剂，提高药物在靶点的浓度，减少对非靶点及正常细胞的毒性，达到提高疗效、降低毒副作用的靶向制剂成为全世界药学工作人员共同关注的焦点。

### （三）研究与开发药用新辅料

辅料在药物制剂中发挥着多方面的作用：如制剂形态的形成，使制备过程顺利进行，提高药物稳定性，调控药物的作用或适应患者的生理需求等。因此，研究开发新辅料在药物制剂领域中显得日益重要，特别是开发新剂型及新技术对辅料的依赖性就更强。可以说，没有优质的辅料就没有优质的制剂。开发满足新剂型和新技术使用的各种功能性药用新辅料，将直接关系着药物制剂的发展水平。

你知道吗

### 已开发的药用新辅料

羧甲基淀粉钠、交联聚维酮、交联羧甲基纤维素钠等超级崩解剂解决了片剂崩解度与溶出度的问题；微晶纤维素、可压性淀粉的出现使粉末直接压片实现了工业化；泊洛沙姆、磷脂、聚氧乙烯蓖麻油等的出现为液体制剂（如静脉乳）的制备提供了更好的选择；聚乳酸、聚乳酸聚乙烯酸共聚物等体内可降解辅料的出现使注射剂的作用时间大大延长，开发了每 1~3 个月用药一次的新型长效缓释注射剂；在皮肤给药制剂中，氮酮可增强药物渗透性，是目前皮肤制剂中重要的促渗剂。

### （四）整理和开发中药新制剂

中医药是我国的宝贵遗产，至今在医疗保健中仍发挥着重要的作用。目前，在对中药传统剂型（如丸剂、散剂、酒剂、膏剂等）继承和整理的基础上，已经开发的中药新剂型有 20 多种，如中药注射剂、颗粒剂、片剂、滴丸剂、气雾剂等。这些新剂型大大提高了中药的药效，扩大了临床应用范围。但是，中药多为复方制剂，组方复杂，因此，开发中药新剂型和新品种仍是今后我国药剂学一项长期的重要任务。

### （五）研制与开发生物技术药物制剂

生物技术的发展为新药的研制开创了一条崭新的道路。如预防乙肝的基因重组疫苗、治疗糖尿病的人胰岛素、治疗严重贫血的红细胞生长素、治疗侏儒症的人生长激素、治疗血友病的凝血因子等特效药都是现代生物技术药物的新产品，成功为人类解决疑难病症提供了新途径。生物技术药物普遍具有活性强、剂量小的优点，但其性质不稳定，应用顺应性差，还存在较大的安全风险。因此，将这类药物制成安全、稳定和使用方便的新制剂是药剂领域的研究热点与艰巨任务。

### （六）研究和开发新机械和新设备

新工艺可以提高药品质量，促进医药发展。制药机械与设备是实现制剂生产工业化的重要工具，使制剂生产向高效、多功能、连续化与自动化的方向发展。如固体制剂生产中使用的流化床制粒机（也称"一步制粒机"），在一台机器内可完成混合、制粒、干燥，甚至包衣，与传统的挤出制粒比较，其大大缩短了操作时间，减少了物料与人多次接触引起的交叉污染，从而大大提高片剂的质量和产量。

## 四、药学人员的职责

药学工作人员亦称药师，是药品生产、质量控制、经营、贮藏、调配、使用和新药研制等有关药学方面工作的实践者和执行者。药师必须依照《中华人民共和国药品管理法》行使自己的职责，其主要职责有：

（1）遵守国家的法律法规，遵守药学的职业道德，在任何情况下都必须首先考虑到患者的利益，为患者提供周全、优质服务。

（2）参加药品调剂、制剂、药品质量检验及药品采购供应等工作。认真执行各项规章制度和技术操作规程，严防差错事故的发生。

（3）以病人为中心，面向临床，积极与临床医护人员沟通，了解用药情况，配合临床医疗，保障药品供应。

（4）积极开展药学研究，开展新剂型、新药、新工艺的研制开发。

**请你想一想**

作为一名药学工作人员，应该如何做好本职工作？

（5）积极参加临床药学科研工作。如定期进行处方分析，收集药品不良反应报告，开展用药咨询工作，参加医院用药品种的制定及研讨不合理用药等。

## 📖 任务二 认识药物剂型

### 一、药物剂型的重要性

一般来说，原料药必须经过加工制成一定的形式，以达到充分发挥疗效、减少毒副作用、便于贮存和使用等目的后方能提供给患者使用。这种将药物加工制成适合于临床患者使用的给药形式，称为药物剂型，简称剂型。如颗粒剂、胶囊剂、片剂、丸剂、口服溶液剂、混悬剂、注射剂、滴眼剂、软膏剂、栓剂、喷雾剂、散剂等。

药物品种繁多，一般来说，同一种剂型可以有不同的药物，如片剂中有维 C 银翘片、对乙酰氨基酚片等；同一药物也可制成多种剂型，如甲硝唑可制成供口服的片剂，也可以制成静脉注射的注射剂。

药物制成不同的剂型应用于临床，其主要目的有以下几方面。

**1. 适应临床需要**　病有缓急，证有表里，因此临床对药物的剂型要求各有不同。比如急救时，宜选用注射剂、吸入气雾剂、舌下片等起效快的剂型；需长期或缓慢给药的疾病，可考虑用丸剂、植入剂等作用缓慢而持久的剂型；皮肤病则宜用软膏剂、凝胶剂等局部给药剂型；直肠给药宜选用栓剂等。

**2. 更好地发挥药物疗效，减少药品不良反应**　如红霉素在胃酸中 5 分钟后只剩下 3.5% 的效价，因此不能采用普通口服剂型，可制成肠溶胶囊或肠溶片服用，使其在肠内发挥药效；链霉素在胃肠道不吸收，胰岛素及多肽药物受到酶分解，并难以透过胃肠黏膜而需要制成注射剂；睾酮及异丙肾上腺素首过效应大，可制成口腔贴片及气雾剂应用；氨茶碱治疗哮喘病效果好，但有引起心跳加快的不良反应，若制成栓剂直肠给药则可减小其不良反应。

**3. 提高药物的稳定性**　如青霉素干燥状态很稳定，在水中易水解产生高致敏性成分，宜做成粉针剂，以提高其稳定性。红霉素极易吸潮，可制成包衣片，增加其稳定性。

**4. 便于运输、贮存和使用**　如将药材中有效成分提取后制成片剂、颗粒剂、丸剂等，既可以提高药物的生物利用度，又可减小体积，方便运输、贮存及使用。另外，还可通过制剂手段进行色、香、味的调节，以利于不同患者使用。

总之，剂型能改变药物作用强度，延长药物作用时间，控制药物见效快慢，产生药物靶向作用，甚至改变药物的作用性质。药物与剂型之间关系密切，药物是主导作用，而剂型对药物疗效的发挥起保证作用，剂型是药物必要的应用形式。

你知道吗

### 剂型对药物治疗作用的改变

利凡诺（乳酸依沙吖啶）0.1% ~0.2% 溶液局部涂抹有杀菌作用；1% 注射液用于中期引产。硫酸镁口服剂型用作泻下药；5% 注射液静脉滴注，能抑制大脑中枢神经，有镇静、镇痉作用。

### 二、药物剂型的分类 🅴 微课

药物剂型可按形态、给药途径、制法及分散系统不同进行分类（表1-1）。其中按给药途径分类的方法与临床用药联系密切，能反映各剂型的给药部位、给药方法，对患者用药具有一定的指导作用。按分散系统分类的方法便于应用物理的原理来阐明各类制剂特征。

表 1 – 1　药物剂型的分类

| 分类标准 | 制剂类型 | 常见剂型举例 |
| --- | --- | --- |
| 按形态分类 | 固体剂型 | 散剂、颗粒剂、胶囊剂、片剂、丸剂、膜剂等 |
| | 半固体剂型 | 软膏剂、乳膏剂、眼膏剂、凝胶剂等 |
| | 液体剂型 | 溶液剂、注射剂、滴眼剂、搽剂、乳剂、混悬剂等 |
| | 气体剂型 | 气雾剂等 |
| 按给药途径分类 | 胃肠道给药的剂型 | 散剂、片剂、丸剂、糖浆剂、胶囊剂、口服溶液剂等 |
| | 呼吸道给药的剂型 | 吸入剂、气雾剂等 |
| | 直肠给药的剂型 | 栓剂、灌肠剂等 |
| | 皮肤给药的剂型 | 外用溶液剂、洗剂、搽剂、软膏剂、糊剂、贴膏等 |
| | 黏膜给药的剂型 | 滴眼剂、滴鼻剂、含漱剂、舌下片剂、口腔膜剂等 |
| | 注射给药的剂型 | 静脉注射、肌内注射、皮下注射、皮内注射等 |
| 按制法分类 | 浸出制剂 | 酊剂、流浸膏剂、浸膏剂等 |
| | 无菌制剂 | 注射剂、滴眼剂等 |
| 按分散系统分类 | 溶液型 | 溶液剂、芳香水剂、甘油剂、醋剂等 |
| | 胶体溶液型 | 胶浆剂、凝胶剂和涂膜剂等 |
| | 乳剂型 | 乳剂、部分搽剂、静脉乳剂等 |
| | 混悬剂型 | 洗剂、混悬剂等 |
| | 微粉类剂型 | 脂质体、微囊等 |
| | 气体分散型 | 气雾剂等 |

**请你想一想**

同一剂型可以多种给药途径，如片剂可以通哪些方式给药？

## 目标检测

一、A 型题（单项选择题）

1. 下列关于药剂学叙述错误的是（　　　）

　A. 药剂学是研究药物制剂基本理论、处方设计、生产工艺、质量控制和合理使用的综合性应用技术学科

　B. 生物药剂学是药剂学的一个分支学科

　C. 药物的合理使用也属于药剂学的研究内容

　D. 新辅料的研究与开发是药剂学研究的重要内容之一

　E. 临床药剂学是以病人为对象，研究合理、有效与安全用药的科学，不属药剂学的分支学科

2. 关于剂型重要性表述错误的是（　　　）

 A. 剂型可改变药物的作用性质   B. 剂型可改变药物的作用速度

 C. 剂型可降低药物的毒副作用   D. 剂型可产生靶向作用

 E. 改变药物在体内的半衰期

3. 不属于按分散系统分类的剂型是（　　　）

 A. 浸出药剂     B. 溶液剂     C. 乳剂

 D. 混悬剂     E. 溶胶剂

4. 剂型的分类不包括（　　　）

 A. 按给药途径分类   B. 按处方分类   C. 按分散系统分类

 D. 按制法分类    E. 按形态分类

5. 将药物制成适合临床应用的形式是指（　　　）

 A. 剂型      B. 制剂     C. 药品

 D. 成药      E. 药物

6. 按形态分类，软膏剂属于下列哪种类型（　　　）

 A. 液体剂型     B. 固体剂型    C. 半固体剂型

 D. 胶体溶液型    E. 气体剂型

7. 不需要凭执业医师或执业助理医师处方即可自行判断、购买和使用的药品（以"OTC"表示）是指（　　　）

 A. 处方药     B. 非处方药    C. 新药

 D. 特殊药品     E. 成品

## 二、B 型题（配伍选择题）

【8~10 题共用备选答案】

 A. 按给药途径分类   B. 按分散系统分类  C. 按制法分类

 D. 按形态分类    E. 按药物种类分类

8. 剂型的分类方法与临床使用密切结合属于（　　　）

9. 剂型的分类方法便于应用物理的原理来阐明各类制剂特征属于（　　　）

10. 剂型的分类按制备过程中主要工序相同归为一类属于（　　　）

【11~15 共用备选答案】

 A. 剂型      B. 制剂     C. 药剂学

 D. 麻醉药品    E. 辅料

11. 药物的给药形式是（　　　）

12. 综合性应用技术学科是（　　　）

13. 国家对其实行特殊管理的是（　　　）

14. 阿司匹林片是（　　　）

15. 生产药品时所用的赋形剂或附加剂是（　　　）

## 三、X 型题（多项选择题）

16. 按剂型形态分类，可将药物剂型分为（　　　）

    A. 液体剂型　　　　　　B. 固体剂型　　　　　　C. 气体剂型

    D. 半固体剂型　　　　　E. 微粒剂型

17. 药剂学研究的内容有（　　　）

    A. 制剂的制备理论　　　B. 制剂的处方设计　　　C. 制剂的生产工艺

    D. 制剂的保管销售　　　E. 合理应用

18. 药剂学的分支学科包括（　　　）

    A. 物理药剂学　　　　　B. 工业药剂学　　　　　C. 生物药剂学

    D. 药物动力学　　　　　E. 临床药剂学

19. 国家实行特殊管理的药品是（　　　）

    A. 麻醉药品　　　　　　B. 新药　　　　　　　　C. 精神药品

    D. 医疗用毒性药品　　　E. 放射性药品

20. 药物制成不同的剂型应用于临床，其主要目的有（　　　）

    A. 适应临床需要

    B. 更好地发挥药物疗效，减少药物毒副作用

    C. 提高药物的稳定性

    D. 便于运输、贮存和使用

    E. 患者的经济利益

微课　　　　　　划重点　　　　　　自测题

PPT

**学习目标**

**知识要求**

1. **掌握** 药典的概念、组成与内容。
2. **熟悉** 药品标准和GMP的概念、实施目的、主要内容及认证制度。
3. **了解** 其他国家药典。

**能力要求**

　　学会查阅《中国药典》。

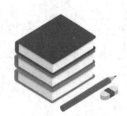

**岗位情景模拟**

　　**情景描述** 2020年，我国颁布了《中国药典》（2020年版），并于2020年12月30日起实施。新版药典在内容上和框架上都做了一些调整，如《中国药典》（2020年版）（三部），生物制品新增的通则和指导原则涉及金属检测。

　　**讨论** 1. 《中国药典》是什么？
　　　　　 2. 《中国药典》（2020年版）有何改动？

## 任务一 《中华人民共和国药典》　　ℯ 微课1

### 一、概述

　　药典是一个国家收载药品规格、标准的法典。《中华人民共和国药典》（以下称《中国药典》）由国家药典委员会编纂，政府颁布实施，具有法律的约束力。药典中所收载的品种均为临床常用、疗效确切、使用安全、工艺成熟、质量可控的常用药物及其制剂，规定其质量标准、制备要求、鉴别、杂质检查、含量测定、功能主治及用法用量等，作为药品研制、生产、经营、使用和监督管理的依据。药典在一定程度上反映了一个国家药品生产、医疗和科学技术水平，对保障人民用药安全、有效及促进药品研究、生产有重要意义。

　　《中国药典》，1953年首次出版，之后相继出版了1963、1977、1985、1990、1995、2000、2005、2010、2015和2020年版共11个版本。《中国药典》（2020年版）于2020年7月2日由国家药品监督管理局、国家卫生健康委员会正式颁布，于2020年12月30日起正式实施。《中国药典》（2020年版）共收载品种5911种，其中，新增319种，修订3177种，不再收载10种，品种调整合并4种。《中国药典》（2020年版）

分一部、二部、三部和四部。一部收载药材和饮片、植物油脂和提取物、成方制剂和单味制剂等；二部收载化学药品、抗生素、生化药品及放射性药品等；三部收载生物制品；四部收载通用技术要求，包括：制剂通则、检验方法、指导原则、标准物质和试液试药相关通则、药用辅料等。

《中国药典》各部均由凡例、正文和索引组成。凡例是药典的总说明，包括药典中的计量单位、符号、术语和法定单位等的含义及其在使用中的有关规定。正文主要介绍所收载药物及制剂的性质、鉴别、含量测定、杂质检查、用途等内容。索引有中文索引（按汉语拼音顺序排列）和英文索引，以便查阅。

> **请你想一想**
>
> 通过《中国药典》（2020年版）查阅维生素C片的规格，应该怎么查呢？

## 二、其他国家药典

目前世界上大约有40个国家（地区）编制了药典，其中在国际上具有影响力的药典有：美国药典（USP）、日本药局方（JP）、英国药典（BP）、法国药典（FRP）、欧洲药典（Ph. Eur.）等。此外，还有《国际药典》（Ph. Int.），属于区域性药典，对各国无法律约束力，仅作为各国编纂药典时的参考标准。

你知道吗

### 药品标准

药品标准是国家对药品质量、规格、检验方法作出的技术规定，是进行药品生产、经营、使用、管理、监督检查的法定依据，属于强制性标准。制定药品标准对加强药品质量的监督管理、保证质量、保障用药安全有效、维护人民健康起着十分重要的作用。

我国的国家药品标准是指《中华人民共和国药典》（简称《中国药典》）和原国家食品药品监督管理局颁布的药品标准（通常称为《局颁药品标准》）。局颁标准是药典的补充部分，主要包括：国内新药或创新品种，一些仍需要修订、改进或统一标准的药品及其他特殊品种。进行药品检验时，首先应该以《中国药典》的检验标准为检验依据，《中国药典》没有的品种，才以"局颁药品标准"为检验依据。任何一个在我国上市的药品都必须符合我国的药品标准。

## 任务二　药品生产质量管理规范

### 一、《药品生产质量管理规范》概要

《药品生产质量管理规范》（Good Manufacturing Pracice for Drugs，简称GMP）是指在药品生产过程中，用科学、合理、规范化的条件和方法来保证生产出优良药品的一整套科学、系统的管理文件。GMP特别注重在生产中实施对产品质量控制与卫生安全的自主

**请你想一想**

药品的质量与生产过程紧密相关，生产过程必须严格按照什么规范进行才能保证药品质量达到既定目标？

性管理，是对企业生产过程的合理性、生产设备的适用性及生产操作的精确性、规范性提出的强制性要求，旨在药品生产过程中建立质量保障体系，实行全面质量管理以确保药品质量。

GMP的总体内容包括：机构与人员、厂房与设施、设备、物料与产品、生产管理、质量控制与质量保证、文件管理、产品发运与召回等内容，强调对药品生产的全过程实施管理，确保生产出优质产品。

我国于20世纪80年代初开始在制药企业中推行GMP。1988年，卫生部颁布了我国第一部《药品生产质量管理规范》（1988年版），作为正式法规执行。之后又颁布的有1992版、1998年版、2010年版。现行的GMP为2010年版，自2011年3月1日开始施行。2010年版GMP与前版GMP相比较有以下特点：①加强了药品生产质量管理体系建设，提高了对企业质量管理软件方面的要求；②全面强化了从业人员的素质要求；③细化了操作规程、生产记录等文件管理规定，增加了指导性和可操作性；④完善了药品安全保障措施，引入了质量风险管理概念及药品生产全过程管理的理念，达到了与世界卫生组织药品GMP的一致性。

## 二、《药品生产质量管理规范》的认证

GMP是制药行业特有的行业生产质量管理规范，是药品生产和质量管理的基本准则。实施药品GMP认证，是药品监督管理部门依法对药品生产企业的药品生产质量管理进行监督检查的一种手段，是对药品生产企业实施药品GMP情况的检查、评价并决定是否发给认证证书的监督管理过程。因此，在我国实施药品GMP认证制度不仅是非常必要的，而且有着深远的意义。实行GMP认证制度，能够进一步调动药品生产企业的积极性，从而加速GMP在我国规范化地实施，加速摆脱我国制药业低水平重复生产的现状；是与国际惯例接轨的需要，能为药品生产企业参与国际市场竞争提供强有力的保证；可逐步淘汰一批不符合技术、经济要求的药品生产企业，进而有效地调整药品生产企业总体结构；能够确保药品质量，有利于人民的身体健康等。

国家药品监督管理局负责全国药品GMP认证工作。药品GMP证书有效期一般为5年。新开办药品生产企业的药品GMP证书有效期为1年。药品生产企业应在有效期届满前6个月，重新申请药品GMP认证。新开办药品生产企业的药品GMP证书有效期届满前3个月申请复查，复查合格后，颁发有效期为5年的药品GMP证书。

**你知道吗**

其他药品管理规范

| 简称 | 名称 | 制定目的 |
| --- | --- | --- |
| GSP | 药品经营质量管理规范 | 用于控制流通环节中药品的质量，确保用药安全有效 |
| GLP | 药物非临床研究质量管理规范 | 为申请药品注册而进行的非临床研究，主要用于评价药品的安全性 |

续表

| 简称 | 名称 | 制定目的 |
|------|------|----------|
| GCP | 药物临床试验质量管理规范 | 指任何在人体（病人或健康志愿者）进行的系统性研究，以证实或揭示实验药品的作用及不良反应 |
| GAP | 中药材生产质量管理规范 | 规范中药材生产，保证中药材质量，促进中药标准化、现代化 |

# 实训一 学习查阅《中国药典》的方法 📱 微课2

## 一、实训目的

1. 掌握《中国药典》各组成部分的主要内容。
2. 熟悉《中国药典》的相关术语。
3. 学会查阅《中国药典》相关项目。

## 二、实训药品与器材

器材 《中国药典》（2020年版）一部、二部、三部、四部。

## 三、实训内容

### （一）方法步骤

1. 查阅前，对"凡例"的内容进行全面解读。凡例是药典的总说明，包括药典中的计量单位、符号、术语和法定单位等的含义及其在使用中的有关规定。

2. 药品可在品名目次中，按药品名称笔画为序查阅，也可在中文索引或英文索引中查阅。正文主要介绍所收载药物及制剂的性质、鉴别、含量测定、杂质检查、用途等内容。

3. 《中国药典》（2020年版）分一部、二部、三部和四部。一部收载药材和饮片、植物油脂和提取物、成方制剂和单味制剂等；二部收载化学药品、抗生素、生化药品以及放射性药品等；三部收载生物制品；四部收载通用技术要求，包括制剂通则、检验方法、指导原则、标准物质和试液试药相关通则，还包括药用辅料等。

4. 根据表格所列项目进行查阅《中国药典》，并记录所在位置第几年版第几部中（凡例、正文等）的页码和查阅结果。

### （二）注意事项

在查阅过程中，一定要爱护药典，不得折叠、圈画或做任何标记。

### （三）根据表 2-1 所列查阅项目，填写相应结果

表 2-1　查阅项目

| 序号 | 查阅的项目 | 查阅的药典 | 查阅的结果 |
|---|---|---|---|
| | 如：栓剂的贮藏要求 | 2020 年版四部正文第 9 页 | 除另有规定外，应在 30℃ 以下密闭贮存和运输，防止因受热、受潮而变形、发霉、变质 |
| 1 | 甘油的相对密度 | | |
| 2 | 葡萄糖注射液的规格 | | |
| 3 | 维生素 C 片的规格 | | |
| 4 | 密闭的含义 | | |
| 5 | 细粉的含义 | | |
| 6 | 党参的性味 | | |
| 7 | 热水的温度 | | |
| 8 | 片剂崩解时限检查方法 | | |
| 9 | 六味地黄丸的处方 | | |
| 10 | 抗狂犬病血清的规格 | | |

## 四、实训评价

| 评价项目 | 评分细则 | 分值 | 得分 |
|---|---|---|---|
| 职业素质 | （1）仪容仪表（统一着工作服，戴工作帽，服装整洁） | 5 | |
| | （2）工作态度热情、和蔼，用语礼貌 | 5 | |
| | （3）实训态度认真负责，与人沟通协作，无大声喧哗 | 5 | |
| 准确性 | （4）能准确记录查阅项目所在位置页码（每项 3 分，共 10 项） | 30 | |
| | （5）填写查阅结果，要求书写工整准确（每项 4 分，共 10 项） | 40 | |
| 操作时间 | （6）按时完成（30 分钟，超时酌情扣分） | 5 | |
| 清场 | （7）整理台面卫生，将药典放回原位 | 5 | |
| | （8）书籍完好不折叠不画圈不做任何标记 | 5 | |
| 合计 | | 100 | |

## 目标检测

### 一、A 型题（单项选择题）

1. 一个国家药品规格标准的法典称（　　）

　　A. 部颁标准　　　　　　　B. 地方标准　　　　　　　C. 药物制剂手册

　　D. 药典　　　　　　　　　E. 以上均不是

2. 下列关于《中国药典》的叙述哪一项是错误的（　　）

　　A. 药典是一个国家记载药品规格、标准的法典

　　B. 由国家药典委员会编纂

C. 药典不具有法律的约束力

D. 每部均含有凡例、正文和索引组成

E. 是由政府颁布实施

3.《中国药典》（2020 年版）收载制剂通则是在下列哪一部中（    ）

    A. 一部         B. 二部         C. 三部

    D. 四部         E. 以上都不是

4.《中国药典》是（    ）

    A. 由国家颁布的药品集

    B. 由国家制定的药品标准

    C. 由卫生部制定的药品标准

    D. 由国家药典委员会编纂并由政府颁布实施

    E. 由家医药管理局制定的药品标准

5. 中华人民共和国第一部药典颁布时间为（    ）

    A. 1949 年       B. 1950 年       C. 1952 年

    D. 1953 年       E. 1957 年

6. 现行版《中国药典》为（    ）

    A. 2000 年       B. 2005 年       C. 2010 年

    D. 2015 年       E. 2020 年

7. 各国的药典经常需要修订，《中国药典》是每几年修订一次（    ）

    A. 2 年         B. 4 年         C. 5 年

    D. 6 年         E. 10 年

8.《药品生产质量管理规范》是指（    ）

    A. GMP         B. GSP         C. GLP

    D. GCP         E. GAP

9.《中国药典》（2020 年版）正式实施时间为（    ）

    A. 2020 年 1 月 1 日     B. 2020 年 5 月 1 日     C. 2020 年 6 月 1 日

    D. 2020 年 7 月 1 日     E. 2020 年 12 月 30 日

10.《药品 GMP 证书》有效期一般为几年（    ）

    A. 1 年         B. 2 年         C. 3 年

    D. 5 年         E. 10 年

二、B 型题（配伍选择题）

【11~15 题共用备选答案】

    A. GMP         B. GLP         C. GAP

    D. 药典         E. GSP

以下说法的缩写是

11. 药品经营质量管理规范（    ）

12. 药物非临床研究质量管理规范（　　）

13. 药品生产质量管理规范（　　）

14. 中药材生产质量管理规范（　　）

15. 药品质量规格和标准的法典（　　）

### 三、X 型题（多项选择题）

16. 药典收载的药物及其制剂的条件为（　　）

　　A. 疗效确切　　　　　　B. 祖传秘方　　　　　　C. 质量可控

　　D. 使用安全　　　　　　E. 民间验方

17. 《中国药典》四部收载的内容主要包括（　　）

　　A. 制剂通则　　　　　　B. 通用检测方法　　　　C. 指导原则

　　D. 试剂配制　　　　　　E. 术语和法定单位

18. 在我国具有法律效力的是（　　）

　　A. 中国药典　　　　　　B. 国家药品标准　　　　C. 国际药典

　　D. 美国药典　　　　　　E. 英国药典

19. 《中国药典》（2020 年版）在制剂通则中规定（　　）

　　A. 泡腾片的崩解时限检查方法　　　B. 栓剂的融变时限标准和检查方法

　　C. 对乙酰氨基酚含量测定　　　　　D. 片剂溶出度试验方法

　　E. 控释制剂和缓释制剂的释放度试验方法

20. GMP 的基本内容包括（　　）

　　A. 机构与人员

　　B. 厂房与设施、设备

　　C. 物料与产品、生产管理、质量控制与质量保证

　　D. 文件管理

　　E. 产品发运与召回

微课 1　　　　微课 2　　　　划重点　　　　自测题

## ▷▷ 项目三　处方及处方调剂技术 ⓔ 微课
PPT

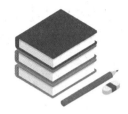

学习目标

**知识要求**

1. **掌握**　处方管理制度及调剂的工作程序及注意事项。
2. **熟悉**　处方的内容及书写格式。
3. **了解**　处方的类型及意义。

**能力要求**

　　学会解读处方内容，熟记处方常见的拉丁文缩写，并能熟练完成处方调剂工作。

### 📋 岗位情景模拟

　　**情景描述**　患者，女，38 岁，近两年来易激惹，常心烦意乱，头痛头晕，诊断为广泛性焦虑症。持处方到药房取药，处方正文如下：

地西泮片　2.5mg×100　　　　　Sig.　10mg　p. o.　h. s.

　　**讨论**　1. 该处方是否合理？为什么？

　　　　　　2. 作为药师的你，该如何处理？

### 📖 任务一　处方知识概述

#### 一、处方的概念及意义

　　处方是指医疗、药剂配制和用药的书面文件。常见的处方主要有医师处方、制剂处方和协定处方，另外还有民间的单方、验方和秘方。本单元所说的处方即指医师处方，是指由注册的执业医师和执业助理医师（以下简称医师）在诊疗活动中为患者开具的、由取得药学专业技术职务任职资格的药学专业技术人员（以下简称药师）审核、调配、核对，并作为患者用药凭证的医疗文书。处方包括医疗机构病区用药医嘱单。

你知道吗

#### 制剂处方和协定处方

　　制剂处方：指国家药品标准中收载的处方，具有法定性，亦称法定处方。

　　协定处方：是某一地区或医院根据经常性用药的需要，经药事管理委员会协商制定的处方。其可按惯用的药品规格或剂量预先大量配制和储备，方便患者用药。每个医院的协定处方仅限于在本单位使用。

处方具有法律、技术和经济意义。医疗单位的原始处方必须保存以供核查。

**1. 法律意义**　处方的开具和调剂都具有相应的法定权限，因开具或调配处方造成医疗差错或事故发生时，处方是鉴定医护人员和药学专业技术人员是否应负法律责任的重要凭证。

**2. 技术意义**　医师对患者作出明确诊断后开具处方，药学专业技术人员对处方经审核后按医师处方上写明的药品名称、剂型、规格、数量、用法及用量进行准确、快速调配，并发药给患者，同时进行用药指导，是为安全有效用药起技术指导意义。

**3. 经济意义**　处方是药品消耗及经济收入结账的凭证和原始依据。

## 二、处方管理制度

### （一）处方的结构及内容

处方由前记、正文、后记三部分组成，完整的处方一般应包括以下内容。

**1. 前记**　包括医疗机构名称、费别、患者姓名、性别、年龄、门诊或住院病历号、科别或病区和床位号、临床诊断、开具日期等。可添加特殊要求的项目。麻醉药品和第一类精神药品处方还应当包括患者身份证明编号，代办人姓名、身份证明编号。

> **请你想一想**
> 普通处方和特殊药品处方有什么不一样？

**2. 正文**　正文是处方的主要部分，是医师为患者制定的用药方案。以 Rp. 或 R. （Recipe "请取"的缩写）标示，分列药品名称、规格、数量、用法用量。

**3. 后记**　医师签名或加盖专用签章，药品金额及审核、调配、核对、发药的药学专业技术人员签名或加盖专用签章。

### （二）处方颜色

处方根据用药部门和药物性质不同分普通处方、急诊处方、儿科处方、麻醉药品处方、第一类精神药品处方和第二类精神药品处方。为便于识别各类处方，《处方管理办法》中将处方按规定用不同颜色的纸张印刷，并在右上角以文字注明：①普通处方为白色；②急诊处方为淡黄色，右上角标注"急诊"；③儿科处方为淡绿色，右上角标注"儿科"；④麻醉药品和第一类精神药品处方为淡红色，右上角标注"麻、精一"；⑤第二类精神药品处方为白色，右上角标注"精二"。

各地处方笺由医疗机构按照规定的标准和格式印刷，普通处方样式举例如图 3-1 所示。

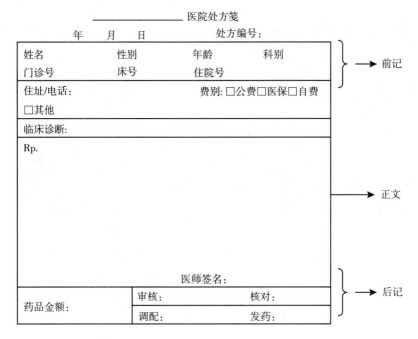

图 3 – 1　普通处方样式

## （三）处方的书写格式

**1. 处方前记**

（1）患者一般情况、临床诊断填写清晰、完整，并与病历记载相一致。

（2）患者年龄应当填写实足年龄，新生儿、婴幼儿写日、月龄，必要时要注明体重。

> 👤**请你想一想**
>
> 书写处方应注意哪些问题？

（3）除特殊情况外，应当注明临床诊断。

（4）每张处方限于一名患者的用药。

**2. 处方正文**

（1）**药品类别**　西药和中成药可以分别开具处方，也可以开具一张处方，中药饮片应当单独开具处方。开具西药、中成药处方，每一种药品应当另起一行，每张处方不得超过5种药品。中药饮片处方的书写，一般应当按照"君、臣、佐、使"的顺序排列；调剂、煎煮的特殊要求注明在药品右上方，并加括号，如包煎、先煎、后下等；对饮片的产地、炮制有特殊要求的，应当在药品名称之前写明。

（2）**药品名称**　医师开具处方应当使用经药品监督管理部门批准并公布的药品通用名称、新活性化合物的专利药品名称和复方制剂药品名称。药品名称应当使用规范的中文名称书写，没有中文名称的可以使用规范的英文名称书写；医疗机构或者医师、药师不得自行编制药品缩写名称或者使用代号；书写药品名称、剂量、规格、用法、用量要准确规范，药品用法可用规范的中文、英文、拉丁文或者缩写体书写，但不得使用"遵医嘱""自用"等含糊不清字句。医师处方中常用的外文缩写见表 3 – 1。

表 3-1　处方中常用的外文缩写对照表

| 缩写 | 中文含义 | 缩写 | 中文含义 | 缩写 | 中文含义 |
| --- | --- | --- | --- | --- | --- |
| q. d. | 每日一次 | st. | 立即 | p. o | 口服 |
| b. i. d. | 每日二次 | cito. | 急速地 | us. ext. | 外用 |
| t. i. d. | 每日三次 | aa | 各、各个 | i. h. | 皮下注射 |
| q. i. d. | 每日四次 | ad | 加 | i. c. | 皮内注射 |
| q. o. d. | 隔日一次 | add | 加至 | i. m. | 肌内注射 |
| q. h. | 每小时一次 | p. r. n. | 需要时（长期） | i. v. | 静脉注射 |
| q. 4h. | 每4小时一次 | s. o. s. | 需要时（临时） | i. v. gtt. | 静脉滴注 |
| b. i. w. | 每周二次 | q. s. | 适量 | Aq. dest | 蒸馏水 |
| q. n. | 每晚一次 | s. s. | 一半 | NS | 生理盐水 |
| h. s. | 临睡前 | gtt. | 滴、量滴、滴剂 | GS | 葡萄糖液 |
| a. c. | 餐前 | co. | 复方的、复合的 | GNS | 葡萄糖氯化钠注射液 |
| p. c. | 餐后 | Rp. | 取 | O. L. | 左眼 |
| a. m. | 上午 | Sig. | 标记（标明用法） | O. D. | 右眼 |
| p. m. | 下午 | UDDS | 单剂量配方 | O. U. | 双眼 |

（3）药品用法用量　药品用法用量应当按照药品说明书规定的常规用法用量使用。特殊情况需要超剂量使用时，应当注明原因并再次签名。

药品剂量与数量用阿拉伯数字书写。剂量应当使用法定剂量单位：重量以克（g）、毫克（mg）、微克（μg）、纳克（ng）为单位；容量以升（L）、毫升（ml）为单位；国际单位（IU）、单位（U）；中药饮片以克（g）为单位。片剂、丸剂、胶囊剂、颗粒剂分别以片、丸、粒、袋为单位；溶液剂以支、瓶为单位；软膏及乳膏剂以支、盒为单位；注射剂以支、瓶为单位，应当注明含量；中药饮片以剂为单位。

（4）注意事项　字迹清楚，不得涂改；如需修改，应当在修改处签名并注明修改日期。开具处方后的空白处划一斜线以示处方完毕。

**3. 处方后记**　处方医师的签名式样和专用签章应当与院内药学部门留样备查的式样相一致，不得任意改动，否则应当重新登记留样备案。

**（四）处方限量**

处方开具当日有效。特殊情况下需延长有效期的，由开具处方的医师注明有效期限，但有效期最长不得超过3日。处方一般不得超过7日用量；急诊处方一般不得超过3日用量；对于某些慢性病、老年病或特殊情况，处方用量可适当延长，但医师应当注明理由。

特殊管理的药品处方用量应当严格执行国家有关规定：

（1）麻醉药品、第一类精神药品注射剂，每张处方为一次常用量；控释/缓释制剂，每张处方不得超过7日常用量；其他剂型，每张处方不得超过3日常用量。为门（急）诊癌症疼痛患者和中、重度慢性疼痛患者开具的麻醉药品、第一类精神药品注射剂，每张处方不得超过 3 日常用量；控释/缓释制剂，每张处方不得超过 15 日常用量；其他剂型，每张处方不得超过 7 日常用量。为住院患者开具的麻醉药品和第一类精神药品处方应逐日开具，每张处方为 1 日常用量。

哌醋甲酯用于治疗儿童多动症时，每张处方不得超过 15 日常用量。对需要特别加强管制的麻醉药品，如盐酸二氢埃托啡处方为一次常用量，仅限于二级以上医院内使用；盐酸哌替啶处方为一次常用量，仅限于医疗机构内使用。

（2）第二类精神药品一般每张处方不得超过 7 日常用量；对于慢性病或某些特殊情况的患者，处方用量可以适当延长，医师应当注明理由。

（3）医疗用毒性药品，每次处方剂量不得超过 2 日极量。

### （五）处方保管

处方作为法律依据及经济凭证，医疗机构应当妥善保存。普通处方、急诊处方、儿科处方保存期限为 1 年，医疗用毒性药品、第二类精神药品处方保存期限为 2 年，麻醉药品和第一类精神药品处方保存期限为 3 年。处方保存期满后，经医疗机构主要负责人批准、登记备案，方可销毁。

### （六）电子处方管理

医师利用计算机开具、传递普通处方时，应当同时打印出纸质处方，其格式与手写处方一致；打印的纸质处方经签名或者加盖签章后有效。药师核发药品时，应当核对打印的纸质处方，无误后发给药品，并将打印的纸质处方与计算机传递的处方同时收存备查。

## 任务二 处方调剂技术

### 一、处方调剂的工作程序

药师应熟悉处方调剂的工作程序，做到配方快速又准确，确保患者用药的安全和有效。处方调剂的流程如图 3-2 所示。

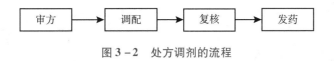

审方 → 调配 → 复核 → 发药

图 3-2 处方调剂的流程

**1. 审方** 指调剂人员对收到的处方进行审核。处方审核是调剂工作中的重要环节，是防止差错、事故，保证调剂质量的关键。审核的主要内容包括：①处方的合法性，即开方医师的资质是否符合规定，不同的药品是否使用规定的处方笺书写。②处方各部分是否填写清晰、完整。③处方用药的适宜性，规定必须做皮试的药品，处方医师是否注明过敏试验及结果的判定；处方用药与临床诊断的相符性；药品剂量、用法的正确性；选用剂型与给药途径的合理性；是否有重复给药现象；是否有潜在临床意义的药物相互作用和配伍禁忌；其他用药不适宜情况。

**2. 调配**　处方经审核合格后，调剂人员严格按处方上所列药品的剂型、规格、数量准确地取药和配药，并按处方要求规范书写药袋或粘贴标签。

**3. 复核**　指药品调配完毕后，对处方和药品再全面认真地核查，检查调配的药品名称、剂型、规格、数量是否与处方要求一致，有无错配或漏配等，确认无误后，核查人签名。复核是处方调剂的重要环节，为防止差错事故，保证患者用药安全有效，复核一般由另一个人完成。复核时若发现调配错误，应将药品退回调配人，并提醒调配人注意。

**4. 发药**　应首先核对患者姓名，并再次核对药名、数量、用法等是否与处方要求相符，发药的同时向患者说明每种药品的服用方法和特殊注意事项，同一药品有两盒以上时要特别说明，同时应注意尊重患者隐私。

### 二、处方调剂的注意事项

（1）树立高尚的医药卫生职业道德观念，增强高度的责任感。调剂处方时集中精力，细心操作，严格执行法规和制度。

（2）药师不能擅自更改处方，若审方时认为存在用药不适宜，应告知处方医师，请其确认或重新开具处方。发现严重不合理用药或者用药错误，应当拒绝调剂，及时告知处方医师，如实记录并按照有关规定报告。

（3）处方调配前应先读懂处方所有药品的名称、规格和剂量，有疑问时不要凭空猜测，可咨询上级药师或电话联系处方医师。

（4）调剂工作应有序进行，认真按处方书写顺序逐项调配，配齐一张处方的药品后再取下一张处方，以免发生错漏及混淆。

（5）调剂处方必须做到"四查十对"，调剂完成后，药师应当在处方上签名或者加盖专用签章。

你知道吗

### "四查十对"

查处方，对科别、姓名、年龄；　　　查药品，对药名、剂型、规格、数量；

查配伍禁忌，对药品性状、用法用量；　查用药合理性，对临床诊断。

# 实训二　门诊处方调剂的工作流程

### 一、实训目的

1. 掌握医师处方的内容和书写格式。

2. 熟记处方的常用拉丁文缩写。

3. 通过练习，学会门诊处方调剂的操作步骤，并按要求对患者进行用药指导。

## 二、实训药品与器材

**1. 药品**　不同剂型的药品。

**2. 器材**　门诊处方、药盘、包装袋、笔、标签纸、其他卫生用品等。

## 三、实训内容

【实训步骤】

**1. 查看处方**　查看处方的内容及书写格式，学会解读处方的常用拉丁文缩写。

**2. 门诊处方调剂技术**　学生分为 4 人一组，分别扮演调剂人员、核对人员、发药人员和患者。按照处方调剂程序（审方→调配→复核→发药）练习。在练习过程中可以互换角色，按同样的方法进行练习。

（1）审方　调剂人员从患者手中接过处方，按规定逐项审查处方。

（2）调配　调剂人员将经审查合格后的处方，按处方上所列药品及其用物逐项、有序地进行调配。

（3）复核　由复核人员对调配好的药品再一次进行认真、全面的核查。

（4）发药　发药人员将药品发放给患者，并认真做好用法用量及注意事项的交代。

【注意事项】

1. 按门诊药房调剂员的标准职业形象，准备工作服、工作帽，穿戴整齐。

2. 实训环境按医院门诊西药调剂室的要求。

## 四、实训评价

| 评价项目 | 评分细则 | 分值 | 得分 |
|---|---|---|---|
| 职业素质 | （1）仪容仪表（统一着工作服，戴工作帽，服装整洁） | 10 | |
| | （2）工作态度热情、和蔼，用语礼貌 | 5 | |
| | （3）实训态度认真负责，与人沟通协作，无大声喧哗 | 5 | |
| 处方审核 | （4）处方组成（前记、正文、后记填写是否完整） | 5 | |
| | （5）正确解读常用拉丁文缩写 | 15 | |
| | （6）查用药适宜性 | 5 | |
| 处方调配 | （7）逐项、有序调配 | 5 | |
| | （8）调配药品的品种、规格、数量、剂型与处方完全一致 | 20 | |
| | （9）注明用法用量 | 5 | |
| | （10）签名 | 5 | |
| 发药 | （11）核对患者姓名、性别、年龄 | 5 | |
| | （12）说明每一种药物的用法、用量及用药注意事项，包括特殊人群用药指导 | 5 | |
| 操作时间 | （13）按时完成 | 5 | |
| 清场 | （14）清理环境，将药品放回原位 | 5 | |
| 合计 | | 100 | |

# 目标检测

## 一、A 型题（单项选择题）

1. 每张处方中规定不得超过（　　）种药品
   A. 3　　　　　　　　　　B. 4　　　　　　　　　　C. 5
   D. 6　　　　　　　　　　E. 7

2. 在调剂处方时必须做到"四查十对"，以下不属于"四查"的内容是（　　）
   A. 查处方　　　　　　　B. 查药品　　　　　　　C. 查配伍禁忌
   D. 查药品费用　　　　　E. 查用药合理性

3. 在调剂处方时必须做到"四查十对"，以下属于"十对"的内容是（　　）
   A. 对科别、姓名、年龄　　　　　　B. 对药名、剂型、规格、数量
   C. 对药品性状、用法用量　　　　　D. 对临床诊断
   E. 以上都是

4. 患者姓名、性别、年龄、科别等属于（　　）
   A. 处方前记　　　　　　B. 处方正文　　　　　　C. 处方主体
   D. 处方后记　　　　　　E. 处方目录

## 二、B 型题（配伍选择题）

【5～9 题共用备选答案】
   A. 白色　　　　　　　　B. 淡红色　　　　　　　C. 淡黄色
   D. 淡绿色　　　　　　　E. 淡蓝色

《处方管理办法（试行）》规定，处方由各医疗机构按规定的格式统一印制

5. 儿科处方印制用纸应为（　　）

6. 急诊处方印制用纸应为（　　）

7. 普通处方印制用纸应为（　　）

8. 麻醉处方印制用纸应为（　　）

9. 第二类精神处方印制用纸应为（　　）

【10～14 题共用备选答案】
   A. q. s.　　　　　　　　B. b. i. d.　　　　　　　C. t. i. d.
   D. i. m.　　　　　　　　E. p. o

10. 处方中表示每日 3 次的外文缩写是（　　）

11. 处方中表示每日 2 次的外文缩写是（　　）

12. 处方中适量的外文缩写是（　　）

13. 处方中口服的外文缩写是（　　）

14. 处方中肌内注射的外文缩写是（　　）

## 三、X 型题（多项选择题）

15. 调剂处方时审核的内容包括（ ）

A. 药品的给药途径　　B. 处方填写的完整性　　C. 处方用药的适宜性

D. 药品的生产企业　　E. 确认处方的合法性

微课　　　　划重点　　　　自测题

# 固体制剂制备的专业技能

模块二

# 固体制剂制备的基础技能

PPT

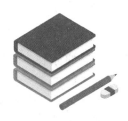

学习目标

**知识要求**

**1. 掌握** 称量、粉碎、筛分、混合的方法。

**2. 了解** 相关设备。

**能力要求**

学会称量、粉碎、过筛、混合操作。

## 岗位情景模拟

**情景描述** 某实习生需要称取 1.500g 的氯化钠，他选择使用托盘天平。

**讨论** 您觉得使用托盘天平合适吗？

常用的固体制剂有散剂、颗粒剂、胶囊剂、片剂。固体制剂具有稳定性好、生产成本低、便于携带、服用方便的特点。散剂、颗粒剂、胶囊剂、片剂制备时的前处理经历相同的单元操作，包括称量、粉碎、过筛、混合，以保证药物原辅料混合均匀、剂量准确。称量、粉碎、筛分后的药物与辅料混合均匀后，如果直接分装可制成散剂；如果进行制粒、干燥后分装可制成颗粒剂；如果将粉末或颗粒分装于胶囊内，可制成胶囊剂；如果将颗粒进行压片，则可制成片剂，固体制剂制备流程图如图 4 - 1 所示。

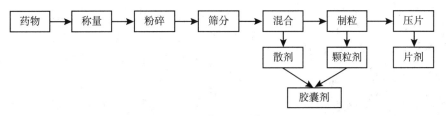

图 4 - 1 固体制剂制备流程图

## 任务一 称量操作技能

### 一、称量的定义与常用计量单位

#### （一）称量的定义

称量是制剂工作的基本操作之一，包括称重与量取。称量操作的准确性对于药品质量及药效有重要意义。如果称量不准确导致药物含量偏高，会造成药效过于猛烈，而药物含量偏低则达不到应有的疗效，因此必须严格称量、准确操作。

### （二）称量的常用计量单位

**1. 重量单位及换算关系**　1 千克（kg）＝ $10^3$ 克（g）＝ $10^6$ 毫克（mg）

**2. 体积单位及换算关系**　1 升（L）＝ $10^3$ 毫升（ml）＝ $10^6$ 微升（μl）

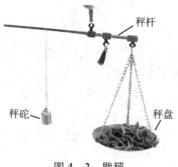

图 4 - 2　戥秤

## 二、称量操作

### （一）称重操作

称重操作主要用于固体或半固体物料的称取。在实际操作中，应根据需要选择合适的称重器具。

**1. 戥秤**　又名手秤，是传统中药调剂中常用的工具，由秤杆、秤盘及秤砣组成（图 4 - 2），其最大的优点是使用灵活方便。使用前要先检查秤砣与秤盘是否匹配。

**你知道吗**

### 戥秤的规格

调配中药处方常用的戥称有大小两种，大的主要用于调配一般饮片处方，其称量范围在 1 ~ 500g 之间，小的主要用于调配一些细料贵重药和毒性饮片处方，称量范围在 200mg 至 50g 之间。

戥秤使用口诀："秤杆不过鼻尖，秤砣挂小指端，抓药用前三指"。

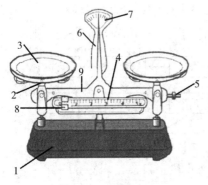

图 4 - 3　托盘天平

1. 底座　2. 托盘架　3. 托盘
4. 标尺　5. 平衡螺母　6. 指针
7. 分度盘　8. 游码　9. 横梁

**2. 托盘天平**　是实验室最常用的称重器具。由托盘、横梁、平衡螺母、标尺、指针、底座、分度盘、游码等组成，每台天平都有与其相配套的砝码盒（图 4 - 3）。

托盘天平使用时的注意事项：①称重前要放置在水平地方，游码回零、调平。②砝码要用镊子夹取。③左物右码。④称量物不能直接放置在盘上。⑤使用后将砝码放回盒内，游码归零，重叠托盘使托盘天平置于休止状态，保持清洁干燥。

**3. 电子天平**　是以电磁力或电磁力矩平衡原理进行称量的天平。具有称量准确可靠、显示快速清晰的特点。

电子天平使用时的注意事项：①称重前要放置在平稳工作台上。②使用前应校准。③先要预热。④秤不可超载使用。⑤注意保持干燥清洁，及时更换干燥剂。

**4. 磅秤**　分为机械磅秤和电子磅秤，机械磅秤利用杠杆原理进行称重，电子磅秤利用高精度称重传感器技术制作，稳定性好，精密度更高。

**（二）量取操作**

量取操作用于液体药物的量取，以体积作为计量单位。常用的量器有量筒、量杯、移液管等。

量取的注意事项：①选用合适的量器，以量取量不少于量器总量的五分之一为选择标准。②量器应置于水平桌面，若需要拿起量取，注意保持量器垂直。③药液注入量器时，应将瓶口紧靠量器边缘。④读数时保持量器垂直，视线与液面持平，记录读数，透明液体以液体凹面最低处为准，不透明液体以表面为准，不能仰视或俯视，以免产生误差。⑤量取温度应以20℃时为准。

你知道吗
_____

### 液体的滴

《中国药典》（2020年版）规定：液体的滴，系在20℃时，以1.0ml水为20滴进行换算。

_____

## 任务二　粉碎操作

### 一、粉碎的定义与目的

**（一）粉碎的定义**

粉碎是借助机械力将大块固体物料破碎成适宜大小的颗粒或粉末的操作过程。

**（二）粉碎的目的**

（1）增加药物的表面积，促进药物的溶解与被吸收，提高难溶性药物的生物利用度。

（2）改善药物粉末的流动性，以便进一步制备各种剂型。

（3）便于混合均匀和服用。

（4）有助于药材有效成分的浸出。

### 二、粉碎的方法　微课

根据药物的性质与制剂粒度的要求，可采用不同的方法粉碎，以能达到粉碎效果与便于操作为原则。

**（一）单独粉碎和混合粉碎**

**1. 单独粉碎**　指对单一物料进行的粉碎操作。贵重药物（如麝香、牛黄）、刺激性药物（如雄黄、马钱子）、氧化性药物（如高锰酸钾、碘、氯酸钾）和还原性药物（如硫黄、盐酸普鲁卡因、葡萄糖）等应单独粉碎。

**2. 混合粉碎**　是指两种或两种以上物料同时粉碎的操作。若某些物料的性质与硬度相似，则可混合粉碎，既可避免一些黏性药物单独粉碎的困难，又可使粉碎与混合一同操作，提高生产效率。

### （二）干法粉碎和湿法粉碎

**1. 干法粉碎**　是将物料适当干燥使水分减少至一定限度（一般应少于5%）后再粉碎的方法。对于挥发性的、受热易起变化的物料，可用石灰干燥。

**2. 湿法粉碎**　包括加液研磨法和水飞法。加液研磨法是在药物中添加适量液体（如水或乙醇）共同研磨的粉碎方法。水飞法是指将药物与水共置于研钵中一起研磨，研细的粉末混悬于水中，然后将此混悬液倾出，余下的再加水反复操作至全部药物研磨完毕，将所有的混悬液合并，沉降，倾去上层清液，将湿粉干燥，可得到极细的粉末。

### （三）低温粉碎

低温粉碎是利用物料在低温时脆性增加，韧性与延展性降低而提高粉碎效果的方法。适用于：①常温下粉碎困难、软化点低、熔点低的可塑性物料，如树脂、固体石蜡等的粉碎。②含水、含油虽少，但富含糖分，有一定黏性的物料，如玉竹、红参、牛膝等的粉碎。

### （四）超微粉碎

超微粉碎系指利用机械或流体动力的方法将3mm以上的物料颗粒粉碎至$10 \sim 25\mu m$的操作技术。经超微粉碎后的药粉粒径可达到微米级，显著增加了药物的表面积，提高生物利用度，植物性药材细胞破壁率可达95%以上。需要特殊设备，耗能较大。超微粉碎适用于：①因溶出速度低导致药物难以吸收的难溶性药物的粉碎。②有效成分难以从组织细胞中溶出的植物性药材的粉碎。

### （五）流能粉碎

流能粉碎系指利用高压气流使物料与物料之间、物料与器壁之间强烈碰撞而粉碎的操作。由于气流在粉碎室膨胀产生冷却效果使被粉碎的物料温度不升高。本法应用于热敏感物料或低熔点物料的粉碎。

## 三、粉碎的设备

### （一）研钵

以研磨作用为主的主要器械，一般用瓷、玻璃、玛瑙、铁或铜制成，以瓷研钵和玻璃研钵最为常用，主要用于小剂量药物的粉碎或实验室内散剂的制备。适用于结晶性及脆性药物的研磨，但吸附作用太大。

### （二）球磨机

在不锈钢或陶瓷制成的圆柱筒内装入一定数量不同大小的钢球或瓷球，使用时将药物装入圆筒内密盖后，用电动机转动圆筒，圆筒转动时，带动钢球（或瓷球）转动，并到达一定高度，然后在重力作用下抛落下来，球的反复上下运动使药物受到强烈的撞击和研磨，从而达到粉碎效果。粉碎效果与圆筒的转速（图4-4）、球与物料的装量、球的大小与重量等有关。

球磨机的粉碎效率较低，粉碎时间较长，但由于密闭操作，适合于贵重物料的粉碎、无菌粉碎、湿法粉碎等，必要时可充入惰性气体粉碎爆炸性药物或易氧化药物。

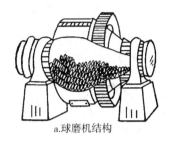

| a.球磨机结构 | b.过慢运动速度 | c.适宜运动速度 | d.过快运动速度 |

图4-4 球磨机结构及其圆筒转速示意图

### （三）万能粉碎机

万能粉碎机（图4-5）对物料的粉碎作用以冲击力为主，结构简单，操作方便，适用于脆性、韧性物料的粉碎，应用广泛。其典型的粉碎结构有锤击式（图4-6）和冲击柱式两种。锤击式粉碎机有高速旋转的旋转轴，轴上安装有数个锤头，物料粉碎程度可由锤头的形状、大小、转速及筛网的目数来调节。冲击柱式粉碎机在高速旋转的转盘上固定有若干圈冲击柱，粉碎程度与盘上固定的冲击柱的排列方式有关。

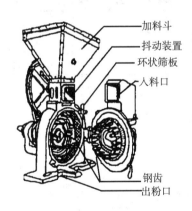

图4-5 万能粉碎机

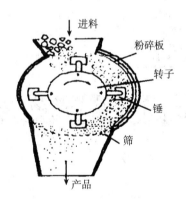

图4-6 锤击式粉碎机

### （四）流能磨

流能磨亦称气流粉碎机，利用高压气流（空气、惰性气体）使药物的颗粒之间及颗粒与器壁之间碰撞、摩擦而产生强烈的粉碎作用。压缩空气夹带的细粉由出料口进入旋风分离器或袋滤器进行分离，较大颗粒由于离心力的作用沿器壁外侧重新带入粉碎室，重复粉碎。粉碎程度与喷嘴的个数和角度、粉碎室的几何形状、气流的压缩压力及进料量等有关。

气流式粉碎机的形式很多，最常用的典型结构有椭圆型气流粉碎机（图4-7）和圆盘型气流粉碎机（图4-8）。

气流粉碎机的粉碎有以下特点：①适用于粒度要求为 $3 \sim 20\mu m$ 超微粉碎，因而具有"微粉机"之称。②适用于热敏性物料和低熔点物料的粉碎。③设备简单，易于对机器及压缩空气进行无菌处理，可用于无菌粉末的粉碎。

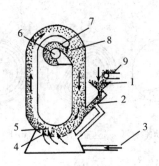

图4-7 椭圆型气流粉碎机

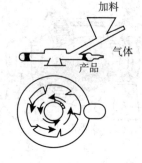

图4-8 圆盘型气流粉碎机

1. 料斗 2. 加料器 3. 压缩空气 4. 喷嘴
5. 粉碎室 6. 出口 7. 分级器 8. 分级入口 9. 输料机

了解粉碎机的性能（表4-1），有助于在生产中根据物料的性质与粉碎产品的要求来选择适宜粉碎机。

表4-1 几种粉碎机的性能比较

| 粉碎机类型 | 粉碎作用力 | 粉碎后粒度/μm | 适应物料 |
| --- | --- | --- | --- |
| 万能粉碎机 | 冲击 | 4~325 | 大部分物料 |
| 球磨机 | 磨碎、冲击 | 20~200 | 可研磨性物料 |
| 气流粉碎机 | 撞击、研磨 | 1~30 | 中硬度物质 |

## 任务三 筛分操作技能

### 一、筛分的定义与目的

#### （一）筛分的定义

筛分是指借助一种网孔工具，将物料进行大小分离的方法。这种网孔工具称为筛。

#### （二）筛分的目的

将物料按粒度加以分等，获得较均匀的粒子群，以适应制剂制备或医疗上的需要。

### 二、筛分的设备

#### （一）药筛

**1. 药筛的类型** 药筛根据其制法分为冲眼筛和编织筛两种。冲眼筛筛网（图4-9）

是在金属板上冲压出圆形筛孔；编织筛筛网（图4-10）是用有一定机械强度的丝线如尼龙、钢丝、绢丝等编织而成。

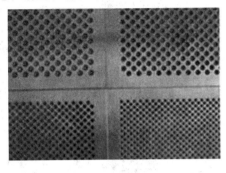

图4-9　冲制筛网

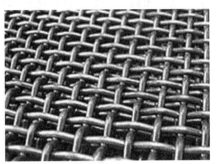

图4-10　编织筛网

**2. 药筛的分等**　《中国药典》（2020年版）所用标准药筛，一种是以筛孔内径大小（μm）为依据，共分九种筛号，一号筛孔径最大，依次减小，九号筛孔径最小。另一种以目数表示筛号，即以每英寸（2.54cm）长度上筛孔数目的多少来表示，目数越大，孔径越小。《中国药典》（2020年版）标准筛号与工业筛目数的比较，见表4-2。

表4-2　《中国药典》（2020年版）规定的标准药筛

| 筛号 | 筛孔内径（μm，平均值） | 目号（孔/英寸） |
| --- | --- | --- |
| 一号筛 | 2000±70 | 10 |
| 二号筛 | 850±29 | 24 |
| 三号筛 | 355±13 | 50 |
| 四号筛 | 250±9.9 | 65 |
| 五号筛 | 180±7.6 | 80 |
| 六号筛 | 150±6.6 | 100 |
| 七号筛 | 125±5.8 | 120 |
| 八号筛 | 90±4.6 | 150 |
| 九号筛 | 75±4.1 | 200 |

**3. 粉末的分等**　药物粉末的分等按照相应规格的药筛来制定，见表4-3。

表4-3　《中国药典》（2020年版）规定的粉末等级标准

| 等级 | 分等标准 |
| --- | --- |
| 最粗粉 | 能全部通过一号筛，但混有能通过三号筛不超过20%的粉末 |
| 粗粉 | 能全部通过二号筛，但混有能通过四号筛不超过40%的粉末 |
| 中粉 | 能全部通过四号筛，但混有能通过五号筛不超过60%的粉末 |
| 细粉 | 能全部通过五号筛，并含能通过六号筛不少于95%的粉末 |
| 最细粉 | 能全部通过六号筛，并含能通过七号筛不少于95%的粉末 |
| 极细粉 | 能全部通过八号筛，并含能通过九号筛不少于95%的粉末 |

### （二）筛分设备

过筛设备根据运动方式分为震荡筛分仪、旋振筛、多用振动筛等。

**1. 震荡筛分仪**　如图 4 – 11 所示，最上为筛盖，最下为接收器，中间按孔径大小从上到下排列多个筛子。把物料放入最上部的筛，盖上盖，固定在摇动台进行摇动数分钟，即可完成对物料的分级。震荡筛分仪常用于测定粒度的分布。

**2. 旋振筛**　如图 4 – 12 所示，具有分离效率高，单位筛面处理能力大，维修费用低，占地面积小，重量轻等优点，被广泛应用。

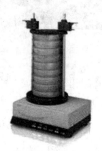

图 4 – 11　震荡筛分仪

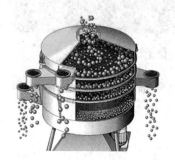

图 4 – 12　旋振筛

## 任务四　混合操作技能

### 一、混合的定义与目的

#### （一）混合的定义

**请你想一想**

将 10g 滑石粉与 10g 升华硫混在一起，且判断其是否均匀分散。该选择哪种器具？如何操作？

混合系指将两种或两种以上物料均匀分散的操作。包括固 – 固、固 – 液、液 – 液混合，以下主要讨论固 – 固混合。

#### （二）混合的目的

使处方中各组分分布均匀，以保证制剂中药物含量准确、色泽一致，从而确保用药安全有效。

### 二、混合的方法与器械

#### （一）搅拌混合

搅拌混合是将各药分置于适当大小的容器中搅匀，初步混合常用此法。常用的槽型搅拌混合机，由断面为 U 型的固定混合槽和内装螺旋状搅拌桨组成，混合槽可以绕水平轴转动以便于卸料（图 4 – 13）。物料在搅拌桨的作用下不停地多方向运动，从而达到均匀混合。混合效率较低，但操作简单，目前仍广泛应用。这种混合机亦可用于造粒前的混合操作。

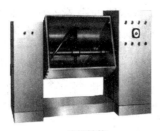

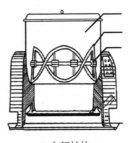

混合槽
搅拌桨
固定轴

a.外部结构　　　　　　　　　　　　b.内部结构

图4-13　槽形混合机外部与内部结构

### （二）混合筒混合

混合筒有 V 型、双锥型、圆筒型等，如图 4-14 所示。混合筒装在水平轴上，由传动装置带动绕轴旋转，装在筒内的物料随混合筒的转动而上下反复运动进行混合。适用于密度相近粉末的混合，适宜的充填量为 30%。

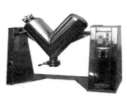

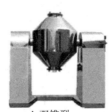

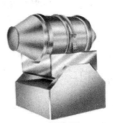

a.V型　　　　　　　b.双锥型　　　　　　c.圆筒型

图4-14　各类型混合筒

### （三）三维运动混合机

如图 4-15 所示，混合时，圆筒多方向转动，筒内物料交叉流动混合，无离心力作用，无比重偏析及分层、积聚现象，各组分可有悬殊的重量比，是目前较理想的混合机，混合时间短、效率高、混合均匀度高，混合率可达 99% 以上。

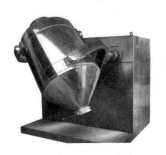

图4-15　三维运动混合机

## 三、影响混合均匀性的因素

混合质量的高低与物料各组分的比例量、相对密度、颗粒大小、形状和混合时间等均有关。

### （一）各组分的比例量

对于剂量相差悬殊的配方，可将组分中剂量小的粉末与等量的量大的药物粉末一同置于适当的混合容器内，混合均匀后再加入与混合物等量的量大

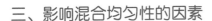

**请你想一想**

要将 1g 氧化锌与 31g 滑石粉混合均匀，该如何操作？

的组分同法混均，如此反复，直至组分药物粉末混合均匀，该法又称"配研法"或"等量递加法"。通常用量大组分先饱和容器，以减小容器的吸附作用，避免量小的组分损失，该法适用于毒剧药物制备倍散。

### （二）各组分的色泽

对于色泽相差较大的组分，可先将色浅者饱和乳钵，再将色深者置于乳钵中，加等量色浅者研匀，直至全部均匀混合，也叫"打底套色法"。

### （三）各组分的相对密度

组分密度差异大时，应将密度小者先加入容器中，后加入密度大者。这样可避免轻质组分浮于上部或飞扬，而重质粉末沉于底部不易混匀。

### （四）组分的吸附性与带电性

药粉易吸附在混合容器表面时，应先将量大且不易吸附的药粉或辅料垫底，量少且易吸附者后加入。因混合摩擦而带电的粉末常阻碍均匀混合，可加入少量表面活性剂克服，也可用润滑剂作抗静电剂，如在阿司匹林粉中加入硬脂酸镁。

### （五）含液体组分

用处方中的固体组分或吸收剂吸收该液体，至不显湿润为止。

**请你想一想**

取薄荷脑 2g，樟脑 2g 置于乳钵中研磨，有什么现象？

### （六）含低共熔组分

将两种或两种以上药物按一定比例量研磨时，产生熔点降低而出现液化和润湿的现象为共熔现象。常见的共熔药物有樟脑、苯酚、麝香草酚、薄荷脑、阿司匹林、咖啡因等。

含共熔组分的制剂是否需混合使其共熔，应根据共熔后对药理作用的影响及处方中所含其他固体成分数量的多少而定，如：①氯霉素与尿素、灰黄霉素与聚乙二醇6000，形成共熔混合物比其单独成分吸收迅速，则宜共熔混合。②阿司匹林与对乙酰氨基酚和咖啡因共熔会影响药效，则避免共熔混合，宜分开处理。

# 实训三　称量操作练习

## 一、实训目的

1. 掌握两种天平的使用方法及称重操作中的注意事项。
2. 掌握各种量器的使用方法及1ml以下液体的量取方法。

## 二、实训药品与器材

**1. 药品**　甘油、纯化水、氯化钠、乙醇、凡士林。
**2. 器材**　托盘天平、电子天平、量筒、量杯、药匙、胶头滴管、移液管、称量纸。

## 三、实训内容

### 1. 称取下列药物

| 药物 | 规定称取量（g） | 选用天平 | 结果判断 |
| --- | --- | --- | --- |
| 氯化钠 | 0.5 | | |
| 氯化钠 | 1.4 | | |
| 凡士林 | 6 | | |

### 2. 量取下列药物

| 药品名称 | 量取容积（ml） | 选用量器 | 结果判断 |
| --- | --- | --- | --- |
| 纯化水 | 10ml | | |
| 纯化水 | 0.5ml | | |
| 甘油 | 5ml | | |
| 乙醇 | 2ml | | |

同组两人互相检查所选天平、量器是否正确，操作方法是否正确，结果是否达标。

### 3. 注意事项

（1）进入操作室前应按规定穿戴好白大衣、帽。

（2）操作区域地面、墙壁、门窗、操作台面应清洁；所用设备、用具应洁净。

（3）使用量筒和量杯时，要保持垂直，眼睛与所需刻度成水平，读数以液体凹面为准。小量器一般操作姿势为用左手拇指与食指垂直平稳持量器下半部并以中指垫底部，右手持瓶倒液，瓶签必须向上或向两侧，瓶盖可夹于小指与无名指间，倒出后立即盖好，放回原处。

（4）药液注入量器，应将瓶口紧靠量器边缘，沿其内壁徐徐注入，以防止药液溅溢器外。量取黏稠性液体如甘油、糖浆等，不论在注入或倾出时，均需以充分时间使其按刻度流尽，以保证容量的准确。

（5）用过的量器，需洗净沥干后再量取其他的液体，必要时还需烘干再用。

（6）称取药物时要求瓶盖不离手，以左手拇指与食指拿瓶盖，中指与无名指夹瓶颈，右手拿药匙。

（7）根据称重药物的性质，选择称量纸或适当容器。根据所称药物的重量，选择天平。

（8）胶头滴管使用方法：用中指和无名指夹住玻璃管部分以保持稳定，用拇指和食指挤压胶头以控制试剂的吸入或滴加量。加液时不能伸入容器，更不能接触容器。

（9）移液管使用方法：①使用前。移液管先用自来水冲洗，再用蒸馏水洗净。洗净后的移液管内壁应不挂水珠。②吸液。用右手的拇指和中指捏住移液管的上端，将管的下口插入欲吸取的溶液中，左手拿洗耳球，先把球中空气压出，再将球的尖嘴接在移液管上口，慢慢松开压扁的洗耳球使溶液吸入管内，吸取溶液至刻度以上，立即用右手的食指按住管口。③调节液面。管的末端仍靠在盛溶液器皿的内壁上，管身保持直立，略为放松食指（有时可微微转动吸管）使管内溶液慢慢从下口流出，直至溶液的弯月面底部与标线相切为止，立即用食指压紧管口。将尖端的液滴靠壁去掉，移出移液管，插入承接溶液的器皿中。④放出溶液。承接溶液的器皿如是锥形瓶，应使锥形瓶倾斜30°，移液管直立，管下端紧靠锥形瓶内壁，稍松开食指，让溶液沿瓶壁慢慢流下，全部溶液流完后需等15s后再拿出移液管，以便使附着在管壁的部分溶液得以流出。如果移液管未标明"吹"字，则残留在管尖末端内的溶液不可吹出，因为移液管所标定的量出容积中并未包括这部分残留溶液。

## 四、实训评价

| 评价项目 | 评分细则 | 分值 | 得分 |
|---|---|---|---|
| 职业素质 | （1）仪容仪表（统一着工作服，戴工作帽，服装整洁） | 5 | |
| | （2）实训态度认真负责，与人沟通协作，无大声喧哗 | 5 | |
| 称重操作 | （3）根据药品重量正确选取托盘天平/电子天平 | 10 | |
| | （4）称重前天平放置在水平地方，游码回零、调平 | 5 | |
| | （5）砝码用镊子夹取 | 5 | |
| | （6）左物右码 | 5 | |
| | （7）称量物置于称量纸上 | 10 | |
| | （8）使用后将砝码放回盒内，游码归零，重叠托盘使托盘天平至于休止状态，保持清洁干燥 | 5 | |
| | （9）称重结果正确 | 10 | |
| 量取操作 | （10）根据药液容积正确选取量筒/量杯/移液管 | 10 | |
| | （11）移液管使用正确规范 | 10 | |
| | （12）胶头滴管使用正确规范 | 10 | |
| | （13）量取结果正确 | 10 | |
| 合计 | | 100 | |

## 目标检测

### 一、A 型题（单项选择题）

1. 比重不同的药物在制备散剂时，采用何种混合方法最佳（　　　）

    A. 等量递加混合　　　　　　　　　　B. 多次过筛混合

    C. 将轻者加在重者之上混合　　　　　D. 将重者加在轻者之上混合

    E. 搅拌混合

2. 以下与六号筛对应的是（　　　）

    A. 65 目筛　　　　　　　B. 80 目筛　　　　　　　C. 100 目筛

    D. 120 目筛　　　　　　E. 150 目筛

3. 以下有关粉碎的药剂学意义，叙述错误的是（　　　）

    A. 为了提高药物的稳定性　　　　　　B. 有利于各成分混合均匀

　　C. 有助于从药材中浸出有效成分　　　D. 有利于增加固体药物的溶解度和吸收

　　E. 有利于提高固体药物在液体制剂中的分散性

4. 我国工业用标准筛号常用"目"表示，其中"目"是指（　　　）

　　A. 每英寸长度上筛孔数目　　　　　　B. 每市寸长度上筛孔数目

　　C. 每厘米长度上筛孔数目　　　　　　D. 每平方英寸面积上筛孔数目

　　E. 每平方厘米面积上筛孔数目

5. 不必单独粉碎的药物是（　　　）

　　A. 氧化性药物　　　　　B. 性质相同的药物　　　　C. 贵重药物

　　D. 还原性药物　　　　　E. 刺激性药物

6. 热敏性物料可选择哪种粉碎器械（　　　）

　　A. 球磨机　　　　　　　B. 锤击式粉碎机　　　　　C. 冲击式粉碎机

　　D. 流能磨　　　　　　　E. 万能粉碎机

7. 将两种或两种以上物料均匀分散的操作称为（　　　）

　　A. 粉碎　　　　　　　　B. 过筛　　　　　　　　　C. 混合

　　D. 制粒　　　　　　　　E. 干燥

8. 下列应单独粉碎的药物是（　　　）

　　A. 牛黄　　　　　　　　B. 大黄　　　　　　　　　C. 厚朴

　　D. 山萸肉　　　　　　　E. 桔梗

9. 药材粉碎前应充分干燥，一般要求水分含量（　　　）

　　A. <5%　　　　　　　　B. <7%　　　　　　　　　C. <8%

　　D. <10%　　　　　　　 E. <15%

10. 以下除哪一项外，均为粉碎操作时应注意的问题（　　　）

　　　A. 粉碎过程中及时过筛　　　　　B. 粉碎毒剧药时应避免中毒

　　　C. 药材入药部位必须全部粉碎　　 D. 药物不宜过度粉碎

　　　E. 药料必须全部混匀后粉碎

## 二、B 型题（配伍选择题）

【11～15 题共用备选答案】

　　A. 名贵中药材、易挥发、刺激性较强药物的粉碎

　　B. 比重较大难溶于水而又要求特别细的药物的粉碎

　　C. 对低熔点或热敏感药物的粉碎

　　D. 少量药物

　　E. 水分小于 5% 的一般药物的粉碎

上述不同性质的药物最常用的粉碎方法是

11. 流能磨粉碎（　　　）

12. 干法粉碎（　　　）

13. 水飞法（　　　）

14. 球磨机粉碎（　　　）

15. 乳钵（　　　）

### 三、X 型题（多项选择题）

16. 关于药物粉碎的叙述，正确的是（　　　）

    A. 利于进一步加工　　　B. 利于浸出　　　　　C. 颗粒越细越好

    D. 粉碎度越大越好　　　E. 利于干燥

17. 影响混合效果的因素有（　　　）

    A. 各组分的比例　　　　B. 密度　　　　　　　C. 含有色素组分

    D. 含有液体或吸湿性成分　E. 含低共熔组分

18. 关于粉碎的正确表述是（　　　）

    A. 万能磨粉机可以粉碎各种性质的药物

    B. 球磨机可粉碎贵重物料

    C. 刺激性的药物应单独粉碎

    D. 贵重药材应和普通药材混合粉碎

    E. 气流粉碎机适用于粒度要求为 $3 \sim 20 \mu m$ 超微粉碎，因而具有"微粉机"之称

19. 下列关于药材粉碎原则的叙述，正确的是（　　　）

    A. 粉碎毒药或刺激性较强的药物时应严格注意劳动保护和安全技术

    B. 不同质地药材选择不同粉碎方法，即施予不同机械力

    C. 只需粉碎到需要的粉碎度，以免浪费人力、物力和时间，影响后处理

    D. 适宜粉碎，不时筛分，提高粉碎效率，保证均匀度

    E. 不得因粉碎改变药物组成和药理作用，药用部位应全部粉碎备用，不得弃去不易粉碎部分

20. 关于过筛下面说法正确的是（　　　）

    A. 工业用筛筛目数越大，粉末越大　　B. 工业用筛筛目数越大，粉末越细

    C. 过筛具有分级和混合的作用　　　　D. 药筛按制作方法分为编制筛与冲制筛

    E. 筛孔大小与筛线直径无关

ⓔ微课　　　📝划重点　　　📄自测题

# 项目五 散剂

学习目标

**知识要求**

1. **掌握** 散剂的概念、特点、分类；制备流程及分剂量方法。
2. **熟悉** 散剂的质量要求。
3. **了解** 散剂的包装及贮藏方法。

**能力要求**

1. 学会用研磨法制备散剂。
2. 学会散剂的处方分析。

## 岗位情景模拟

**情景描述** 患者，女，2岁，突发腹泻，粪便成水样，一天拉多次，去到药店，店员推荐了小儿服用蒙脱石散。

**讨论** 1. 蒙脱石散的功能主治是什么？您觉得店员推荐合适吗？

2. 你知道散剂是如何制备的吗？

## 任务一 散剂知识概述

### 一、散剂的定义与特点

#### (一) 散剂的定义

散剂（图5-1）系指原料药物或与适宜的辅料经粉碎、均匀混合制成的干燥粉末状制剂。散剂在中药制剂中应用广泛。

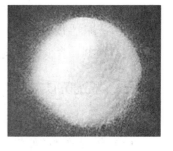

图5-1 散剂

**你知道吗**

### 中药散剂的历史沿革与发展

所谓"散者散也，去急病用之"。早在《黄帝内经》就有用散剂治疗疾病的记载。汉代张仲景《伤寒论》《金匮要略》所载的五苓散、硝石散、巩石散等，一直沿用至今。唐代《备急千金要方》《外台秘要》等也载有不少散剂。至宋代，散剂疗法更日趋发展，如《太平惠民和剂局方》中藿香正气散、参苓白术散、失笑散、平胃散等对某些疾病均具有非常显著的疗效。

（二）散剂的特点

**1. 优点**

（1）粉碎程度大，比表面积大，粒径小、易分散、起效快。

（2）制备工艺简单。

（3）剂量易于控制，便于小儿服用。

（4）外用覆盖面积大，有保护和收敛作用。

（5）储存、运输、携带比较方便。

**请你想一想**

你见过阿咖酚散吗？阿咖酚散属于那种类型的散剂？

**2. 缺点** 药物粉碎后比表面积大，臭味、刺激性、化学活性等相应增加，挥发性成分易散失，容易吸潮，因此，一些腐蚀性强、易吸湿变质、与光热不稳定的药物不宜制成散剂。

## 二、散剂的分类

**1. 按药物组成分类** 可分为单散剂和复方散剂。单散剂由一种药物组成，如蒙脱石散、珍珠粉。复方散剂由两种或两种以上药物组成，如冰硼散、口服补液盐等。

**2. 按医疗用途和给药途径分类** 可分为口服散剂和局部用散剂。口服散剂一般溶于或分散于水、稀释液或者其他液体中服用，也可直接用水送服。局部用散剂可供皮肤、口腔、咽喉、腔道等处应用；专供治疗、预防和润滑皮肤的散剂也可称为撒布剂或撒粉。

**3. 按剂量分类** 可分为分剂量散剂和不分剂量散剂。分剂量散以包为单位，患者按包服用，不分剂量散剂由患者遵医嘱分取剂量服用。

**4. 按药物性质分类** 按药物性质可分为普通散剂和特殊散剂。其中特殊散剂又分为毒剧药散剂、含低共熔组分散剂、含液体药物散剂等。

## 三、散剂的质量要求

散剂在生产与贮藏期间应符合下列有关规定：

（1）供制散剂的原料药物均应粉碎。除另有规定外，口服用散剂为细粉，儿科用和局部用散剂应为最细粉。

（2）散剂中可含或不含辅料。口服散剂需要时亦可加矫味剂、芳香剂、着色剂等。

（3）为防止胃酸对生物制品散剂中活性成分的破坏，散剂稀释剂中可调配中和胃酸的成分。

（4）散剂应干燥、疏松、混合均匀、色泽一致。制备含有毒性药、贵重药或药物剂量小的散剂时，应采用配研法混匀并过筛。

（5）散剂可单剂量包（分）装，多剂量包装者应附分剂量的用具。含有毒性药的口服散剂应单剂量包装。

（6）除另有规定外，散剂应密闭贮存，含挥发性原料药物或易吸潮原料药物的散剂应密封贮存。生物制品应采用防潮材料包装。

（7）散剂用于烧伤治疗如为非无菌制剂的，应在标签上标明"非无菌制剂"；产品说明书中应注明"本品为非无菌制剂"，同时在适应证下应明确"用于程度较轻的烧伤（Ⅰ度或浅Ⅱ度）"；注意事项下规定"应遵医嘱使用"。

## 任务二 散剂的制备

### 一、散剂的制备工艺流程

散剂生产过程中应采取有效措施防止交叉污染，口服散剂、外用散剂中表皮用药的生产环境空气洁净度要求达到 D 级，深部组织创伤和大面积体表创面用散剂要求达到 C 级。

散剂制备工艺流程如图 5-2 所示。

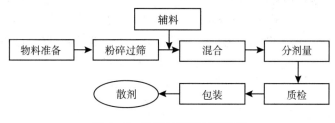

图 5-2 散剂的制备工艺流程

#### （一）物料准备

物料包括药物原料和辅料，先根据处方要求进行预处理以符合加工生产要求。如化学药品应充分干燥，中药材应先洗净、干燥、粗碎等，以供粉碎之用。

#### （二）粉碎与过筛

制备散剂用的固体原辅料，一般均需进行粉碎与过筛处理。在口服散剂中，易溶于水的药物、在胃中不稳定的药物、有不良臭味或刺激性较大的药物不必粉碎得过细。难溶性药物为增加其溶解与吸收，应粉碎成极细粉。

《中国药典》（2020 年版）规定，化学药局部用散剂和用于烧伤或严重创伤的中药局部用散剂及儿科用散剂，照粒度和粒度分布测定法（通则 0982 单筛分法）测定，应符合规定。

#### （三）混合

按处方准确称量各成分，然后选择适宜的混合方法和混合机械进行混合操作，要注意设备性能、加料顺序、混合时间等，使处方中各成分混合均匀，以保证剂量准确。在制备含有毒性药物或药物剂量小的散剂时，常采用等量递加法制成倍散。

倍散是指在小剂量的特殊药品（如毒剧药）中添加一定量的稀释剂制成的稀释散。常加入的稀释剂有乳糖、淀粉、蔗糖、糊精、葡萄糖及其他无机物（如沉降碳酸钙、沉降磷酸钙、白陶土）等，其中以乳糖为最佳。

倍散的稀释倍数由药物剂量而定，如剂量在 0.01~0.1g 可配成 10 倍散（即 1 份药物与 9 份稀释剂混合）；剂量在 0.001~0.01g 可配成 100 倍散；剂量在 0.001g 以下应配成 1000 倍散。为保证混合均匀性，常加入着色剂（如胭脂红、苋菜红、靛蓝）等，将不同倍数的倍散染成不同颜色，以保证混合均匀。

### （四）分剂量

将混合均匀的散剂按需要分成重量相等份数的过程叫做分剂量。常用的方法有：

**1. 目测法（又称估分法）** 系称取总量的散剂，以目测分成若干等份的方法。此法操作简便，但准确性差。药房临时调配少量普通药物散剂时可用此方法。对含有毒性药或细料药散剂不宜使用此法。

**2. 容量法** 系用固定容量的容器进行分剂量的方法。此法效率高，但准确性不如重量法。目前国内散剂的自动分包机、分量机等都是采用此法的原理进行分剂量。

**3. 重量法** 系用衡器（主要是天平）逐份称重的方法。此法分剂量准确，但操作麻烦，效率低。主要用于含毒剧药物、贵重药物、细料药物散剂的分剂量。

## 二、散剂制备举例

### ［制备实例解析 1］

#### 一般散剂——冰硼散

【处方】
| | |
|---|---|
| 冰片 | 50g |
| 硼砂 | 500g |
| 朱砂 | 60g |
| 玄明粉 | 500g |

【制法】以上 4 味药，朱砂用水飞法粉碎成极细粉，其他各药研细，过 100 目筛。先将朱砂与玄明粉套研均匀，再与硼砂研合，过筛，然后加入冰片研匀，过筛即得。

【作用与用途】本品有清热解毒，消肿止痛作用。用于热毒蕴结所致咽喉疼痛、牙龈肿痛，口舌生疮。用时吹散。

【处方解析】本品需严格控制各味药粒度，以保证在吹粉时混合物均匀涂布在患处。一般而言，吹散的粒度应比一般散剂的粒度小。朱砂属矿物药，用水飞法粉碎成极细粉。

### ［制备实例解析 2］

#### 含毒性药物的特殊散剂——硫酸阿托品千倍散

【处方】
| | |
|---|---|
| 硫酸阿托品 | 0.1g |
| 胭脂红乳糖（1%） | 适量 |

|  |  |
|---|---|
| 乳糖 | 适量 |
| 共制 | 100g |

【制法】

（1）先取少量乳糖置乳钵中研磨，使乳钵内壁饱和后倾出。

（2）将硫酸阿托品与等容积的胭脂红乳糖置乳钵中研合均匀，再按等量递加法逐渐加入所需量的乳糖，充分研制成10倍散；再继续按等量递加法逐渐加入所需量的乳糖，充分研合制成100倍散；再继续按等量递增法逐渐加入所需量的乳糖，充分研合制成色泽均匀的1000倍散。

（3）用重量法进行分包装，每包0.5g，相当于硫酸阿托品0.5mg。

【作用与用途】本品为抗胆碱药，可解除平滑肌痉挛、抑制腺体分泌、散大瞳孔、升高眼压、兴奋呼吸中枢。临床主要用于抢救感染中毒性休克，解除有机磷农药中毒和内脏绞痛，也可用于麻醉前给药、散瞳或治疗角膜炎、虹膜炎等。

【处方解析】

（1）硫酸阿托品为毒剧药，因剂量小，为了便于称取、服用、分装等，故需添加适量稀释剂制成倍散。为保证混合的均匀性，常加胭脂红染色。

（2）为防止乳钵对药物的吸附，研磨时应选用玻璃乳钵并先加少量乳糖研磨使之饱和乳钵。

（3）处方中的胭脂红乳糖作为着色剂。1%胭脂红乳糖的配制方法为：取胭脂红1g置研钵中，加90%乙醇15ml研磨使溶解，加少量乳糖吸收并研匀，再按等量递加法研磨至全部乳糖加完并颜色均匀为止，在60℃干燥，过100目筛，即得1%胭脂红乳糖。

[ 制备实例解析3 ]

### 含低共熔组分的散剂——痱子粉

【处方】

| 薄荷脑 | 0.3g |
|---|---|
| 硼酸 | 4.2g |
| 樟脑 | 0.3g |
| 麝香草酚 | 0.3g |
| 薄荷油 | 0.3ml |
| 升华硫 | 2.0g |
| 氧化锌 | 3.0g |
| 水杨酸 | 0.6g |
| 淀粉 | 5.0g |
| 滑石粉 | 34.0g |

【制法】

（1）先将薄荷脑、樟脑和麝香草酚研磨形成低共熔物，并与薄荷油混匀。

（2）另将升华硫、水杨酸、硼酸、氧化锌、淀粉、滑石粉混合粉碎成细粉，过120目筛。

（3）将共熔混合物与混合的细粉研磨混匀，或将共熔物喷入细粉中再混匀，过120

目筛，即得。

**【作用与用途】** 本品有吸湿、止痒及收敛作用。用于痱子、汗疹等。

**【处方解析】**

（1）处方中成分较多，应按处方药品顺序将药品称好。

（2）处方中麝香草酚、薄荷脑、樟脑为共熔组分，研磨混合时形成共熔混合物并产生液化现象。共熔成分在全部液化后，再用混合粉末或滑石粉吸收，并过筛 2～3 次，检查均匀度。

（3）局部用散剂应为最细粉，一般以能通过七号筛为宜。敷于创面及黏膜的散剂应经灭菌处理。

## 任务三　散剂的质量检查与包装贮藏

### 一、散剂的质量检查

《中国药典》（2020 年版）收载了散剂的质量检查项目，主要内容如下：

**1. 粒度** 除另有规定外，化学药局部用散剂和用于烧伤或严重创伤的中药局部用散剂及儿科用散剂，照下述方法检查，应符合规定。

除另有规定外，取供试品 10g，精密称定，照粒度和粒度分布测定法测定。化学药散剂通过七号筛（中药通过六号筛）的粉末重量，不得少于 95%。

**2. 外观均匀度** 取供试品适量，置光滑纸上，平铺约 $5cm^2$，将其表面压平，在明亮处观察，应色泽均匀，无花纹与色斑。

**3. 水分** 中药散剂照水分测定法测定，除另有规定外，不得过 9.0%。

**4. 干燥失重** 化学药和生物制品散剂，除另有规定外，取供试品，照干燥失重测定法测定，在 105℃ 干燥至恒重，减失重量不得过 2.0%。

**5. 装量差异** 单剂量包装散剂，照下述方法检查，应符合规定。

除另有规定外，取散剂 10 袋（瓶），分别精密称定每包（瓶）内容物的重量，求出内容物的装量和平均装量。每袋（瓶）装量与平均装量相比较〔凡有标示装量的散剂，每袋（瓶）装量应与标示装量进行比较〕相比，按表 5-1 中规定，超出装量差异限度的散剂不得多于 2 袋（瓶），并不得有 1 袋（瓶）超出装量差异限度 1 倍。

表 5-1　单剂量包装散剂装量差异限度

| 平均装量或标示装量 | 装量差异限度（中药、化学药） | 装量差异限度（生物制品） |
| --- | --- | --- |
| 0.1g 及 0.1g 以下 | ±15% | ±15% |
| 0.1g 以上至 0.5g | ±10% | ±10% |
| 0.5g 以上至 1.5g | ±8% | ±7.5% |
| 1.5g 以上至 6.0g | ±7% | ±3% |
| 6.0g 以上 | ±5% | ±3% |

凡规定检查含量均匀度的化学药和生物制品散剂，一般不再进行装量差异的检查。

**6. 装量**　除另有规定外，多剂量包装的散剂，照最低装量检查法检查，应符合规定。

**7. 无菌**　除另有规定外，用于烧伤［除程度较轻的烧伤（Ⅰ度或浅Ⅱ度外）］、严重创伤或临床必需无菌的局部用散剂，照无菌检查法检查，应符合规定。

**8. 微生物限度**　除另有规定外，照非无菌产品微生物限度检查：微生物计数法和控制菌检查法及非无菌药品微生物限度标准检查，应符合规定。凡规定进行杂菌检查的生物制品散剂，可不进行微生物限度检查。

## 二、散剂的包装与贮藏

由于散剂的比表面积较大，其吸湿性与风化性都比较明显，若因为包装与贮存不当而吸湿，可发生很多变化，如润湿、失去流动性、结块等物理变化，变色、分解或效价降低等化学变化，微生物污染等生物学变化，严重影响散剂的质量及用药的安全性，防潮是保证散剂质量的重要措施。

### （一）包装

应根据散剂吸湿性强弱采用不同的包装材料。

**1. 包装材料**　散剂常用的包装材料有包药纸（包括光纸、玻璃纸、蜡纸等）、塑料袋、玻璃管和玻璃瓶等。

**2. 包装方法**　散剂可单剂量包装也可多剂量包装。单剂量散剂可用纸袋或塑料袋分装，用塑料袋包装时应热封严密；多剂量散剂可用纸盒、塑料袋、玻璃管或瓶包装，玻璃管或瓶装时可加盖软木塞用蜡封固或加盖塑料内盖。必要时在大包装中装入硅胶等干燥剂。

你知道吗

### 包装材料的选择

有光纸适用于性质较稳定的普通药物，不适用于吸湿性的散剂；玻璃纸适用于含挥发性成分和油脂类的散剂，不适用于引湿性、易风化或易被二氧化碳等气体分解的散剂；蜡纸用于包装易引湿、风化及二氧化碳作用下易变质的散剂，不适用于包装含冰片、樟脑、薄荷脑、麝香草酚等挥发性成分的散剂；玻璃管或玻璃瓶密闭性好，本身性质稳定，适用于包装各种散剂，特别适用于芳香、挥发性散剂，以及有引湿性、细料及毒、贵重药散剂。

### （二）贮存

散剂要严格控制贮存环境，充分考虑温度、湿度、微生物及光照等对散剂的质量的影响。其中湿度是关键控制点，环境的相对湿度应控制在药物的临界相对湿度。

你知道吗

## 临界相对湿度（CRH）

水溶性药物的粉末在相对湿度较低的环境下，几乎不吸湿，而当相对湿度增大到一定值时，吸湿量急剧增加，一般把这个吸湿量开始急剧增加的相对湿度称为临界相对湿度。

CRH 是水溶性药物的特征参数，空气的相对湿度高于物料临界相对湿度时极易吸潮。几种水溶性药物混合后，其吸湿性有如下特点：混合后的 CRH 约等于各组分 CRH 的乘积，即 $CRH_{AB} = CRH_A \times CRH_B$，例如，葡萄糖和抗坏血酸钠的 CRH 分别为82%和71%，两者混合物的 CRH 为58.3%，即我们在贮存此混合药物时，要确保环境的相对湿度在58.3%以下。

测定 CRH 有如下意义：①CRH 值可作为药物吸湿性指标，一般 CRH 愈大，愈不易吸湿；②为生产、贮藏的环境提供参考，应将生产及贮藏环境的相对湿度控制在药物的 CRH 值以下，以防止吸湿；③为选择防湿性辅料提供参考，一般应选择 CRH 值大的物料作辅料。

# 实训四　散剂的制备 🇪微课

## 一、实训目的

1. 掌握散剂制备工艺过程：药料准备→粉碎→过筛→混合→分剂量→质检→包装。
2. 掌握一般散剂、含特殊成分散剂的制备方法。
3. 熟悉散剂的质量检查方法。
4. 学会"等量递加法"和"打底套色法"的操作。

## 二、实训药品与器材

**1. 药品**　滑石粉、甘草、朱砂、薄荷脑、樟脑、麝香草酚、薄荷油、水杨酸、硼酸、升华硫、氧化锌、淀粉、滑石粉等。

**2. 器材**　托盘天平、分析天平、称量纸、乳钵、药筛、药匙、量筒、包装纸等。

## 三、实训内容

**1. 益元散的制备**

【处方】朱砂　　　　　　　　　2.7g

　　　　甘草　　　　　　　　　9g

　　　　滑石粉　　　　　　　　54g

【制备步骤】

（1）称取各物料。水飞朱砂（将朱砂水飞成极细粉，干燥备用），滑石粉、甘草粉碎成细粉（过 100 目筛）。

（2）取少量滑石粉研磨饱和研钵内壁，将朱砂、滑石粉、甘草采用打底套色法和等量递增法研匀。

（3）分剂量。按重量法分为一袋 6g。

【质量检查】

（1）外观均匀度取供试品适量，置光滑纸上，平铺约 5cm²，将其表面压平，在明亮处观察，应色泽均匀，无花纹与色斑。

（2）装量差异。取散剂 10 袋，分别精密称定每包内容物的重量，求出内容物的装量，每袋装量与标示装量（6g）相比较，应不超过其 ±7%，若有超出限度的，不得多于 2 袋，并不得有 1 袋超出限度的一倍。将装量差异称量结果记录在下列表格中：

| 平均重量_____ | | 装量差异限度_____ % | | | 合格范围_____ | | | 不得有一包超过_____ | | |
|---|---|---|---|---|---|---|---|---|---|---|
| 散剂编号 | 1 | 2 | 3 | 4 | 5 | 6 | 7 | 8 | 9 | 10 |
| 每包重 | | | | | | | | | | |
| 合格与否 | _____。不合格原因： | | | | | | | | | |

【注意事项】打底套色法、等量递加法的规范操作。

【功能与主治】清暑利湿。用于感受暑湿，身热心烦，口渴喜饮，小便短赤。

【用法与用量】调服或煎服。一次 6g，一日 1~2 次。

**2. 痱子粉的制备**

【处方】
| | |
|---|---|
| 薄荷脑 | 0.3g |
| 樟脑 | 0.3g |
| 麝香草酚 | 0.3g |
| 薄荷油 | 0.3ml |
| 水杨酸 | 0.6g |
| 硼酸 | 4.2g |
| 升华硫 | 2.0g |
| 氧化锌 | 3.0g |
| 淀粉 | 5.0g |
| 滑石粉 | 34.0g |

【制备步骤】

（1）取薄荷脑、樟脑、麝香草酚置乳钵中研磨至全部液化。

（2）将共熔液体与薄荷油混合。

（3）将升华硫、水杨酸、氧化锌、硼酸、淀粉、滑石粉置乳钵中研磨混合均匀。

（4）将共熔液体与混合的细粉研磨混匀或将共熔混合物喷入细粉中，过 120 目筛，即得。

**【注意事项】**

（1）处方中成分较多，应按处方药品顺序将药品称好。

（2）处方中薄荷脑、樟脑、麝香草酚为共熔组分，研磨混合时形成共熔混合物并产生液化现象。共熔组分在全部液化后，再用混合粉末或滑石粉吸收，并过筛 2 ~ 3 次，检查均匀度。

（3）局部用散剂应为最细粉，一般以通过七号筛为宜。敷于创面及黏膜的散剂应经灭菌处理。

**【质量检查】**外观均匀度。

**【作用与用途】**本品有吸湿、止痒及收敛作用。用于痱子、汗疹等。

**【用法与用量】**外用适量，洗净患处，撒布用。

## 四、实训评价

| 评价项目 | 评分细则 | 分值 | 得分 |
| --- | --- | --- | --- |
| 职业素质 | （1）仪容仪表（统一着工作服，戴工作帽，服装整洁） | 2 | |
| | （2）卫生习惯（洗手、擦操作台） | 2 | |
| | （3）安静、礼貌、实训态度认真负责，协作精神好 | 6 | |
| 器材选择与处理 | （4）仪器选择正确 | 5 | |
| | （5）洗涤正确 | 5 | |
| 药物称取 | （6）称重前天平调零 | 5 | |
| | （7）称取操作 | 15 | |
| | （8）量取操作 | 5 | |
| | （9）天平休止 | 5 | |
| 制剂配制 | （10）重量差异分析报告填写 | 5 | |
| | （11）等量递增法操作 | 15 | |
| | （12）过筛操作 | 5 | |
| | （13）分剂量操作 | 5 | |
| 成品质量 | （14）重量差异 | 5 | |
| | （15）色泽与分散状况 | 5 | |
| 操作时间 | （16）按时完成 | 5 | |
| 清场 | （17）器械洗涤，放回到指定位置，清理环境 | 5 | |
| 合计 | | 100 | |

## 目标检测

### 一、A 型题（单项选择题）

1. 有关散剂特点叙述错误的是（　　　）

    A. 粉碎程度大，比表面积大、易于分散、起效快

    B. 外用覆盖面积大，可以同时发挥保护和收敛等作用

C. 贮存、运输、携带比较方便

D. 制备工艺简单，剂量易于控制，便于婴幼儿服用

E. 粉碎程度大，比表面积大，较其他固体制剂更稳定

2. 一般应制成倍散的是（　　　）

A. 含毒性药品散剂　　　B. 眼用散剂　　　C. 含液体成分散剂

D. 含共熔成分散剂　　　E. 外用散剂

3. 含毒性药散剂及贵重细料药散剂的分剂量多采用（　　　）

A. 目测法　　　B. 估分法　　　C. 容量法

D. 重量法　　　E. 机械法

4. CRH 为评价散剂下列哪项性质的指标（　　　）

A. 流动性　　　B. 吸湿性　　　C. 吸附性

D. 风化性　　　E. 分散性

5. 散剂按组成药味多少来分类可分为（　　　）

A. 分剂量散与不分剂量散　　B. 单散剂与复方散剂　　C. 溶液散与煮散

D. 吹散与内服散　　　E. 内服散和外用散

6. 散剂制备的一般工艺流程是（　　　）

A. 物料前处理→粉碎→过筛→混合→分剂量→质量检查→包装贮存

B. 物料前处理→过筛→粉碎→混合→分剂量→质量检查→包装贮存

C. 物料前处理→混合→过筛→粉碎→分剂量→质量检查→包装贮存

D. 物料前处理→粉碎→过筛→分剂量→混合→质量检查→包装贮存

E. 物料前处理→粉碎→分剂量→过筛→混合→质量检查→包装贮存

7. 中药散剂中所含的水分不得超过（　　　）

A. 6.0%　　　B. 5.0%　　　C. 3.0%

D. 8.0%　　　E. 9.0%

8. 100 倍散是指（　　　）

A. 1g 药物加入 999g 赋形剂

B. 临床上用时稀释 100 倍后使用

C. 1g 药物加入 99g 赋形剂

D. 药物以 100g 为包装剂量

E. 作用强度是同类药物的 100 倍

9. 儿科用散剂要求过（　　　）筛

A. 五号　　　B. 六号　　　C. 七号

D. 八号　　　E. 九号

10. 含毒性药物及贵重药物散剂的混合方法是（　　　）

A. 等量递增法　　　B. 套色法　　　C. 重量法

　　D. 容量法　　　　　　　　　E. 目测法

## 二、B 型题（配伍选择题）

【11 ~ 15 题共用备选答案】

　　A. 质轻者先加入混合容器中，质重者后加入

　　B. 采用配研法混合

　　C. 先形成低共熔混合物，再与其他固体组分混匀

　　D. 添加一定量的填充剂制成倍散

　　E. 用固体组分或辅料吸收至不显湿润，充分混匀

11. 比例相差悬殊的组分（　　　）

12. 密度差异大的组分（　　　）

13. 处方中含有薄荷油（　　　）

14. 处方中含有薄荷脑和樟脑（　　　）

15. 处方中药物是硫酸阿托品（　　　）

## 三、X 型题（多项选择题）

16. 倍散的稀释倍数有（　　　）

　　A. 1 倍　　　　　　　　　B. 10 倍　　　　　　　　　C. 100 倍

　　D. 1000 倍　　　　　　　E. 10000 倍

17. 下列关于混合叙述正确的是（　　　）

　　A. 数量差异悬殊、组分比例相差过大时，则难以混合均匀

　　B. 倍散一般采用配研法制备

　　C. 若密度差异较大时，应将密度大者先放入混合容器中，再放入密度小者

　　D. 有的药物粉末对混合器械具吸附性，一般应将剂量大且不易吸附的药粉或辅料垫底，量少且易吸附者后加入

　　E. 散剂中若含有液体组分，应将液体和辅料混合均匀

18. 在药典中收载的散剂的质量检查项目，主要有（　　　）

　　A. 均匀度　　　　　　　　B. 水分　　　　　　　　　C. 装量差异

　　D. 崩解度　　　　　　　　E. 微生物限度

微课　　　　　划重点　　　　　自测题

# 项目六 颗粒剂

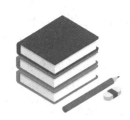

**学习目标**

**知识要求**

1. **掌握** 颗粒剂的概念、特点、分类、制备方法。
2. **熟悉** 颗粒剂的质量检查方法。
3. **了解** 干燥方法和设备。

**能力要求**

1. 学会颗粒剂的制备操作技能（湿法制粒制备方法）。
2. 了解湿法制粒常用制剂设备的工作原理和操作方法。

## 岗位情景模拟

**情景描述** 患儿，女，4岁，早上起床说喉咙痛，伴有咳嗽痰多，口舌糜烂的现象，到药店，店员推荐了小儿咽扁颗粒。

**讨论** 1. 小儿咽扁颗粒的功能主治是什么？你觉得店员推荐合适吗？

2. 你知道颗粒剂是如何制备的吗？

## 任务一 颗粒剂知识概述

### 一、颗粒剂的定义与特点

#### （一）颗粒剂的定义

颗粒剂（图6-1）系指原料药物与适宜的辅料混合制成具有一定粒度的干燥颗粒状制剂。颗粒剂曾被称为冲剂或冲服剂，既可分散或溶解在水中或其他适宜的液体中服用，也可直接吞服。

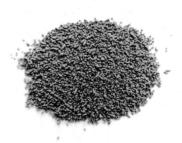

#### （二）颗粒剂的特点

（1）利于吸收，奏效快，生物利用度高。

**图6-1 颗粒剂**

（2）性质稳定，运输、携带、贮存方便。

（3）服用方便，可根据需要加入着色剂、矫味剂、芳香剂等，制成色、香、味俱全的颗粒剂，患者易接受，尤其适合小儿服用。

（4）可根据临床需要制成缓释、控释颗粒剂。

## 二、颗粒剂的分类

颗粒剂可分为可溶颗粒（通称为颗粒）、混悬颗粒、泡腾颗粒、肠溶颗粒，根据释放特性不同还有缓释颗粒等。

**1. 可溶颗粒** 绝大多数为水溶性颗粒剂，用水冲服，如板蓝根颗粒、复方锌布颗粒等；另外，还有酒溶性颗粒，加一定量的饮用酒溶化后服用，如养血愈风酒颗粒。

**2. 混悬颗粒** 系指难溶性原料药物与适宜辅料混合制成的颗粒剂。临用前加水或其他适宜的液体振摇即可分散成混悬液。供口服，如小儿感冒颗粒、小儿肝炎颗粒等。

**3. 泡腾颗粒** 系指含有碳酸氢钠和有机酸，遇水可放出大量气体而呈泡腾状的颗粒剂。泡腾颗粒中的药物应是易溶性的，加水产生气泡后应能溶解。泡腾颗粒一般不得直接吞服。有机酸一般用枸橼酸、酒石酸等，如维生素 C 泡腾颗粒、盐酸雷尼替丁泡腾颗粒等。

**4. 肠溶颗粒** 系指采用肠溶材料包裹颗粒或其他适宜方法制成的颗粒剂。肠溶颗粒耐胃酸而在肠液中释放活性成分或控制药物在肠道内定位释放，可防止药物在胃内分解失效，避免对胃的刺激。如红霉素肠溶颗粒、奥美拉唑肠溶颗粒等。

**5. 缓释颗粒** 系指在规定的释放介质中缓慢地非恒速释放药物的颗粒剂。如阿昔洛韦缓释颗粒。

**6. 控释颗粒** 系指在规定的释放介质中缓慢地恒速释放药物的颗粒剂。如美沙拉嗪控释颗粒。

你知道吗

### 中药配方颗粒

中药配方颗粒是由单味中药饮片经提取浓缩制成的、供中医临床配方用的颗粒。国内以前称单味中药浓缩颗粒剂，其他民间称呼还有免煎中药饮片、新饮片、精制饮片、饮料型饮片、科学中药等。中药配方颗粒是以传统中药饮片为原料，经过提取、分离、浓缩、干燥、制粒、包装等生产工艺，加工制成的一种统一规格、统一剂量、统一质量标准的新型配方用药。其有效成分、性味、归经、主治、功效和传统中药饮片一致，保持了传统中药饮片的特征，既能保证中医传统的君、臣、佐、使和辨证论治、灵活加减的特点，优于中成药，又免去了病人传统煎煮的麻烦，同时还可灵活地单味颗粒冲服，卫生有效。

## 三、颗粒剂的质量要求

颗粒剂在生产与贮藏期间应符合下列有关规定：

（1）原料药物与辅料应均匀混合。含药量小或含毒、剧药物的颗粒剂，应根据原料药物的性质采用适宜方法使其分散均匀。

（2）根据需要，颗粒剂可加入适宜的辅料，如稀释剂、黏合剂、分散剂、着色剂及矫味剂等。

（3）除另有规定外，挥发油应均匀喷入干燥颗粒中，密闭至规定时间或用包合等技术处理后加入。

（4）为了防潮、掩盖原料药物的不良气味，也可对颗粒进行包衣。必要时，包衣颗粒应检查残留溶剂。

（5）颗粒剂应干燥，颗粒均匀，色泽一致，无吸潮、软化、结块、潮解等现象。

## 任务二　颗粒剂的制备

颗粒剂制备工艺流程包括物料前处理、制粒、干燥、整粒、质检、分剂量等操作过程。制粒的方法一般分湿法制粒和干法制粒两种，以湿法制粒最为常用。

### 一、湿法制粒

湿法制粒系指将按处方称量好的原辅料细粉混匀，加入适量的附加剂（如润湿剂、黏合剂）混匀后制成颗粒的方法。本法适用于对湿、热稳定的药物制粒，而不适用于热敏性、湿敏性及易溶性等物料。湿法制粒的工艺流程如图6-2所示。

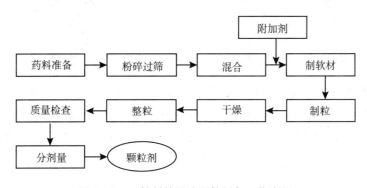

图6-2　颗粒剂的湿法制粒制备工艺流程

#### （一）物料前处理

物料前处理即是指选用检验合格的原辅料，经粉碎、过筛后，按处方规定量称取投料。若是中药材则要先经过浸出、精制、浓缩后得到高纯度的清膏或干膏粉方可用。

#### （二）制软材

软材系指原辅料细粉加适量的润湿剂或黏合剂混匀后形成的干湿适度的塑性物料。在挤压制粒过程中，制软材是关键步骤，软材的质量直接影响到颗粒的质量。制得的颗粒如成长条状，表明软材过湿，黏合剂或润湿剂用量过大，相反若呈粉状，则表明软材过干，黏合剂或润湿剂用量过少，应进行适当调整。因此，生产中要选择适宜的黏合剂及润湿剂并控制好其用量，制得软材应以达到"手握成团，轻压即散"的程度为准。

### （三）制湿颗粒

制湿颗粒的方法有挤压制粒、高速搅拌制粒、流化床制粒、喷雾制粒、转动制粒等。

**1. 挤压制粒法** 系将软材用强制挤压的方式通过具有一定大小规格的筛孔而制粒的方法。小量生产时可用手工制粒，即将软材握成团块，用手掌挤压过筛网即得。大量生产时多采用机器制粒，目前国内常用的挤压制粒设备是摇摆式制粒机（图6-3）。

**2. 高速搅拌制粒法** 指先将药物粉末和辅料加入高速搅拌制粒机（图6-4）的容器内，搅拌混匀后加入黏合剂搅拌制粒的方法。

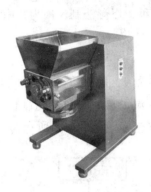 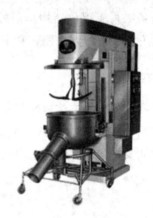

图6-3 摇摆式颗粒机　　　　图6-4 高速搅拌制粒机

**3. 流化床制粒法** 流化床制粒法可将沸腾混合、喷雾制粒、气体干燥等工序在一台设备内完成，亦可包衣，故流化床制粒法又称一步制粒法。该法简化了工序和设备，又节省了人力，制得的颗粒大小均匀，外观圆整，流动性好，是一种较为先进的制粒方法。目前制药工业的主要制粒设备是流化床制粒机（图6-5）。

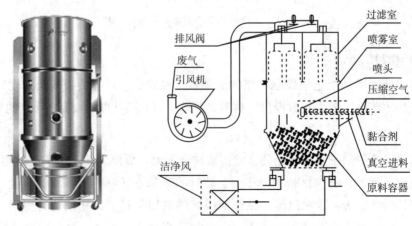

图6-5 流化床制粒机及其工作原理

**4. 喷雾制粒法**　该法是与流化床制粒法类似的另一种先进的一步制粒方法，是将药物与辅料制成药物溶液、混悬液，然后用高压泵输送至干燥室中，经离心式雾化器的高压喷嘴雾化成大小适宜的液滴喷出，干燥室的热气流使液滴中的水分迅速蒸发而获得近似球形的干燥细颗粒。此法在几秒至几十秒内完成药液的浓缩、制粒及干燥过程。

### （四）湿颗粒的干燥

湿颗粒制成后应立即干燥，以免受压变形或结块。干燥温度根据药物性质而定，一般以 60~80℃ 为宜。干燥时温度应逐渐升高，以免颗粒表面形成薄壳而影响内部水分的蒸发造成颗粒外干内湿。为了使颗粒受热均匀，湿颗粒堆积厚度不宜超过 2.5cm，并在湿颗粒干燥时不时进行翻动。

**你知道吗**

#### 影响干燥的因素

**1. 干燥面积**　面积大蒸发速度快，面积与蒸发量成正比。

**2. 干燥速度**　干燥应控制在一定速度下缓慢进行，加热过程一般是先低后高。

**3. 物料状态**　在干燥过程中被干燥的物料可以处于静态或动态。

**4. 温度**　前期干燥一般控制在 50~80℃，后期控制在 70~80℃。

**5. 物料上方湿度**　干燥空间的相对湿度大，物料干燥时间延长，干燥效率就低。

**6. 压力**　压力与蒸发量成反比。

干燥的方法有常压厢式干燥（如烘箱、烘房干燥）、沸腾干燥、喷雾干燥、红外线干燥、冷冻干燥、高速热风干燥、吸湿干燥等。其中以常压厢式干燥、沸腾干燥最为常用。

### （五）整粒

湿颗粒干燥后，由于颗粒间相互粘着凝聚，部分颗粒可能形成板块状或条状，必须通过适当的整理，以使结块、粘连的颗粒分开，获得具有一定粒度的均匀颗粒，这就是整粒的过程。一般可选择 14~20 目筛网除去粘结成块的较大颗粒，再将筛过的颗粒用五号药筛除去过细颗粒，以符合颗粒剂对粒度的要求。

### （六）分剂量

将制得的颗粒进行含量检查与粒度测定等，合格后使用自动颗粒分装机进行分剂量。

## 二、干法制粒

干法制粒是将药物和辅料的粉末混合均匀、压缩成大片状或板状后，破碎成大小适宜的颗粒的方法。干法制粒制备流程与方法如图 6-6 所示。

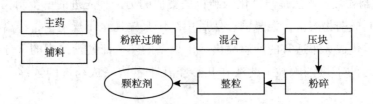

图 6 - 6　颗粒剂的干法制粒制备工艺流程

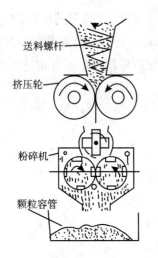

图 6 - 7　滚压干法制粒机结构示意图

送料螺杆

挤压轮

粉碎机

颗粒容管

干法制粒常用于热敏性、易水解药物的制粒，如阿司匹林。干法制粒所需设备简单，操作方法简便，但生产过程中逸尘严重，易造成交叉污染，不利于劳动保护。用干法制粒压制而成的颗粒溶出速率较慢，不适用于水溶性药物。制备方法包括压片法和滚压法。

**1. 压片法**　系利用重型压片机将物料粉末压制成直径为 20 ~ 25mm 的胚片，然后破碎成一定大小颗粒的方法。

**2. 滚压法**　系利用转速相同的两个滚动圆筒之间的缝隙，将药物粉末液压成板状物，然后破碎成一定大小颗粒的方法。

滚压干法制粒机的结构及其操作流程如图 6 - 7 所示。药物粉末投入料斗中，经挤压轮压缩成固体胚片，再经粉碎机的粗碎轮破碎成块状物，然后依次进入具有较小凹槽的中碎轮和细碎轮进一步破碎，制成粒度适宜的颗粒。

**请你想一想**

无糖颗粒剂有哪些生产工艺流程？此剂型有什么优点？

## 任务三　颗粒剂的质量检查与包装贮藏

### 一、颗粒剂的质量检查

《中国药典》（2020 年版）规定，颗粒剂应进行以下相应检查。

**1. 粒度**　除另有规定外，照粒度和粒度分布测定法测定，不能通过一号筛与能通过五号筛的总和不得超过 15%。

**2. 水分**　中药颗粒剂照水分测定法测定，除另有规定外，水分不得超过 8.0%。

**3. 干燥失重**　除另有规定外，化学药品和生物制品颗粒剂照干燥失重测定法测定，于 105℃ 干燥（含糖颗粒应在 80℃ 减压干燥）至恒重，减失重量不得超过 2.0%。

**4. 溶化性**　除另有规定外，颗粒剂照下述方法检查，溶化性应符合规定。含中药原粉的颗粒剂不进行溶化性检查。

（1）可溶颗粒检查法  取供试品 10g（中药单剂量包装取 1 袋），加热水 200ml，搅拌 5 分钟，立即观察，可溶颗粒应全部溶化或轻微浑浊。

（2）泡腾颗粒检查法  取供试品 3 袋，将内容物分别转移至盛有 200ml 水的烧杯中，水温为 15～25℃，应迅速产生气体而呈泡腾状，5 分钟内颗粒均应完全分散或溶解在水中。

颗粒剂按上述方法检查，均不得有异物，中药颗粒还不得有焦屑。混悬颗粒及已规定检查溶出度或释放度的颗粒剂可不进行溶化性检查。

**5. 装量差异**  单剂量包装的颗粒剂按下述方法检查，应符合表 6-1 规定。取供试品 10 袋（瓶），除去包装，分别精密称定每袋（瓶）内容物的重量，求出每袋（瓶）内容物的装量与平均装量。每袋（瓶）装量与平均装量相比较〔凡无含量测定的颗粒剂或有标示装量的颗粒剂，每袋（瓶）装量应与标示装量比较〕，超出装量差异限度的颗粒剂不得多于 2 袋（瓶），并不得有 1 袋（瓶）超出装量差异限度 1 倍。

表 6-1  颗粒剂装量差异限度

| 平均装量或标示装量 | 装量差异限度 | 平均装量或标示装量 | 装量差异限度 |
| --- | --- | --- | --- |
| 1.0g 或 1.0g 以下 | ±10% | 1.5g 以上至 6.0g | ±7% |
| 1.0 以上至 1.5g | ±8% | 6.0g 以上 | ±5% |

凡规定检查含量均匀度的颗粒剂，一般不再进行装量差异检查。

**6. 装量**  多剂量包装的颗粒剂，照最低装量检查法检查，应符合规定。

**7. 微生物限度**  以动物、植物、矿物质来源的非单体成分制成的颗粒剂，生物制品颗粒剂，照非无菌产品微生物限度检查：微生物计数法和控制菌检查法及非无菌药品微生物限度标准检查，应符合规定。规定检查杂菌的生物制品颗粒剂，可不进行微生物限度检查。

## 二、颗粒剂的包装与贮藏

### （一）包装

单剂量包装的颗粒剂在标签上要标明每袋（瓶）中活性成分的名称及含量。多剂量包装的颗粒剂除应有确切的分剂量方法外，在标签上要标明颗粒中活性成分的名称和重量。

### （二）贮藏

颗粒剂贮存与散剂基本相同，关键是防潮，还应注意防止发生分层现象。除另有规定外，颗粒剂应密封，置干燥处贮存，防止受潮变质。

〔制备实例解析 1〕

### 维生素 C 颗粒

【处方】维生素 C                  10.0g

| 糊精 | 100.0g |
|------|--------|
| 蔗糖 | 90.0g |
| 酒石酸 | 1.0g |
| 50%乙醇 | 适量 |
| 共制成 | 100 包 |

【制法】

（1）粉碎　取蔗糖、糊精、维生素 C 分别粉碎。

（2）混合　取维生素 C 按等量递加法与蔗糖、糊精混合均匀，过 100 目筛，得混合粉。

（3）制软材　取酒石酸溶于适量 50% 乙醇，加入上述混合粉中，混合制软材。

（4）制湿颗粒　取软材挤压过 16 目筛，制湿颗粒。

（5）干燥　将湿颗粒置烘箱内 50 ~ 60℃干燥约 40min。

（6）整粒　取上述干颗粒过 10 目和 30 目筛进行整粒。称重计算颗粒得率。

【作用与用途】用于预防坏血病，也可用于各种传染疾病及紫癜等的辅助治疗。

【处方解析】

（1）处方中糊精为黏合剂，蔗糖为填充剂。维生素 C 用量较小，故混合时采用等量递加法，以保证混合均匀。

（2）维生素 C 易氧化分解变色，制粒时间应尽量缩短，并用稀乙醇作湿润剂制粒，较低温度下干燥，并应避免与金属器皿接触，加入酒石酸（或枸橼酸）作为金属离子螯合剂，可提高稳定性。

[ 制备实例解析 2 ]

银翘解毒颗粒

| 【处方】金银花 | 200g |
|------|--------|
| 连翘 | 200g |
| 薄荷 | 120g |
| 荆芥 | 80g |
| 淡豆豉 | 100g |
| 牛蒡子（炒） | 120g |
| 桔梗 | 120g |
| 淡竹叶 | 80g |
| 甘草 | 100g |

【制法】

（1）将薄荷、荆芥、连翘用蒸馏提取挥发油，蒸馏后的水溶液另器收集。

（2）其余金银花等六味分别粉碎，加水煎煮二次，每次 1 小时，滤过。

（3）合并滤液及上述水溶液，浓缩成相对密度为 1.33 ~ 1.35（80℃）的清膏。

（4）取清膏，加蔗糖、糊精及乙醇适量，制成颗粒，干燥，喷加上述薄荷等挥发油，混匀，即得。

（5）或浓缩至相对密度为 1.08～1.10（60℃）的清膏，喷雾干燥，制成干膏粉，取干膏粉加乳糖和硬脂酸镁适量，混合，喷入上述薄荷等挥发油，混匀，制成颗粒，即得。

【作用与用途】疏风解表，清热解毒。用于风热感冒，症见发热头痛、咳嗽口干、咽喉疼痛。

【处方解析】

（1）中药颗粒剂制备过程中，需先将药材经适宜方法提取、精制、浓缩后制成清膏或干膏粉，再加适量辅料或药材细粉，混匀并制成颗粒。

（2）制颗粒过程中，若为干膏粉，应控制加入的辅料量不超过干膏粉的 2 倍；若为清膏，则应控制辅料用量不超过清膏量的 5 倍。

（3）由于中药材提取物引湿性较大，因此在制软材时，不宜选用水作黏合剂，而应选用不同浓度的乙醇调整干湿度，黏性越大，醇浓度越高，常用浓度为 80%～95%。

（4）中药颗粒剂应控制水分不大于 8.0%。

> **请你想一想**
>
> 中药颗粒剂与化学药物颗粒剂的制备方法有何区别？

# 实训五　颗粒剂的制备 微课

## 一、实训目的

1. 掌握颗粒剂的制备工艺流程。
2. 熟悉颗粒剂的质量检查方法。

## 二、实训药品与器材

**1. 药品**　板蓝根、葡萄糖酸锌、蔗糖、布洛芬、马来酸氯苯那敏、糊精、甜菊糖、羟丙甲纤维素、香精等。

**2. 器材**　不锈钢锅、白瓷盘、炉具、烧杯、天平、密度计、研钵、药筛、烘箱等。

## 三、实训内容

**1. 板蓝根颗粒**

【处方】板蓝根　　　　　　　　140g

　　　　蔗糖　　　　　　　　　适量

　　　　糊精　　　　　　　　　适量

【制备步骤】

（1）提取　取板蓝根 140g，加水煎煮 2 次，第一次 2 小时，第二次 1 小时，合并煎液，滤过。

（2）浓缩、精制　滤液浓缩至适量，加乙醇使含醇量为60%，静置使沉淀，取上清液，于80℃浓缩至相对密度为1.30～1.33的清膏。

（3）制粒　取清膏1份，蔗糖2份，糊精1.3份。先将蔗糖和糊精混合后加清膏制软材，过16目筛制湿颗粒，干燥，整粒。

（4）包装　一袋5g。

【质量检查】

（1）粒度　取单剂量包装的颗粒剂5袋称定重量，按第二法双筛分法，左右往返过筛，边筛边拍打3分钟。不能通过一号筛和能通过五号筛的总和，不得超过15%。

（2）溶化性　取供试品1袋，加热水200ml，搅拌5分钟，立即观察，可溶颗粒应全部溶化，允许有轻微浑浊。

（3）装量差异　取供试品10袋，除去包装，分别精密称定每袋内容物的质量，每袋装量与标示装量相比较，应不超过其±7%，若有超出限度的，不得多于2袋，并不得有1袋超出限度1倍。

【注意事项】

（1）浓缩制备清膏时，应控制温度避免焦化。

（2）制颗粒时，可加入乙醇调节软材的干湿度。

【功能主治】清热解毒，凉血利咽。用于肺胃热盛所致的咽喉肿痛、口咽干燥、腮部肿胀；急性扁桃体炎、腮腺炎见上述证候者等。

【用法和用量】开水冲服。一次1袋，一日3－4次。

**2. 复方锌布颗粒**

【处方】

| | |
|---|---|
| 葡萄糖酸锌 | 100g |
| 布洛芬 | 150g |
| 马来酸氯苯那敏 | 2g |
| 甜菊糖 | 5g |
| 蔗糖 | 50g |
| 2%羟丙甲纤维素水溶液 | 适量 |
| 香精 | 适量 |

【制备步骤】

（1）物料的预处理　将葡萄糖酸锌、布洛芬过100目筛，蔗糖过100目筛，取蔗糖少量置于研钵中，加入马来酸氯苯那敏和甜菊糖研磨混合均匀，按配研法（等量递加法）加入蔗糖至混合均匀。

（2）制软材　将（1）处理好的物料混匀，加入2%羟丙甲纤维素水溶液适量制软材。

（3）制粒　将软材过16目筛制成湿颗粒。

（4）干燥和整粒　湿颗粒置白瓷盘上，放入干燥箱干燥，控制温度在50℃，过16

目筛整粒。

（5）混合　香精用少量乙醇溶解，喷入筛出较细粉粒中，再与其他颗粒混合均匀。

（6）质量检查　取样检查含量后确定装量、粒度、干燥失重等项目，合格后包装。

（7）包装　每袋 0.31g。

【注意事项】

（1）布洛芬熔点低，干燥温度不宜过高。

（2）2% 羟丙甲基纤维素水溶液制备软材时注意剂量，需少量多次加入。

【适应证】用于缓解普通感冒或流行性感冒引起的发热、头痛、四肢酸痛、鼻塞、流涕、打喷嚏等症状。

## 四、实训评价

| 评价项目 | 评分细则 | 分值 | 得分 |
|---|---|---|---|
| 职业素质 | （1）仪容仪表（统一着工作服，戴工作帽，服装整洁） | 5 | |
| | （2）卫生习惯（洗手、擦操作台） | 5 | |
| | （3）安静、礼貌、实训态度认真负责，协作精神好 | 5 | |
| 原辅料准备 | （4）药材的称取 | 5 | |
| | （5）物料的粉碎、过筛、混合 | 10 | |
| 制颗粒 | （6）制软材 | 10 | |
| | （7）制颗粒 | 10 | |
| | （8）干燥 | 5 | |
| | （9）整粒 | 5 | |
| | （10）总混 | 10 | |
| 成品质量 | （11）外观性状 | 5 | |
| | （12）装量差异 | 5 | |
| | （13）溶化性 | 10 | |
| 操作时间 | （14）按时完成 | 5 | |
| 清场 | （15）清洗器具，整理台面卫生，将药品放回原位 | 5 | |
| 合计 | | 100 | |

## 目标检测

### 一、A 型题（单项选择题）

1. 泡腾颗粒剂遇水能产生大量气泡，是由于颗粒中酸与碱发生反应产生的气体，此气体是（　　）

  A. 氢气     B. 二氧化碳    C. 氧气

  D. 氮气     E. 其他气体

2. 颗粒剂粒度检查中，不能通过一号筛和能通过五号筛颗粒和粉末总和不得超过供试量的（　　）

    A. 5%　　　　　　　　B. 10%　　　　　　　C. 12%

    D. 15%　　　　　　　E. 20%

3. 挤压制粒法常使用（　　）设备

    A. 高速搅拌制粒机　　B. 流化制粒机　　　　C. 喷雾制粒机

    D. 摇摆式制粒机　　　E. 以上都不对

4. 下列有关颗粒剂的叙述，不正确的是（　　）

    A. 糖尿病患者可用无糖型　　　　　　B. 质量稳定，不易吸潮

    C. 服用运输均方便　　　　　　　　　D. 奏效快

    E. 能通过包衣制成缓释制剂

5. 有关颗粒剂的叙述错误的是（　　）

    A. 湿颗粒应及时干燥　　　　　　　　B. 干燥温度应逐渐上升

    C. 中药颗粒剂含水量不超过8%　　　D. 干燥温度一般为80～90℃

    E. 可用烘箱或沸腾干燥设备

6. 下列剂型中需要进行溶化性检查的是（　　）

    A. 气雾剂　　　　　　B. 颗粒剂　　　　　　C. 胶囊剂

    D. 软膏剂　　　　　　E. 膜剂

7. 颗粒剂制备中湿颗粒干燥后应进行什么工序（　　）

    A. 灌装　　　　　　　B. 检验　　　　　　　C. 混合

    D. 整粒　　　　　　　E. 加辅料

8. 颗粒剂的类型包括（　　）

    A. 可溶颗粒　　　　　B. 混悬颗粒　　　　　C. 泡腾颗粒

    D. 肠溶颗粒　　　　　E. 以上都是

二、B 型题（配伍选择题）

【9～10 题共用备选答案】

    A. 溶化性　　　　　　B. 融变时限　　　　　C. 溶解度

    D. 崩解度　　　　　　E. 微生物限度

9. 颗粒剂需检查，散剂不用检查的项目是（　　）

10. 颗粒剂、散剂均需检查的项目是（　　）

三、X 型题（多项选择题）

11. 颗粒剂的质量检查项目包括（　　）

    A. 粒度　　　　　　　B. 干燥失重或水分　　C. 崩解时限

    D. 装量差异　　　　　E. 微生物限度

12. 关于颗粒剂特点的描述正确的是（　　）

    A. 保持了汤剂吸收快、显效迅速的特点

    B. 久置易霉败变质

C. 加入蔗糖制成的颗粒剂可掩盖药物的苦味

D. 对小儿尤其适宜

E. 便于携带、运输

13. 关于颗粒剂的制备正确的是（　　　）

A. 湿颗粒的干燥温度控制在 60～80℃为宜

B. 制粒时可用乙醇及水作润湿剂

C. 制粒时软材一般以手捏成团，轻压不散为好

D. 湿颗粒可用烘箱干燥或沸腾干燥

E. 中药颗粒剂需将中药材先提取、精制、浓缩后制成清膏或干膏粉

微课　　　　　划重点　　　　　自测题

# ▷▷ 项目七 胶囊剂

**学习目标**

**知识要求**

1. **掌握** 胶囊剂的定义与特点、分类、制备方法。
2. **熟悉** 胶囊剂的质量检查方法。
3. **了解** 胶囊剂的质量要求。

**能力要求**

学会硬胶囊剂的生产操作技能。

## 岗位情景模拟

**情景描述** 患者，男，38岁，患反流性食管炎和卓－艾综合征，自行到药店买药，店员给其推荐了奥美拉唑肠溶胶囊。

**讨论** 1. 你觉得店员推荐奥美拉唑肠溶胶囊合适吗？

2. 奥美拉唑肠溶胶囊的服用注意事项有哪些？

## 任务一 胶囊剂知识概述

### 一、胶囊剂的定义与特点

#### （一）胶囊剂的定义

胶囊剂系指原料药物或与适宜辅料充填于空心胶囊或密封于软质囊材中制成的固体制剂（图7-1）。主要供口服用，也可用于直肠、阴道等。

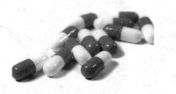
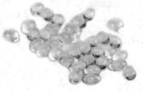

图7-1 胶囊剂示意图

#### （二）胶囊剂的特点

胶囊剂是口服固体药剂的主要剂型之一，目前在国内外生产的药品剂型中，除了片剂、注射剂外，胶囊剂已成为第三大剂型。胶囊剂作为口服，具有以下特点。

**1. 药物溶出速率快，生物利用度高** 与片剂、丸剂相比，胶囊剂在制备时不需要加黏合剂和压制，所以在胃肠液中分散快、吸收好、生物利用度高。

**2. 掩盖不良臭味，药物稳定性高** 因药物包裹于胶囊中，对具苦味、刺激性气味的药物有遮盖作用；对光敏感或遇湿热不稳定的药物可避免其受空气中的湿气、氧和光线的影响，从而起保护和稳定作用。

**3. 可弥补其他固体剂型的不足** 含油量高或液态的药物难以制成片剂时，可制成胶囊剂，如维生素 A、维生素 E、牡荆油等；服用剂量小、难溶于水、胃肠道内不易吸收的药物，可将其溶于适宜油中再制成胶囊剂，不仅增加胃肠道吸收，提高了疗效，稳定性也增强。

**4. 可延缓或定位释放药物** 先将药物制成颗粒，然后用不同释放速度的高分子材料进行包衣（或制成微囊），按需要的比例混匀，装入空胶囊中，可制成缓释、控释、肠溶等多种类型胶囊剂。

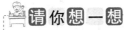

请你想一想

哪些药物不适合制备成胶囊剂？

**5. 外观整洁、便于识别和携带** 胶囊壳具有各种颜色或印字，有利于识别且外表美观，便于服用、携带。

（三）不宜制成胶囊剂的药物

由于胶囊剂的囊材成分主要是明胶，具脆性和水溶性，以下情况不宜制成胶囊剂。

**1. 药物的水溶液或稀乙醇溶液** 水和乙醇能使胶囊壁溶化，不宜装填于空胶囊中。

**2. 吸湿性较强的药物** 吸湿性较强的药物可使胶囊壁失水而干燥脆裂，但若加以改善，如加入少量惰性油与吸湿性药物混匀后，则可延缓或预防囊壁变脆而制成胶囊剂。

**3. 易风化药物** 药物风化后释放的结晶水可使胶囊壁软化，影响胶囊剂质量。

**4. 易溶性药物** 如氯化物、溴化物、碘化物等及小剂量的刺激性药物，在胃中溶解后导致局部浓度过高，对胃黏膜产生刺激性。

**5. 强酸、强碱性药物** 酸性液体能使明胶水解，引起渗漏；碱性液体能使明胶鞣质化而影响溶解性。

## 二、胶囊剂的分类 微课

胶囊剂按硬度、溶解与释放特性，可分为以下几类。

请你想一想

生活中你见过哪些类型的胶囊剂？

（一）硬胶囊

硬胶囊（通称为胶囊）系指采用适宜的制剂技术，将原料药物或加适宜辅料制成均匀粉末、颗粒、小片、小丸、半固体或液体等，充填于空心胶囊中的胶囊剂，如头孢拉定胶囊、氨咖黄敏胶囊。

（二）软胶囊

软胶囊系指将一定量的液体原料药物直接密封，或将固体原料药物溶解或分散在适宜的辅料中制成溶液、混悬液、乳状液或半固体，密封于软质囊材中制得的胶囊剂，如维生素 E 软胶囊、藿香正气软胶囊等。

### （三）肠溶胶囊

肠溶胶囊系指用肠溶材料包衣的颗粒或小丸充填于胶囊而制成的硬胶囊，或用适宜肠溶材料制备而得的硬胶囊或软胶囊。肠溶胶囊不溶于胃液，但能在肠液中崩解而释放活性成分，如红霉素肠溶胶囊、奥美拉唑肠溶胶囊等。

### （四）缓释胶囊

缓释胶囊系指在规定的释放介质中缓慢地非恒速释放药物的胶囊剂，如布洛芬缓释胶囊、盐酸二甲双胍缓释胶囊等。

### （五）控释胶囊

控释胶囊系指在规定的释放介质中缓慢地恒速释放药物的胶囊剂。

## 三、胶囊剂的质量要求

胶囊剂在生产与贮藏期间均应符合下列有关规定。

（1）胶囊剂内容物不论其活性成分还是辅料，均不应造成囊壳的变质。

（2）小剂量原料药物应用适宜的稀释剂稀释，并混合均匀。

（3）胶囊剂应整洁，不得有黏结、变形或囊壳破裂等现象，并应无异臭。

（4）胶囊剂的溶出度、释放度、含量均匀度、微生物限度等应符合要求。必要时，内容物包衣的胶囊剂应检查残留溶剂。

### 你知道吗

#### "毒胶囊"事件

2012 年 4 月媒体披露"毒胶囊"事件，河北、江西、浙江等地多家明胶厂用废弃的皮革为原料生产工业明胶，这种价格便宜、铬含量严重超标的工业明胶通过隐秘的销售链条，被卖到浙江新昌地区用于生产药用胶囊。经调查发现 9 家药厂的 13 个批次药品所用胶囊重金属铬含量超标，危害患者身体健康。对此事件，原卫生部要求毒胶囊企业所有胶囊药停用，药用胶囊接受分批检验。

## 任务二　胶囊剂的制备

### 一、硬胶囊的制备

#### （一）硬胶囊制备工艺流程图（图 7 - 2）

**1. 空心胶囊的选择**　空心胶囊由具有弹性并能互相紧密套合的上下两节圆筒组成，分别称为囊体和囊帽，其主要成分为明胶。

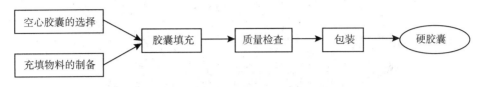

图 7 - 2 硬胶囊制备工艺流程图

明胶具脆碎性，因此生产空胶囊时，除以明胶为主要原料外，为增加空胶囊的坚韧性和可塑性，可适当加入羧甲基纤维素钠、山梨醇、甘油等作增塑剂；为增加胶液的胶冻力，可加入琼脂等作增稠剂；对光敏感的药物，可加入二氧化钛作遮光剂；为了防止霉变，可加入羟苯酯类等作防腐剂；为增加美观，便于识别，可加入各种食用色素着色。以上组分并不是任一种空心胶囊都必须具备，而应根据具体情况加以选择。

**你知道吗**

### 明胶的由来

明胶为动物的皮、骨、结缔组织中的胶原降解而成的一种复杂的蛋白质，包括食用明胶、药用明胶和工业明胶。明胶的理化性质随胶原的来源、提取工艺等条件的不同而不同。胶原的来源不同，明胶的物理性质有很大差异，以骨骼为原料制得的骨明胶，质地坚硬，性脆且透明度较差；以猪皮为原料制得的猪皮明胶，则富有可塑性，透明度亦好，常将两者混用。

空胶囊的规格用号码表示，市售硬胶囊有八种规格，即：000 号、00 号、0 号、1 号、2 号、3 号、4 号、5 号，其号数越大，容积越小，常用的型号是 0 号、1 号、2 号。由于药物填充多用容积控制，而各种药物的相对密度、晶型、细度及剂量不同，所占的体积也不同，故必须选择适宜大小的空胶囊，一般凭经验或试装来决定。

**2. 充填物料的制备** 硬胶囊充填的物料可根据药物性质和临床需要制备成不同形式的内容物。①将原料药物加适宜的辅料如稀释剂、助流剂、崩解剂等制成均匀的粉末、颗粒或小片。②将普通小丸、速释小丸、缓释小丸、控释小丸或肠溶小丸单独填充或混合填充，必要时加入适量空白小丸作填充剂。③将原料药物粉末直接填充。④将原料药物制成包合物、固体分散体、微囊或微球。⑤溶液、混悬液、乳状液等也可采用特制灌囊机填充于空心胶囊中，必要时密封。

**3. 胶囊充填** 胶囊剂应在温度为 25℃，相对湿度为 35% ~45% 的环境中充填，防止胶囊壳的硬度、韧性发生变化。

小量充填药物可选择手动胶囊充填板，如图 7 - 3 所示，操作时将囊体摆在胶囊充填板上，调节充填板使囊体上口与板面平齐，将内容物均匀推入囊体，待装满后扣上囊帽，再从充填板上取下胶囊，用食指和拇指分别压囊体和囊帽使其完全封合。

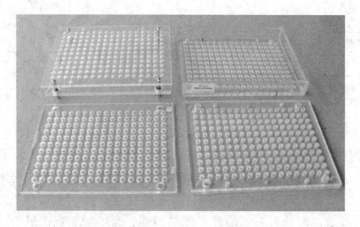

图 7 - 3  手动胶囊充填板

大量生产时，一般采用全自动胶囊填充机充填药物。将药物与辅料混合均匀，然后放入进料器用填充器进行填充。要求此混合物料应具有适宜的流动性，并在输送和填充过程中不分层。

（二）胶囊剂的打光

充填、封口好的胶囊可用洁净的纱布包起，轻轻搓滚，以拭去胶囊外面粘附的药粉，若使用喷少量液状石蜡的纱布，搓滚后胶囊更加光亮。生产上可使用胶囊抛光机，能除去胶囊表面上的粉尘，提高表面光洁度。

（三）包装与贮存

胶囊剂的包装通常采用玻璃瓶、塑料瓶、泡罩式和窄条式等包装材料进行包装。

胶囊剂中的明胶原材料在高温、高湿环境下不稳定，胶囊壳吸湿、软化、发黏、膨胀，甚至熔化或溶化，并有利于微生物的生长；长期贮存胶囊剂时，其崩解时限会明显延长，溶出度也会有很大变化。当环境过于干燥时，胶囊易失去水分而变脆。因此，除另有规定外，胶囊剂应密封贮存，其存放环境温度不高于30℃，湿度应适宜，防止受潮、发霉。

[ 制备实例解析 ]

### 速效感冒胶囊

| 【处方】 | 对乙酰氨基酚 | 1500g |
| --- | --- | --- |
| | 马来酸氯苯那敏 | 15g |
| | 咖啡因 | 15g |
| | 维生素 C | 500g |
| | 胆汁粉 | 500g |
| | 10% 淀粉浆 | 适量 |
| | 食用色素 | 适量 |
| | 共制 | 5000 粒 |

【制法】

（1）将上述各药分别粉碎，过80目筛，备用。

（2）配制淀粉浆。取10%淀粉浆分成A、B、C三份，A用食用胭脂红制成红糊，B用食用柠檬黄制成黄糊，C不加色素为白糊。

（3）将对乙酰氨基酚分成三份，一份与马来酸氯苯那敏混合后加入红糊制粒；一份与胆汁粉、维生素C混匀后加入黄糊制粒；一份与咖啡因混匀后加入白糊制粒，于65～70℃干燥至含水分3%以下，用16目筛整粒。

（4）将上述三种颗粒混合均匀后，充填于空胶囊壳内，即得。

【作用与用途】本品有解热镇痛、收缩脑血管及抗过敏等作用。用于感冒引起的鼻塞、头痛、咽喉肿痛、发热等。

【处方解析】本品为复方制剂，为防止充填不均匀，常采用分别制粒的方法；颗粒着色的目的是便于观察混合的均匀性，兼有美观作用。

## 二、软胶囊的制备

### （一）囊材及内容物的要求

**1. 囊材**  软胶囊的囊壳主要是由明胶、增塑剂、水和附加剂等组成，要求明胶、增塑剂、水三者比例要适宜，保证囊材的可塑性强、弹性大等特点。通常适宜比例是明胶：增塑剂：水 =1：（0.4～0.6）：1，若增塑剂用量过高或过低，会导致囊壳过软或过硬。常用的增塑剂有甘油、山梨醇或两者的混合物，通常还加入防腐剂、色素、矫味剂、遮光剂等附加剂。

**2. 内容物**  软胶囊中可填充油类、对明胶无溶解作用的液体药物及药物溶液，难溶性固体药物过80目筛混悬在植物油或聚乙二醇中。

**3. 冷凝液**  冷凝液主要用于使囊材凝固成球形，因囊材为水溶性明胶，故冷凝液应选用与之极性相反的液状石蜡。

### （二）软胶囊的制备方法

软胶囊的制备方法可分为滴制法和压制法两种。生产软胶囊时，成型与填充药物是同时进行的。

**1. 滴制法**  滴制法的制备工艺流程图如图7-4所示。

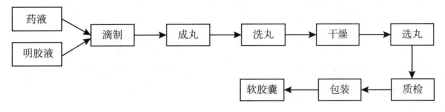

图7-4 滴制法的制备工艺流程图

（1）明胶液的准备　取明胶量1.2倍的水及适量的甘油，加热至70~80℃，混匀，加入明胶搅拌，熔融，保温1~2小时，静置待泡沫上浮后，保温过滤，待用。

（2）药液的提取或炼制　如牡荆油由新鲜牡荆叶用水蒸气蒸馏法提取挥发油；鱼肝油由鲨鱼肝经提取炼制而得。

（3）胶丸的制备　滴制法制备软胶囊一般选用滴丸机（图7-5）生产。

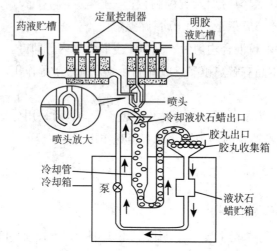

图7-5　滴制法制备软胶囊工作原理示意图

滴丸机系由贮槽、定量控制器、喷头、冷却箱等部分组成。制备时，将明胶液与油状药液（如鱼肝油）分别置于两贮液槽内，经定量控制器将定量的胶液和油状液通过双层喷头（外层通入胶液，内层通入油液），并使两相按不同的速度滴出，使胶液将油液包裹，滴入不相混溶的液状石蜡冷却液中，胶液接触冷却液后，由于界面张力的作用收缩成球形并逐渐凝固而成胶丸，收集胶丸，用纱布拭去附着的液状石蜡，再用石油醚、乙醇先后各洗涤两次以除净液状石蜡，于25~35℃烘干即得。用本法生产的软胶囊是无缝的，所以又称无缝胶丸。

影响软胶囊质量的因素有胶液和药液的温度、滴制的速度、喷头的温度及冷却液的温度等。一般胶液与药液温度应保持60℃，喷头处温度应为75~80℃，冷却液温度应为13~17℃，胶囊的干燥温度为25~35℃。

**2. 压制法**　压制法是将胶液制成厚薄均匀的胶带，再将药液置于两个胶带之间，用钢板模或旋转模压制成软胶囊的一种方法，目前生产上采用自动旋转轧囊机生产软胶囊，其工作原理如图7-6所示。两条由机器制成的软胶带连续不断地向相反方向移动，两胶带靠近，此时药液由贮液槽经导管流入楔形注入器，定量地注入胶带之间，并在向前转动时被压入模孔、轧压、包裹成形，剩余胶带自动切断分离。用本法生产的软胶囊是有缝的，所以又称有缝胶丸。

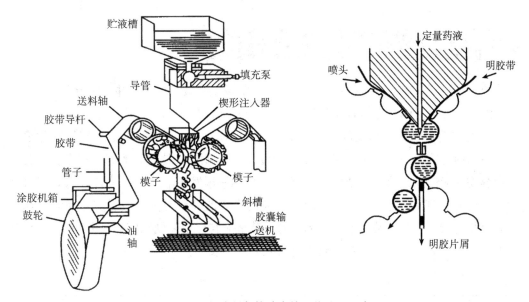

图 7 - 6 压制法制备软胶囊的工作原理示意图

[ 制备实例解析 ]

## 维生素 AD 软胶囊

【处方】
| | |
|---|---|
| 维生素 A | 150 万单位 |
| 维生素 D | 15 万单位 |
| 明胶 | 20g |
| 甘油 | 11g |
| 鱼肝油 | 25g |
| 水 | 25g |

【制法】

（1）将维生素 A 与维生素 D，加鱼肝油或精炼食用植物油，溶解，并调整浓度至每丸含维生素 A 为标示量的 90.0% ~ 120.0%，含维生素 D 为标示量的 85.0% 以上。

（2）另取甘油及水加热至 70 ~ 80℃，加入明胶，搅拌溶化，保温 1 ~ 2 小时，消泡、滤过。

（3）采用滴制法制备，将囊材和内容物分别加入滴丸机的料槽中滴制，以液状石蜡为冷却液，收集冷凝的胶丸，用纱布拭去黏附的冷却液，室温下冷风吹 4 小时，25 ~ 35℃下干燥 4 小时，再经石油醚洗涤两次（每次 3 ~ 5 分钟），除去胶丸外层液状石蜡，用 95% 乙醇洗涤，最后经 30 ~ 35℃烘干 2 小时，筛弃不合格胶丸，质检，包装，即得。

【作用与用途】防治夜盲、角膜软化、干燥、表皮角化及佝偻病、软骨病等。

【处方解析】在制备胶液时可采用适当抽真空的方法以尽快除去胶液中的气泡及泡沫。

## 任务三　胶囊剂的质量检查

胶囊剂外观应整洁，不得有黏结、变形渗漏或囊壳破裂现象，并应无异臭。

除外观、含量测定等检查项目外，胶囊剂还应做以下检查。

**1. 装量差异**　除另有规定外，取供试品 20 粒（中药取 10 粒），分别精密称定重量，倾出内容物（不得损失囊壳），硬胶囊囊壳用小刷或其他适宜的用具拭净，软胶囊或内容物为半固体或液体的硬胶囊囊壳用乙醚等易挥发性溶剂洗净，置通风处使溶剂挥尽，再分别精密称定囊壳重量，求出每粒内容物的装量与平均装量。每粒装量与平均装量相比较（有标示装量的胶囊剂，每粒装量应与标示装量比较），超出装量差异限度的不得多于 2 粒，并不得有 1 粒超出限度 1 倍（表 7 – 1）。

表 7 – 1　胶囊剂装量差异限度

| 平均装量或标示装量 | 装量差异限度 |
| --- | --- |
| 0.30g 以下 | ±10% |
| 0.30g 及 0.30g 以上 | ±7.5%（中药 ±10%） |

凡规定检查含量均匀度的胶囊剂，一般不再进行装量差异的检查。

**2. 崩解时限**　硬胶囊或软胶囊，除另有规定外，取供试品 6 粒，按片剂的装置与方法（化药胶囊如漂浮于液面，可加挡板；中药胶囊加挡板）进行检查。硬胶囊应在 30 分钟内全部崩解；软胶囊应在 1 小时内全部崩解，以明胶为基质的软胶囊可改在人工胃液中进行检查。如有 1 粒不能完全崩解，应另取 6 粒复试，均应符合规定。

肠溶胶囊，除另有规定外，取供试品 6 粒，按上述装置与方法，先在盐酸溶液（9→1000）中不加挡板检查 2 小时，每粒的囊壳均不得有裂缝或崩解现象；继将吊篮取出，用少量水洗涤后，每管加入挡板，再按上述方法，改在人工肠液中进行检查，1 小时内应全部崩解。如有 1 粒不能完全崩解，应另取 6 粒复试，均应符合规定。

结肠肠溶胶囊，除另有规定外，取供试品 6 粒，按上述装置与方法，先在盐酸溶液（9→1000）中不加挡板检查 2 小时，每粒的囊壳均不得有裂缝或崩解现象；将吊篮取出，用少量水洗涤后，再按上述方法，在磷酸盐缓冲液（pH 6.8）中不加挡板检查 3 小时，每粒的囊壳均不得有裂缝或崩解现象；续将吊篮取出，用少量水洗涤后，每管加入挡板，再按上述方法，改在磷酸盐缓冲液（pH 7.8）中检查，1 小时内应全部崩解。如有 1 粒不能完全崩解，应另取 6 粒复试，均应符合规定。

凡规定检查溶出度和释放度的胶囊剂，一般不再进行崩解时限的检查。

**3. 水分**　中药硬胶囊剂应进行水分检查。取供试品内容物，按现行版《中国药典》水分测定法测定。除另有规定外，不得过 9.0%。硬胶囊内容物为液体或半固体者不检查水分。

**4. 微生物限度**　按现行版《中国药典》胶囊剂微生物限度检查要求，应符合规定。

# 实训六　硬胶囊的制备

## 一、实训目的

1. 掌握硬胶囊内容物制备方法和胶囊填充板充填硬胶囊的操作方法。
2. 熟悉胶囊剂的质量检查项目和方法。

## 二、实训药品与器材

**1. 药品**　空心胶囊、对乙酰氨基酚、咖啡因、马来酸氯苯那敏、人工牛黄、淀粉、食用色素。

**2. 器材**　水浴锅、烧杯、天平、搅拌棒、胶囊填充板、全自动胶囊填充机、烘箱、研钵、白瓷盘、药筛。

## 三、实训内容

速效感冒胶囊

【处方】
| | |
|---|---|
| 对乙酰氨基酚 | 250g |
| 咖啡因 | 15g |
| 马来酸氯苯那敏 | 3g |
| 人工牛黄 | 10g |
| 10%淀粉浆 | 适量 |
| 食用色素 | 适量 |
| 共制成硬胶囊 | 1000 粒 |

【制备步骤】

（1）物料的预处理　取上述各药分别粉碎，过80目筛，备用。

（2）10%淀粉浆制备　称取淀粉2g，加入到20ml蒸馏水中均匀分散，加热糊化，即得。

（3）制粒　将10%淀粉浆分为三份，一份加胭脂红少许制成红糊；另一份加少量橘黄制成黄糊，第三份不加色素为空白糊。将对乙酰氨基酚分为三份，一份与马来酸氯苯那敏混匀加红糊，一份与人工牛黄混匀加黄糊，一份与咖啡因混匀加空白糊，分别制成软材，过16目筛制粒，于70℃干燥至水分在3%以下。

（4）混合、充填　将上述三种颗粒剂混匀后，充填于双色透明空胶囊中，即得。

【注意事项】

（1）配制淀粉浆可用直火加热，也可以水浴加热。若用直火时，需不停搅拌，防止焦化而使片面产生黑点。

（2）药物的流动性是影响填充均匀性的主要因素，对于流动性差的药物，需加入适宜辅料或制成颗粒以增加流动性，减少分层。

【作用与用途】用于感冒引起的鼻塞、头痛、咽喉痛、发热等。

【用法与用量】口服。一次 1~2 粒，一日 3 次。

## 四、实训评价

| 评价项目 | 评分细则 | 分值 | 得分 |
|---|---|---|---|
| 职业素质 | （1）仪容仪表（统一着工作服，戴工作帽，服装整洁） | 5 | |
| | （2）卫生习惯（洗手、擦操作台） | 5 | |
| | （3）安静、礼貌、实训态度认真负责，协作精神好 | 5 | |
| 原辅料准备 | （4）药材的称取 | 5 | |
| | （5）物料的粉碎、过筛、混合 | 10 | |
| 制颗粒 | （6）制软材 | 10 | |
| | （7）制颗粒 | 10 | |
| | （8）干燥、整粒 | 5 | |
| | （9）总混 | 5 | |
| | （10）胶囊填充 | 10 | |
| 成品质量 | （11）外观性状 | 5 | |
| | （12）装量差异 | 5 | |
| | （13）崩解时限 | 10 | |
| 操作时间 | （14）按时完成 | 5 | |
| 清场 | （15）清洗器具，整理台面卫生，将药品放回原位 | 5 | |
| 合计 | | 100 | |

## 目标检测

### 一、A 型题（单项选择题）

1. 下列（　　）药物宜制成胶囊剂

    A. 易风化的药物　　　　　B. 药物水溶液　　　　　C. 易吸湿性药物

    D. 具苦味和臭味的药物　　E. 药物的稀乙醇溶液

2. 制备空胶囊的主要材料是（　　）

    A. 甘油　　　　　　　　　B. 水　　　　　　　　　C. 明胶

    D. 蔗糖　　　　　　　　　E. 淀粉

3. 一般软胶囊剂的崩解时限为（　　）

    A. 15min　　　　　　　　B. 30min　　　　　　　C. 45min

    D. 60min　　　　　　　　E. 90min

4. 下列关于胶囊剂特点的描述，错误的是（　　）

    A. 生物利用度较片剂高　　B. 提高药物的稳定性　　C. 整洁、美观

    D. 可掩盖药物的不良嗅味　E. 可避免肝脏的首过效应

5. 制备空胶囊时加入甘油，其作用是（　　）

    A. 成形材料　　　　　　　B. 增塑剂　　　　　　　C. 溶剂

    D. 增稠剂　　　　　　　　E. 遮光剂

6. 不宜制成软胶囊的药物是（　　）

    A. 维生素 E 油液　　　　　B. 维生素 AD 乳状液　　C. 牡荆油

    D. 复合维生素油混悬液　　E. 维生素 A 油液

7. 下列方法中，可用来制备软胶囊剂的是（　　）

    A. 泛制法　　　　　　　　B. 滴制法　　　　　　　C. 塑制法

    D. 凝聚法　　　　　　　　E. 界面缩聚法

8. 下列宜制成软胶囊剂的是（　　）

    A. 挥发油的乙醇溶液　　　B. O/W 型乳剂　　　　　C. 维生素 E

    D. 橙皮酊　　　　　　　　E. 药物的水溶液

9. 制备硬胶囊壳，不需要加入的附加剂是（　　）

    A. 助悬剂　　　　　　　　B. 增塑剂　　　　　　　C. 遮光剂

    D. 增稠剂　　　　　　　　E. 防腐剂

10. 空心胶囊的规格有 8 种，容积最小的是（　　）

    A. 1 号　　　　　　　　　B. 2 号　　　　　　　　C. 3 号

    D. 4 号　　　　　　　　　E. 5 号

## 二、B 型题（配伍选择题）

【11 ~ 15 题共用备选答案】

    A. 成型材料　　　　　　　B. 增塑剂　　　　　　　C. 增稠剂

    D. 遮光剂　　　　　　　　E. 防腐剂

下列物质可用作

11. 明胶（　　）

12. 山梨醇（　　）

13. 琼脂（　　）

14. 二氧化钛（　　）

15. 羟苯酯类（　　）

## 三、X 型题（多项选择题）

16. 软胶囊的制备方法有（　　）

    A. 滴制法　　　　　　　　B. 熔融法　　　　　　　C. 乳化法

    D. 分散法　　　　　　　　E. 压制法

17. 有（　　）性质的药物一般不宜制成硬胶囊剂

    A. 药物的水溶液　　　　　B. 强酸性药物　　　　　C. 易风化药物

    D. 药物的稀乙醇溶液　　　E. 吸湿性强的药物

18. 胶囊剂具有如下（　　　）特点

   A. 能掩盖药物不良嗅味、提高稳定性

   B. 可弥补其他固体剂型的不足

   C. 可将药物水溶液密封于软胶囊中，提高生物利用度

   D. 可延缓药物的释放和定位释药

   E. 生产自动化程度较片剂高、成本低

19. 一般空胶囊制备时常加入下列哪些物料（　　　）

   A. 明胶             B. 增塑剂             C. 增稠剂

   D. 防腐剂             E. 润滑剂

20. 根据囊壳的差别，通常将胶囊分为（　　　）

   A. 硬胶囊             B. 软胶囊            C. 肠溶胶囊

   D. 缓释胶囊           E. 控释胶囊

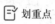

微课　　　　　划重点　　　　　自测题

# 项目八 片 剂

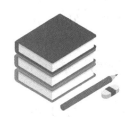

学习目标

**知识要求**

1. **掌握** 片剂的概念与特点、分类；常用的辅料及其特性；湿法制粒压片法。

2. **熟悉** 片剂压片过程及其影响因素；包糖衣、薄膜衣的工艺与材料；片剂的质量检查。

3. **了解** 片剂的包装与贮藏。

**能力要求**

1. 学会用湿法制粒压片法制备片剂。

2. 学会片剂的处方分析。

### 岗位情景模拟

**情景描述** 患者，女，26 岁，因腹泻到医院就诊，医生开了盐酸小檗碱片，叮嘱其按处方要求服用。该药品主药为盐酸小檗碱，辅料为淀粉、羟丙甲纤维素、聚山梨酯 80、羧甲淀粉钠、硬脂酸镁、乙醇。

**讨论** 盐酸小檗碱片各成分的作用是什么？

## 任务一 片剂知识概述

### 一、片剂的定义与特点

#### （一）片剂的定义

片剂是指原料药物或与适宜的辅料制成的圆形或异形的片状固体制剂。形状有圆片状、异形片状（如椭圆形、三角形、菱形、动物模形等，图 8 – 1）。它是现代药物制剂中应用最为广泛的重要剂型之一。

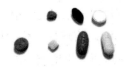

图 8 – 1 不同形状的片剂

你知道吗

#### 片剂的发展史

片剂是在丸剂使用基础上发展起来的，它产生于 19 世纪 40 年代，到 19 世纪末随着压片机械的出现和不断改进，片剂的生产和应用得到了迅速的发展。近十几年来，片剂生产技术与机械设备方面也有较大的发展，如沸腾制粒、全粉末直接压片、半薄膜包衣、新辅料、新工艺及生产联动化等。

### （二）片剂的特点

**1. 片剂的优点**

（1）剂量准确，患者按片服用剂量准确。

（2）质量稳定，片剂是干燥固体剂型，受外界空气、水分、光线等的影响小。

（3）体积小，服用、携带、运输和贮存方便。

（4）便于识别，药片上可以压上主药名和含量的标记，也可以将片剂染上不同颜色，便于识别。

（5）成本低廉，片剂生产机械化、自动化程度较高，可大量生产，卫生易控制，包装成本亦低。

（6）可以制成不同类型的片剂：如分散片、控释片、肠溶片、咀嚼片及含片等，也可以制成两种或两种以上药物的复方片剂，满足临床医疗或预防的不同需要。

**2. 片剂的缺点**

（1）幼儿及昏迷患者不易吞服。

（2）辅料选用不当或贮存不当，会影响崩解度、溶出度和生物利用度。

## 二、片剂的分类

**请你想一想**

同学们见过哪些片剂？除了口服，片剂还有其他给药方式吗？

片剂以口服普通片为主，另有含片、舌下片、口腔贴片、咀嚼片、分散片、可溶片、泡腾片、阴道片、阴道泡腾片、缓释片、控释片、肠溶片与口崩片等。

**1. 含片**　系指含于口腔中缓慢溶化产生局部或全身作用的片剂。含片中的原料药物一般是易溶性的，主要起局部消炎、杀菌、收敛、止痛或局部麻醉等作用。

**2. 舌下片**　系指置于舌下能迅速溶化，药物经舌下黏膜吸收发挥全身作用的片剂。舌下片中的原料药物应易于直接吸收，主要适用于急症的治疗。

**3. 口腔贴片**　系指粘贴于口腔，经黏膜吸收后起局部或全身作用的片剂。口腔贴片应进行溶出度或释放度检查。

**4. 咀嚼片**　系指于口腔中咀嚼后吞服的片剂。咀嚼片一般应选择甘露醇、山梨醇、蔗糖等水溶性辅料作填充剂和黏合剂。咀嚼片的硬度应适宜。

**5. 分散片**　系指在水中能迅速崩解并均匀分散的片剂。分散片中的原料药物应是难溶性的。分散片可加水分散后口服，也可将分散片含于口中吮服或吞服。分散片应进行溶出度和分散均匀性检查。

**6. 可溶片**　系指临用前溶解于水的非包衣片或薄膜包衣片剂。可溶片应溶解于水中，溶液可呈轻微乳光。可供口服、外用、含漱等用。

**7. 泡腾片**　系指含有碳酸氢钠和有机酸,遇水可产生气体而呈泡腾状的片剂。泡腾片不得直接吞服。泡腾片中的原料药物应是易溶性的,加水产生气泡后应能溶解。有机酸一般用枸橼酸、酒石酸、富马酸等。

**8. 阴道片与阴道泡腾片**　系指置于阴道内使用的片剂。阴道片和阴道泡腾片的形状应易置于阴道内,可借助器具将其送入阴道。阴道片在阴道内应易溶化、溶散或融化、崩解并释放药物,主要起局部消炎杀菌作用,也可给予性激素类药物。具有局部刺激性的药物,不得制成阴道片。阴道片应进行融变时限检查。阴道泡腾片还应进行发泡量检查。

**9. 缓释片**　系指在规定的释放介质中缓慢地非恒速释放药物的片剂。缓释片应符合缓释制剂的有关要求并应进行释放度检查。除说明书标注可掰开服用外,一般应整片吞服。

**10. 控释片**　系指在规定的释放介质中缓慢地恒速释放药物的片剂。控释片应符合控释制剂的有关要求并应进行释放度检查。除说明书标注可掰开服用外,一般应整片吞服。

**11. 肠溶片**　系指用肠溶性包衣材料进行包衣的片剂。为防止原料药物在胃内分解失效、对胃刺激或控制原料药物在肠道内定位释放,可对片剂包肠溶衣;为治疗结肠部位疾病等,可对片剂包结肠定位肠溶衣。除说明书标注可掰开服用外,一般不得掰开服用。肠溶片除另有规定外,应符合迟释制剂的有关要求,并进行释放度检查。

**12. 口崩片**　系指在口腔内不需要用水即能迅速崩解或溶解的片剂。一般适合于小剂量原料药物,常用于吞咽困难或不配合服药的患者。可采用直接压片和冷冻干燥法制备。口崩片应在口腔内迅速崩解或溶解、口感良好、容易吞咽,对口腔黏膜无刺激性。

## 任务二　片剂的常用辅料

### 请你想一想

请同学们分析碳酸氢钠片的制剂处方:

| | |
|---|---|
| 碳酸氢钠 | 300g |
| 干淀粉 | 20g |
| 淀粉浆 | 适量 |
| 硬脂酸镁 | 3g |

问题:处方中哪些成分是不具备药效的?各成分在处方中有什么作用?

片剂由药物和辅料组成。片剂辅料系指片剂中除药物以外的所有附加物料的总称,亦称赋形剂。它们赋予片剂一定的形态和结构,能起到填充、黏合、吸附、崩解和润滑等作用。根据需要还可加入着色剂、矫味剂等,以提高患者的顺应性。

片剂的辅料必须具备较高的化学稳定性，不与主药发生任何物理化学反应，对人体无毒、无害、无不良反应，不影响主药的疗效和含量测定，生产时要根据主药理化性质和生物学性质，结合具体生产工艺，选用适当的辅料。

根据辅料在处方中所起的作用不同，常将片剂辅料分为以下几种类型。

## 一、稀释剂

稀释剂一般又称为填充剂，是指用来增加片剂的重量和体积，以利于片剂成型或分剂量的辅料。为了应用和生产方便，片剂的直径一般不小于6mm，每片重量一般不小于100mg，所以当药物的剂量小于100mg时，常需加入稀释剂。稀释剂在这里起到增加体积助其成型的作用。常用的填充剂见表8-1。

表8-1 常用的稀释剂

| 名称 | 主要特点 | 应用 |
| --- | --- | --- |
| 淀粉 | 稳定、吸水膨胀、不溶于水、可压缩性差 | 最常用辅料，常与蔗糖、糊精等合用 |
| 预胶化淀粉 | 流动性、可压性、崩解性均好，并有自身润滑性和干黏合性 | 常用于粉末直接压片 |
| 蔗糖 | 有矫味和黏合作用，黏性强、易吸潮结块 | 较适于口含片，也用于口服溶液片 |
| 糊精 | 较强的黏性，使用过量会使颗粒过硬 | 作为填充剂，亦常作为干黏合剂 |
| 甘露醇 | 稳定无吸湿性，易溶于水，所制片剂光滑美观，溶解时吸热，口感好 | 多用于咀嚼片 |
| 硫酸钙 | 稳定，制片外观好，硬度和崩解度均较理想 | 会干扰四环素类的吸收 |
| 乳糖 | 适于引湿性药物，可压性好，可作粉末直接压片 | 价高，既用于湿法制粒，也可用于粉末直接压片 |
| 微晶纤维素（MCC） | 可压性好，有较强的结合力，压成的片剂有较大的硬度，崩解性好 | 用于粉末直接压片 |

## 二、润湿剂和黏合剂

**1. 润湿剂** 系指本身无黏性，但能诱发待制粒物料的黏性，以利于制粒的液体。常用润湿剂见表8-2。

表8-2 常用润湿剂

| 名称 | 主要特点 | 应用 |
| --- | --- | --- |
| 纯化水 | 易被物料吸收，不宜单独使用，应注意制粒的湿度均匀性，以免结块，导致颗粒松紧不匀，在压片时易出现花斑和水印等现象 | 适于耐热、遇水不易水解的药物，常与淀粉（淀粉浆）及乙醇合用 |
| 乙醇 | 干燥温度低、速度快，制粒时宜迅速搅拌，立即制粒，以减少乙醇的挥发损失 | 适用于遇水易分解和遇水黏性太大的药物，一般常用浓度为30%~70% |

**2. 黏合剂**　系指可使物料聚结成颗粒或压缩成型的具有黏性的固体粉末或液体。常用黏合剂见表8-3。

表8-3　常用黏合剂

| 名称 | 主要特点 | 应用 |
| --- | --- | --- |
| 淀粉浆 | 具润湿和黏合作用，制成的片剂崩解性能好 | 适用于对湿热稳定的药物制粒，常用浓度为8%~15% |
| 蔗糖和糖浆 | 黏性较强，可增加片剂硬度和片面光洁度 | 适用于质地疏松、纤维较多的中药材和易失去结晶水的药物的制粒。常用糖浆浓度为50%~70%（g/g） |
| 胶浆 | 黏性很强 | 质地疏松又不宜用淀粉浆作黏合剂的药物及含片的制粒，常用10%~25%的阿拉伯胶浆，10%~20%明胶胶浆等 |
| 糊精 | 常用作干燥黏合剂，但黏性较蔗糖弱 | 常与淀粉浆混合作为黏合剂 |
| 微晶纤维素（MCC） | 有良好的流动性和可压性 | 适用于粉末直接压片 |
| 羟丙甲纤维素（HPMC） | 稳定性好、水中易溶胀，崩解快，溶出速度快 | 常用浓度为2%~5%，可作为粉末直接压片的干黏合剂 |
| 聚维酮（PVP） | 吸湿性强，改善了药物的润湿性而有利于药物溶出 | 常用其3%~15%的醇溶液，常用于对水敏感的药物，也较适用于疏水性药物；制成的颗粒可压性好，且是一步制粒机制粒的良好黏合剂 |
| 羧甲基纤维素钠（CMC-Na） | 黏性较强，可溶于水，几乎不溶于乙醇 | 黏性较强，常用于可压性差的药物，但应注意是否造成片剂硬度过大或崩解超限 |

## 三、崩解剂

崩解剂系指能促进片剂在胃肠液中快速崩解成细小粒子的辅料。因为片剂的崩解是药物溶出的第一步，所以崩解时限为片剂质量控制的主要指标之一。除了缓释片、控释片、含片、咀嚼片、舌下片、植入片等有特殊要求的片剂外，一般均需加入崩解剂。常用崩解剂见表8-4。

表8-4　常用的崩解剂

| 名称 | 主要特点 | 应用 |
| --- | --- | --- |
| 干淀粉 | 吸水性较强，吸水膨胀率约为186%，有些药物如水杨酸钠、对氨基水杨酸钠可使淀粉胶化，故可影响其崩解作用 | 适用于水不溶性或微溶性药物，用量一般为配方总量的5%~20%，如用湿法制粒，应控制湿颗粒的干燥温度，以免淀粉胶化而影响其崩解作用 |
| 羧甲基淀粉钠（CMS-Na） | 流动性、可压性好，其吸水后膨胀率为原体积的300倍，具有良好的崩解性能 | 既适用于不溶性药物，也适用于水溶性药物的片剂 |
| 低取代-羟丙基纤维素（L-HPC） | 崩解性能远优于淀粉，吸水膨胀率为500%~700% | 用量为2%~5%，用法同羧甲淀粉钠 |

续表

| 名称 | 主要特点 | 应用 |
|------|----------|------|
| 交联羧甲基纤维素钠（CCNa） | 水中溶胀不溶解，有较好的崩解性和流动性，引湿性较大 | 常用量为5%，当与羧甲基淀粉钠合用时，崩解效果更好，但与干淀粉合用时崩解作用会降低 |
| 交联聚乙烯吡咯烷酮（PVPP） | 水中溶胀不溶解，无黏性，吸水速度快，崩解效果好，但引湿性较大 | 新型的优良崩解剂，崩解性能好，用量较少 |
| 泡腾崩解剂 | 遇水产生二氧化碳气体，使片剂迅速崩解，注意严格防水 | 最常用的是由碳酸氢钠与枸橼酸组成的混合物，泡腾片专用 |
| 表面活性剂 | 可改善疏水性片剂的润湿性，使水易于渗入片剂，加速片剂崩解 | 常与淀粉合用于疏水性药物 |

### 你知道吗

#### 崩解剂的加入方法与片剂的崩解特点

**1. 内加法崩解剂**　在制粒前加入片剂的崩解将发生在颗粒内部。

**2. 外加法崩解剂**　加入经整粒后的干颗粒中，崩解剂存在于颗粒之外、各颗粒之间。片剂的崩解将发生在颗粒之间。

**3. 内外加入法**　将崩解剂分成两份，一份按内加法加入，另一份按外加法加入，内加50%~75%，外加50%~25%，内外加入法集中了前两种加入法的优点。片剂的崩解发生在颗粒之间和颗粒内部。

**4. 特殊加入法**　①泡腾崩解剂：酸、碱性组分应分别与处方药料或其他辅料制成干颗粒后，临压片时混匀。在生产和贮存过程中，要严格控制水分，避免与潮气接触。②表面活性剂：作辅助崩解剂的加入方法有3种，溶于黏合剂内；与崩解剂混合加入干颗粒中；制成醇溶液，喷入干颗粒中。

### 四、润滑剂

润滑剂是一个广义的概念，是以下3种辅料的总称。

**1. 助流剂**　降低颗粒之间的摩擦力，从而改善粉体流动性。

**2. 抗黏剂**　防止压片时物料黏着于冲头与冲模表面，以保证压片操作的顺利进行，以使片剂表面光洁。

**3. 润滑剂**　是狭义概念的润滑剂，是降低物料与冲模孔壁之间摩擦力的物质，保证压片和推出片时，压力分布均匀，从模孔推片顺利。

常用的润滑剂见表8-5。

表 8 – 5 常用的润滑剂

| 名称 | 主要特点 | 应用 |
| --- | --- | --- |
| 硬脂酸镁 | 水不溶性、润滑性强、抗黏附性好、助流性差 | 广泛应用，常用量 0.1% ~1%，如使用不当，可影响片剂崩解和药物的溶出度 |
| 滑石粉 | 水不溶性、助流性、抗黏附性良好，润滑性差 | 常与硬脂酸镁配合应用，常用量 0.1% ~3% |
| 聚乙二醇（PEG） | 水溶性润滑剂 | 常用于溶液片、泡腾片、分散片等 |
| 十二烷基硫酸钠 | 水溶性润滑剂，并有崩解作用 | 常与硬脂酸镁合用改善片剂的润湿性 |
| 液状石蜡 | 单独使用时不易分布均匀，需与滑石粉合用 | 常用量 0.5% ~1% |
| 微粉硅胶 | 流动性和可压性好、特别适于油类、浸膏等药物 | 常用于粉末直接压片 |

## 五、着色剂与矫味剂

**1. 着色剂** 可使片剂美观且易于识别。着色剂一般为药用或食用色素，如胭脂红、柠檬黄、苋菜红等，用量一般不超过 0.05%。

**2. 矫味剂** 加入矫味剂可改善片剂的口感，含片和咀嚼片中常用芳香剂和甜味剂作矫味剂，以缓和或消除药物不适味道，使患者乐于接受。矫味剂的加入方法是将香精溶解于乙醇中，均匀喷洒在已经干燥的颗粒上。

# 任务三 片剂的制备 🔲微课

片剂是将粉状或颗粒状物料压缩而形成的一种剂型。压片操作必须具备三大要素：①流动性好，能使流动、充填等粉体操作顺利进行，可减少片重差异；②压缩成形性好，则不出现裂片、松片等不良现象；③润滑性好，片剂不黏冲，可得到完整、光洁的片剂。

片剂的制备方法按制备工艺不同分为制粒压片法和粉末直接压片法，制粒压片法又分为湿法制粒压片法、干法制粒压片法，其中湿法制粒压片应用较为广泛。

## 一、湿法制粒压片法

湿法制粒压片法是将物料湿法制粒干燥后进行压片的方法，是应用最为广泛的压片方法，适用于对湿、热稳定，不能直接压片的药物制片。

制粒的目的：①改善物料的流动性、可压性，避免出现片重差异超限、松片、含量不均匀等现象；②减少粉末吸附和容存的空气，避免松片、顶裂等现象；③避免粉末分层而产生的含量不准确；④减少粉末飞扬。

湿法制粒压片制备工艺流程如图 8 – 2 所示。

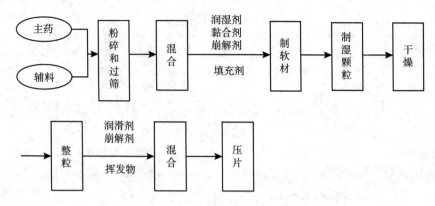

图8-2　湿法制粒压片制备工艺流程图

在片剂制备工艺中,整粒前的工艺几乎和颗粒剂的制备完全相同,但对制粒的要求和颗粒剂有所不同。在颗粒剂中制粒要符合最终产品的质量要求;而在片剂中制粒是中间过程,不仅要求颗粒具有良好的流动性,而且具有良好的压缩成型性。制粒的方法详见颗粒剂内容。下面将重点讨论整粒、总混与压片操作。

**1. 整粒**　部分湿颗粒在干燥过程中会粘连结块,因此需过筛整粒,使颗粒均匀,便于压片。整粒常用筛网一般为12~20目(表8-6)。

表8-6　片剂的重量、筛目与重量的关系

| 片重（mg） | 片径（mm） | 筛目数 | |
| --- | --- | --- | --- |
| | | 湿粒 | 干粒 |
| 50 | 5~5.5 | 18 | 16~20 |
| 100 | 6~6.5 | 16 | 14~20 |
| 150 | 7~8 | 16 | 14~20 |
| 200 | 8~8.5 | 14 | 12~16 |
| 300 | 2~10.5 | 12 | 10~16 |
| 500 | 12 | 10 | 10~12 |

**你知道吗**

### 干颗粒的质量要求

压片是片剂生产的关键步骤,压片前须对干颗粒进行整粒和质量检查。干颗粒的质量要求如下。①主药含量应符合要求。②干颗粒的含水量:对片剂成型有较大影响,含水量一般控制在1%~3%。生产过程中测定含水量可使用水分快速测定仪。在实践中颗粒干燥程度一般凭经验掌握,即用手紧握干颗粒,在手放松后颗粒应不粘结成团,手掌也不应有细粉黏附。③干颗粒的松紧度:与片重和片剂外观均有关系,太松易发生顶裂,太紧会出现麻面。另外,颗粒松紧度不同易造成片重差异超限。干颗粒的松紧度以手用力一捻能碎成细粉者为宜。④干颗粒的含粉量:会影响片剂外观和片重差异,一般含粉量应控制在20%~40%,一般颗粒质硬、片子小,粉末可多一些。

**2. 总混** 总混是压片前对物料进行总体混合的操作。主要包括以下几方面。

（1）加入润滑剂和崩解剂 润滑剂常在整粒后用细筛筛入到干颗粒中混匀。崩解剂应先干燥过筛，再加入到干颗粒中（外加法）充分混匀，也可将崩解剂和润滑剂与干颗粒同时加入到混合器中，一起进行总混合。然后抽样检查，测定主药含量，计算片重。

（2）加入挥发油或挥发性物质 挥发油可加在润滑剂与颗粒混合后筛出的部分细粒中或加入直接从干颗粒中筛出的部分细粉，再与全部干颗粒混匀。若挥发性药物为固体（如薄荷脑）或量较少时，可用适量乙醇溶解，或与其他成分混合研磨共熔后喷入干颗粒中，混匀后，密闭数小时，使挥发性药物渗入颗粒。

（3）加入剂量小、对湿热不稳定的药物 有些情况下，先制成不含药物的空白干颗粒或将稳定性的药物与辅料制颗粒，然后将剂量小、对湿热不稳定的主药加入到整粒后的空白干颗粒中混匀。

**3. 片重计算** 总混后经测定主药含量，计算片重后即可压片。

（1）按主药含量计算 药物制成干颗粒需经过一系列操作，主辅料必将有一定损失，故压片前应对总混合后干颗粒中主药的实际含量进行测定，为当前生产常用的计算方法。计算公式如下。

$$片重 = \frac{每片含主药量（标示量）}{总混合后颗粒中主药的百分含量（实测值）}$$

例：某片剂每片含主药量0.2g，测得颗粒中主药百分含量为80%，片重范围应为多少？

解：

$$片重 = \frac{0.2}{80\%} = 0.25g$$

片重为0.25g，小于0.30g，按照现行版《中国药典》规定，片剂重量在0.30g以下的其重量差异限度为±7.5%，因此本品的片重范围应为0.2313~0.2687g。

（2）按干颗粒总重量计算 对于成分复杂，没有含量测定方法的中草药片剂等可用此法计算，计算公式如下。

$$片重 = \frac{干颗粒重 + 压片前加入的辅料量}{应压总片数}$$

例：欲制备每片含四环素0.25g的片剂，投料50万片，共制得干颗粒178.9kg，在压片前又加入润滑剂硬脂酸镁2.5kg，求片重应多少？

解：

$$片重 = \frac{178.9 + 2.5}{500000} \times 1000 = 0.36g$$

**4. 压片机和压片过程** 目前常用的压片机有撞击式单冲压片机和旋转式多冲压片机。此外还有二步（三步）压制压片机、多层片压片机和压制包衣机等。其压片过程基本相同：填料→压片→出片。

（1）压片机的冲和模　冲和模是压片机的重要部件。压片机的冲头通常都是圆形的，但有各种凹形弧度。另外尚有三角形、方形、椭圆形、条形和环形等异型。冲头的直径有多种规格，供不同片重的片剂压片时选用（图8-3）。冲头凹面上也可刻有片剂名称、重量，以及等分、四分线条等，便于识别和分剂量。

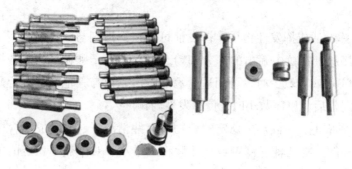

图8-3　压片机的冲和模

（2）单冲压片机　单冲压片机及其构造的基本结构（图8-4）。出片调节器用以调节下冲推片时抬起的高度，使恰与模圈的上缘相平；片重调节器用于调节下冲下降的深度，从而调节模孔的容积而控制片重；压力调节器是用于调节上冲下降的深度，下降深度大，上、下冲间的距离近，压力大，反之则小。

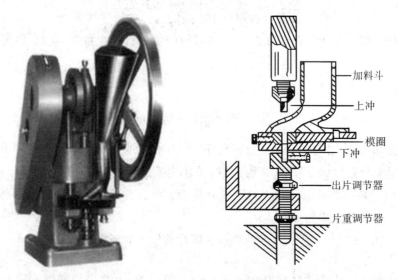

图8-4　单冲压片机主要构造图

单冲压片机的压片过程如图8-5所示：①上冲抬起，饲粉器移动到模孔之上；②下冲下降到适宜深度，饲粉器在模上摆动，颗粒填满模孔；③饲粉器由模孔上移开，使模孔中的颗粒与模孔的上缘相平；④上冲下降并将颗粒压缩成片；⑤上冲抬起，下冲随之抬起到与模孔上缘相平，将药片由模孔中推出，饲粉器再次移动到模孔之上并将压成之片推开，同时进行第二次加粉，如此反复进行。单冲压片机压片时是由单侧加压，所以压力分布不均匀，多用于新产品的试制和教学使用。

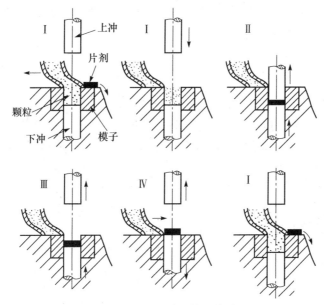

图8-5 单冲压片机的压片过程

（3）旋转式压片机 旋转式多冲压片机是目前常用的压片机，主要由动力部分、传动部分和工作部分组成。其工作部分有绕轴而旋转的机台，机台分为3层，机台的上部装着上冲转盘，在中间为固定冲模的模盘，下部是下冲转盘；另有固定位置的上、下压轮、片重调节器、压力调节器、饲粉器、刮粉器、推片调节器以及附属的吸尘器和防护装置。机台转动，则上冲与下冲随转盘沿着固定的轨道有规律地上、下运动；当上、下冲经过上、下压轮时，被压轮推动使上冲向下、下冲向上运动，并对模孔中的颗粒加压。颗粒由固定位置的饲粉器中不断地流入刮粉器中并由此流入模孔。压力调节器位于下压轮的下方，调节压缩时下冲升起的高度，当上下冲间距离越近，压力越大。片重调节器装于下冲轨道上，用于调节下冲升降以改变模孔的容积，控制片重。

旋转压片机的工作原理（图8-6）大体和单冲压片机相同，但具有很多优势，旋

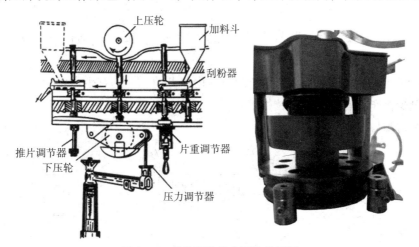

图8-6 旋转压片机主要构造图示

转压片机的饲粉方式合理，片重差异小；上下冲同时加压，片剂内部压力分布均匀，片剂质量更可靠；生产效率高。

## 二、干法制粒压片法

干法制粒是将药物和辅料混合均匀后，用适宜的设备压成块状、片状，然后再粉碎成适当大小的干颗粒的方法。对湿热敏感、遇水易分解、有吸湿性或采用直接压片法、流动性差的药物，多采用干法制粒压片。制备方法有滚压法和重压法两种。

干法制粒压片工艺流程如图8-7所示。

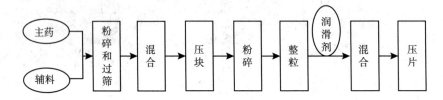

图8-7 干法制粒压片制备工艺流程图

### （一）滚压法

滚压法是将药物与辅料混匀后，通过滚压机或特殊的重压设备将其压成硬度适宜的薄片，再碾碎、整粒，加入润滑剂混合后即可压片。

### （二）重压法

重压法又称大片法，系利用重型压片机将物料粉末压制成直径约为20~25mm的胚片，然后破碎成一定大小颗粒再压片的方法。本法设备操作简单，工序少，但生产效率低，因压力较大易导致机械（如冲模等）的损耗。

## 三、直接压片法

### （一）粉末（结晶）直接压片

粉末（结晶）直接压片是将药物的细粉（结晶）与适宜的辅料混匀后，不制粒而直接压制成片的方法。

本法工艺简单，有利于片剂生产的连续化和自动化，具有生产工序少，设备简单，辅料用量少，产品崩解或溶出较快等优点。适用于对湿热不稳定的药物。粉末直接压片法工艺流程如图8-8如示。

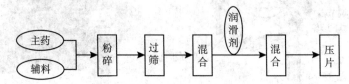

图8-8 粉末直接压片法制备工艺流程图

粉末压片的辅料应具有良好的流动性和可压性，常用的有微粉硅胶、可压性淀粉、微晶纤维素、喷雾干燥乳糖、磷酸氢钙二水合物、甘露醇、山梨醇等，粉末直接压片还需要有优良的助流剂，微粉硅胶是常用的优良助流剂。

某些结晶性或颗粒性药物，具有适宜的流动性和可压性，只需经粉碎、过筛选用适宜大小的颗粒，再加入适量干燥黏合剂、崩解剂和润滑剂混合均匀，即可直接压片。如氯化钾、溴化钾、硫酸亚铁等无机盐和维生素 C 等有机药物，均可直接压片。

多数药物粉末或辅料不具备良好的流动性和可压性，所以在一定程度上限制了粉末直接压片法的应用。

### （二）空白颗粒压片法

空白颗粒压片法是将药物粉末和预先制好的辅料颗粒（空白颗粒）混合进行压片的方法。其工艺流程如图 8 - 9 如示。

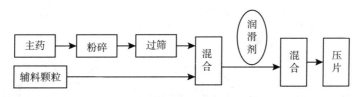

图 8 - 9 空白颗粒压片法制备工艺流程图

该法适合于对湿热敏感，不宜制粒，而且压缩成型性差的药物，也可用于含药量较少的物料制片。这类药物可借助辅料的优良压缩特性而制成片剂。

[制备实例解析]

#### 复方磺胺甲噁唑片

【处方】磺胺甲噁唑（SMZ）　　　400g

　　　　甲氧苄啶（TMP）　　　　80g

　　　　淀粉　　　　　　　　　　40g

　　　　10% 淀粉浆　　　　　　　24g

　　　　干淀粉　　　　　　　　　23g

　　　　硬脂酸镁　　　　　　　　3g

　　　　制成　　　　　　　　　　1000 片

【制法】

（1）将磺胺甲噁唑、甲氧苄啶过 80 目筛，淀粉过 120 目筛，以等量递加法混匀，过 60 目筛筛二次，使其混合均匀，备用。

（2）10% 淀粉浆制备。①煮浆法：取淀粉5g 加入蒸馏水 45ml，搅匀，加热至半透明，即得。②冲浆法：取 5g 淀粉加入适量水搅成糊状，再冲入剩余的沸水（共45ml），边加边搅拌至成半透明，即得（如不透明，继续加热）。

（3）在上述混合粉中加适量淀粉浆制成软材，过 14 目筛制粒后，置 70 ~ 80℃干燥，干粒过 12 目筛整粒，加入干淀粉和硬脂酸镁混匀。

（4）称重，计算片重，试压片，调节片重和压力，使之符合要求，即可正式压片。

【作用与用途】本品为广谱抗菌药，用于敏感菌引起的呼吸道、肠道感染和败血症等。

【处方解析】

（1）磺胺甲噁唑的用量与甲氧苄啶、淀粉相差比较悬殊，故采用等量递加法混合，使其混合均匀。

（2）软材制备应先加 1/2 的黏合剂混匀后，再少量分次加入至软材符合标准。

## 四、片剂制备过程中可能出现的问题和解决方法

片剂制备中可能发生的问题及解决方法见表 8 - 7。

表 8 - 7　片剂制备中可能发生的问题及解决方法

| 现象 | 主要原因 | 解决方法 |
|---|---|---|
| 松片 | 黏合剂或润滑剂用量不足或黏性差、颗粒松、细粉多<br>物料本身具弹性，可压性差 | 选择适当黏合剂，重新制粒<br><br>增大压力 |
| 裂片 | 黏合剂用量不足或黏性差、颗粒不均匀、细粉过多<br>颗粒含水量过多、结晶水失去多<br>药物本身具弹性<br>压力过大 | 选择适当黏合剂，重新制粒，加吸收剂<br><br>喷入适量稀乙醇，和含水量多的颗粒混合压片<br>加蔗糖增加黏性降低弹性<br>减小压力 |
| 黏冲 | 颗粒含水量过多、车间湿度过大<br>润滑剂用量不足或混合不匀<br>冲头粗糙或不净 | 继续干燥、降低空间湿度<br>加大润滑剂用量，充分混匀<br>更换冲头 |
| 崩解迟缓 | 崩解剂用量不足<br>润滑剂用量过大<br>黏合剂黏性过强，颗粒太硬<br>压力过大 | 加大崩解剂用量<br>减少软滑剂用量或换用<br>减少黏合剂用量或换用<br>减小压力 |
| 片重差异超限 | 颗粒流动性不好、大小不匀<br>冲头与模孔吻合性不好<br>加料斗装量时多时少 | 重新制粒<br>更换冲头、模圈<br>停机、检修 |

# 任务四　片剂包衣

## 一、概述

片剂包衣是指在片剂表面包裹适宜材料的操作。被包的片剂称"片芯"，包衣的材料称"衣料"，包成的片剂称"包衣片"。

### （一）包衣的目的

**1. 改善片剂的外观**　包衣层可着色，提高美观度。

**2. 增加药物的稳定性**　如有些药物很易吸潮，用羟丙甲纤维素等高分子材料包成

薄膜衣后，即可有效防止片剂吸潮变质。

**3. 掩盖药物不良臭味** 如盐酸小檗碱片味极苦，包成糖衣片后，即可掩盖其苦味，方便服用。

**4. 控制药物的释放部位及速度** 如胃溶片、肠溶片、缓释片等。

**5. 避免药物配伍变化** 可将两种有化学性配伍禁忌的药物分别置于片芯和衣层，或制成多层片等。

### （二）包衣的质量要求

**1. 片芯要求** 外形应具有适宜的弧度，有利于包裹严密；有一定硬度，脆性小，能承受包衣过程的滚动、碰撞和摩擦，以免因碰撞破裂。

**2. 衣层要求** 均匀牢固，与片芯不起任何反应，不影响崩解时限；贮藏过程包衣仍能保持光洁、美观、色泽一致并无裂片现象出现。

### （三）包衣的分类

根据包衣材料的不同，片剂包衣可分为糖衣和薄膜衣两种。

## 二、包衣方法及设备

常用的包衣方法有：滚转包衣法、流化床包衣法及压制包衣法（干压包衣法）等。

### （一）滚转包衣法（锅包衣法）

这种是在包衣锅内完成的，故也称为锅包衣法，它是一种最经典而又最常用的包衣方法。包括普通滚转包衣法和埋管包衣法等。

滚转包衣法常用的设备有倾斜包衣锅（图8–10）、埋管包衣锅（图8–11）和高效包衣机（图8–12）等。倾斜包衣锅是普通滚转包衣法主要采用的设备，其特点是有良好的导热性，包衣锅的轴与水平的夹角为30°～45°，使片剂在包衣过程中既能随锅的转动方向滚动，又能沿轴的方向运动，使混合作用更好。埋管包衣锅是近年为利用

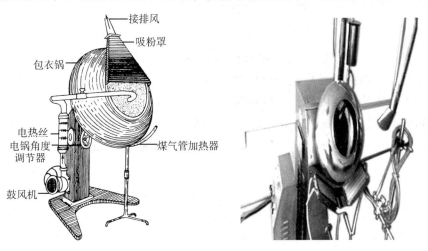

图8–10 倾斜包衣锅示意图

水分散体包衣开发的设备。这种锅是在物料层内插进喷头和空气入口，使包衣液的喷雾在物料层内进行，热气通过物料层，不仅能防止喷液的飞扬，而且能加快物料的运动速度和干燥速度。高效包衣机是为改善传统的倾斜型包衣锅的干燥能力差的缺点而开发的新型包衣锅。干燥时热风穿过片芯间隙，与物料表面的水分进行热交换而使物料干燥。高效包衣机的特点主要有：①物料层的运动比较稳定；②干燥速度快、效率高，物料不易粘连；③装置密闭、安全、卫生、可靠。

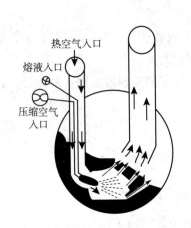

图 8-11 埋管包衣锅结构示意图　　　　图 8-12 高效水平包衣锅结构示意图

### （二）流化包衣法

流化包衣与流化制粒原理基本相似，是将片芯置于流化床中，通入气流，借急速上升的空气流的动力使片芯悬浮于包衣室内，上下翻动处于流化（沸腾）状态；然后将包衣材料的溶液或混悬液以雾化状态喷入流化床，使片芯表面均匀分布一层包衣材料，并通入热空气使之干燥，如此反复包衣，直至达到规定要求。

流化包衣的药片运动主要依靠热气流推动，干燥能力强，包衣时间短，装置密闭，安全卫生，但大药片运动较难，小药片包衣易粘连。

### （三）压制（干压）包衣法

压制（干压）包衣法系指将包衣材料制成的干颗粒，利用特殊的干压包衣机，把包衣材料的干颗粒压在片芯外层的包衣方法。干压包衣设备有两种类型：一种是压片与包衣在不同机器中进行；另一种是二者在同一机器上进行（联合式干压包衣机）。这种包衣法可以避免水分和温度对药物的影响，包衣物料亦可为各种药物成分，因此适用于有配伍禁忌的药物，但它要求机器紧密及自动控制、自动检查系统，设备复杂。

## 三、包衣材料与包衣过程

### （一）糖衣片

糖衣片是指用蔗糖为主要包衣材料制成的包衣片。糖衣有一定防潮、隔绝空气的作用；可掩盖药物的不良气味，改善片剂外观，易于吞服。糖衣层能迅速溶解，对片剂崩解影响不大。包糖衣的生产工艺流程如图 8-13 所示。

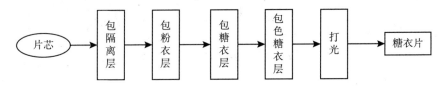

图 8-13 包糖衣的生产工艺流程图

**1. 隔离层** 是指在片芯外包一层起隔离作用的衣层。其作用是将片芯与其他包衣材料隔离，以防发生相互作用，防止包衣溶液中的水分渗入片芯，致使片芯膨胀或变软。隔离层一般包 3～5 层。包隔离层材料应为水不溶性材料，其防水性能好。常用材料有 Ⅳ 号丙烯酸树脂和玉米朊。

**2. 粉衣层** 是将片芯边缘的棱角包圆的衣层，即消除棱角。将已包隔离层的片芯用适宜的湿黏合剂润湿后，加入粉衣料适量，使黏附在片剂表面，重复以上操作若干次，直至片芯棱角消失。粉衣层一般包 15～18 层。

常用的润湿黏合剂为明胶、阿拉伯胶及蔗糖的水溶液，也用其混合水溶液。粉衣料则常用滑石粉、蔗糖等，有时还用白陶土、糊精等。

**3. 糖衣层** 是在粉衣层外用蔗糖包蔗糖衣，使其表面光滑、细腻。常用适宜浓度的蔗糖水溶液。糖衣层一般包 10～15 层。

**4. 有色糖衣层** 在糖衣层表面用加入适宜色素的蔗糖溶液包有色糖衣层，以增加美观，便于识别。应选用食用色素，一般包 8～15 层。

**5. 打光** 是指在糖衣外涂上极薄的蜡层，使药片更光滑、美观，兼有防潮作用。一般用川蜡。

你知道吗
_____

### 包衣过程注意事项

每次加入液体或粉衣料均应使其分布均匀。每次加入液体并分布均匀后应充分干燥后才能再一次加溶液或粉衣料，溶液黏度不宜太大，否则不易分布均匀等。生产中包粉衣层等经常采用混浆法，即将粉衣料混悬于黏合剂溶液，加入转动的片剂中，此法可以减少粉尘和简化工序。

_____

**（二）薄膜衣片**

薄膜衣片是指在片芯之外包一层薄的高分子聚合物衣，形成薄膜。薄膜衣的包制方法与糖衣基本相同，但高分子材料成膜性好，包薄膜衣的工序较少，工艺相对简单，其生产工艺流程如图 8-14 所示。

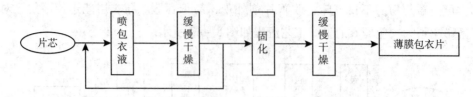

图 8 – 14　薄膜包衣的生产工艺流程图

薄膜衣与糖衣所用材料不同，具有衣层薄、增重少、生产周期短、效率高、对片剂崩解影响小等优点。包薄膜包衣所用的材料主要由高分子材料、溶剂和附加剂三部分组成。

**1. 高分子材料**　高分子材料为薄膜衣的成膜材料，又分为胃溶型（普通型薄膜包衣材料）、肠溶型、缓释型包衣材料三大类。

（1）胃溶型高分子材料　系指在水或胃液中可以溶解的材料，常用的一般薄膜衣材料有羟丙甲纤维素（HPMC）、羟丙纤维素（HPC）、乙基纤维素（EC）、聚乙二醇（PEG）、聚维酮（PVP）、聚丙烯酸树脂Ⅳ等。

（2）肠溶性高分子材料　系指在胃液中不溶，但可在 pH 较高的水中及肠液中溶解的成膜材料。常见肠溶性成膜材料有虫胶、纤维醋法酯（CAP，别名邻苯二甲酸醋酸纤维素）、聚丙烯酸树脂（Ⅰ、Ⅱ、Ⅲ）、羟丙甲纤维素邻苯二甲酸酯（HPMCP）。

（3）缓释型包衣材料　主要作用是调节药物的释放速度。常用中性的甲基丙烯酸酯共聚物和乙基纤维素（EC），在整个生理 pH 范围内不溶。甲基丙烯酸酯共聚物具有溶胀性，对水及水溶性物质有通透性，而 EC 通常与 HPMC 或 PEG 混用，产生致孔作用，使药物溶液容易扩散。

**2. 溶剂**　应能溶解或分散高分子包衣材料及增塑剂，并使包衣材料均匀分布在片剂表面，常用的溶剂有水和有机溶剂。有机溶剂常用的有乙醇、异丙醇、甲醇、丙酮等，易挥发除去，形成包衣片表面光滑、均匀，但易燃并有一定的毒性。因此，不溶性高分子材料也常制成水分散体进行包衣。对肠溶性材料可以考虑用蒸馏水为溶剂并用氨水调 pH，使成膜材料溶解。

**3. 附加剂**　常用的附加剂有：①增塑剂，系指能增加成膜材料的可塑性，使衣层柔韧性增加的材料。常用的水溶性增塑剂有甘油、聚乙二醇、丙二醇；水不溶性增塑剂有蓖麻油、乙酰化甘油酸酯、邻苯二甲酸酯类、硅油等。②着色剂与避光剂，应用着色剂的目的是易于识别不同类型的片剂，改善片剂外观，并可遮盖有色斑的片芯，或不同批号片芯间色调的差异。常用的着色剂有水溶性、水不溶性和色淀等三类。避光剂可提高片芯内药物对光的稳定性，如二氧化钛（钛白粉）。③释放速度调节剂，又称致孔剂，遇水后迅速溶解，使衣膜成为微孔薄膜，从而调节药物的释放速度，常用的有蔗糖、氯化钠、PEG 等。④固体粉料，防止材料黏性过大引起包衣颗粒或片剂的粘连，常用的有滑石粉、硬脂酸镁等。

### （三）半薄膜衣

半薄膜衣是糖衣片与薄膜衣片两种工艺的结合，先在片芯上包裹几层粉衣层和糖衣层（减少糖衣的层数），再包上 2 ~ 3 层薄膜衣层。既能克服薄膜衣片不易掩盖片芯原有颜色和不易包没片剂棱角的缺点，又不过多增加片剂的体积。具有衣层牢固、保护性能好、没有糖衣片易引湿发霉和包衣操作复杂等优点。

### 四、包糖衣常见问题

包糖衣过程中常见问题，见表 8 - 8。

表 8 - 8　包糖衣常见问题

| 问题 | 主要原因 |
|---|---|
| 花斑 | ①有色糖浆用量过少或未混匀；②包衣时干燥温度过高，糖析出过快致片面粗糙不平；③衣层未干即打光；④中药片受潮变色 |
| 脱壳 | ①片芯本身不干；②包衣未及时充分干燥，水分进入片芯；③衣层与片芯膨胀系数不同 |
| 片面龟裂或爆裂 | ①糖浆与滑石粉用量不当；②温度太高干燥过快，析出糖结晶使片面留有裂纹；③酸性药物与滑石粉中的碳酸盐反应生成二氧化碳；④糖衣片过分干燥 |
| 露边与麻面 | ①包衣物料用量不当；②温度过高或吹风过早 |
| 糖浆不沾锅 | ①锅壁上蜡未除尽；②包衣锅角度太小 |

## 任务五　片剂的质量检查、包装与贮藏

### 一、片剂的质量检查

除另有规定外，片剂应进行以下相应检查。

#### （一）外观性状

片剂外观应完整光洁，色泽均匀，有适宜的硬度和耐磨性，以免包装、运输过程中发生磨损或破碎。

#### （二）重量差异

照下述方法检查，应符合规定。

取供试品 20 片，精密称定总重量，求得平均片重后，再分别精密称定每片的重量，每片重量与平均片重比较（凡无含量测定的片剂或有标示片重的中药片剂，每片重量应与标示片重比较），按表 8 - 9 中的规定，超出重量差异限度的不得多于 2 片，并不得有 1 片超出限度 1 倍。

糖衣片的片芯应检查重量差异并符合规定，包糖衣后不再检查重量差异。薄膜衣片应在包薄膜衣后检查重量差异并符合规定。

凡规定检查含量均匀度的片剂，一般不再进行重量差异检查。

表8-9　片剂的重量差异限度

| 平均片重或标示片重 | 重量差异限度 |
| --- | --- |
| 0.30g 以下 | ±7.5% |
| 0.30g 及 0.30g 以上 | ±5% |

### （三）硬度和脆碎度

硬度和脆碎度是反映药物的压缩成形性，对片剂的生产、运输和贮存带来直接影响，对片剂的崩解、溶出度都有直接影响。

**1. 硬度**　在生产中检查硬度常用指压法，将片剂置于中指与食指之间，以拇指轻压，根据片剂的抗压能力，判断它的硬度。

**2. 脆碎度**　是指片剂经过震荡、碰撞而引起的破碎程度。脆碎度测定是《中国药典》（2020 年版）规定的非包衣片的检查项目。

### （四）崩解时限

崩解是指口服固体制剂在规定条件下全部崩解溶散或成碎粒，除不溶性包衣材料或破碎的胶囊壳外，应全部通过筛网。如有少量不能通过筛网，但已软化或轻质上漂且无硬心者，可作符合规定论。片剂崩解实验如图8-15所示。

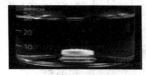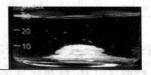

图 8-15　片剂的崩解实验

除另有规定外，片剂照《中国药典》（2020 年版）崩解时限检查法检查，应符合规定。阴道片照《中国药典》（2020 年版）融变时限检查法检查，应符合规定。咀嚼片不进行崩解时限检查。凡规定检查溶出度、释放度的片剂，一般不再进行崩解时限检查。部分片剂崩解时限标准见表8-10。

表8-10　崩解时限标准

| 片剂种类 | 介质 | 崩解时限（min） |
| --- | --- | --- |
| 普通压制片 | 水（37℃±1℃） | 15 |
| 浸膏（半浸膏）片 | 水（37℃±1℃） | 60 |
| 糖衣片 | 水（37℃±1℃） | 60 |
| 化学薄膜衣片 | 盐酸溶液（9→1000） | 30 |
| 中药薄膜衣片 | 盐酸溶液（9→1000） | 60 |
| 含片 | 水（37℃±1℃） | 10 |
| 舌下片 | 水（37℃±1℃） | 5 |
| 可溶片 | 水（15℃~25℃） | 3 |

## （五）含量均匀度

本法用于检查单剂量的固体、半固体和非均相液体制剂的含量符合标示量的程度。

除另有规定外，片剂、硬胶囊剂、颗粒剂或散剂等，每一个单剂标示量小于25mg或主药含量小于每一个单剂重量25%者；药物间或药物与辅料间采用混粉工艺制成的注射用无菌粉末；内充非均相溶液的软胶囊；单剂量包装的口服混悬液、透皮贴剂和栓剂等品种项下规定含量均匀度应符合要求的制剂，均应检查含量均匀度。复方制剂仅检查符合上述条件的组分，多种维生素或微量元素一般不检查含量均匀度。

凡检查含量均匀度的制剂，一般不再检查重（装）量差异；当全部主成分均进行含量均匀度检查时，复方制剂一般亦不再检查重（装）量差异。

## （六）溶出度与释放度测定

溶出度系指活性药物从片剂、胶囊剂或颗粒剂等普通制剂在规定条件下溶出的速率和程度，在缓释制剂、控释制剂、肠溶制剂及透皮贴剂等制剂中也称释放度。

难溶性药物的溶出是其吸收的限制过程。实践证明，很多药物的片剂体外溶出与体内吸收有相关性，因此溶出度测定法作为反映或模拟体内吸收情况的试验方法，在评定片剂质量上有着重要意义。在片剂中除了规定有崩解时限外，对以下情况还要进行溶出度测定以控制或评定其质量：①含有在消化液中难溶的药物；②与其他成分容易发生相互作用的药物；③久贮后溶解度降低的药物；④剂量小，药效强，不良反应大的药物片剂。

## （七）发泡量

阴道泡腾片照下述方法检查，应符合规定。阴道泡腾片发泡量的体积标准见表8-11。

除另有规定外，取25ml具塞刻度试管（内径1.5cm，若片剂直径较大，可改为内径2.0cm）10支，按表中规定加水一定量，置37℃±1℃水浴中5分钟，各管中分别投入供试品1片，20分钟内观察最大发泡量的体积，平均发泡体积不得少于6ml，且少于4ml的不得超过2片。

表8-11 阴道泡腾片发泡量的体积标准

| 平均片重 | 重加水量 |
| --- | --- |
| 1.5g及1.5g以下 | 2.0ml |
| 1.5g以上 | 4.0ml |

## （八）分散均匀性

分散片照下述方法检查，应符合规定。

检查法照《中国药典》（2020年版）崩解时限检查法检查，不锈钢丝网的筛孔内径为710μm，水温为15~25℃；取供试品6片，应在3分钟内全部崩解并通过筛网，如有少量不能通过筛网，但已软化成轻质上漂且无硬心者，符合要求。

## （九）微生物限度

以动物、植物、矿物来源的非单体成分制成的片剂，生物制品片剂，以及黏膜或皮肤炎症或腔道等局部用片剂（如口腔贴片、外用可溶片、阴道片、阴道泡腾片等），照非无菌产品微生物限度检查：微生物计数法和控制菌检查法及非无菌药品微生物限度标准检查，应符合规定。规定检查杂菌的生物制品片剂，可不进行微生物限度检查。

## 二、片剂的包装与贮藏

### （一）片剂的包装

片剂一般均应密封包装，要防潮、隔绝空气等，以防止变质和保证卫生标准合格；某些对光敏感的药片，应采用遮光容器。

### （二）片剂的贮藏

片剂应注意贮存环境中温度、湿度及光照的影响，除另有规定外，片剂应密封贮存。生物制品原液、半成品和成品的生产及质量控制应符合相关品种要求。如对光敏感的片剂应避光保存；受潮后易分解变质的片剂，应在包装容器内放干燥剂（如干燥硅胶）。

# 实训七　片剂的制备

## 一、实训目的

1. 初步掌握湿法制粒压片工艺过程及操作。
2. 学会分析处方的组成和各种辅料在压片过程中的作用。
3. 学会片剂外观、重量差异的检查方法。

## 二、实训药品与器材

**1. 药品**　碳酸氢钠、薄荷油、干淀粉、淀粉、硬脂酸镁。
**2. 器材**　天平、药筛、铝盘、研钵、量筒、药匙、烘箱、单冲压片机、片剂崩解仪。

## 三、实训内容

### 复方苏打片的制备

| 【处方】碳酸氢钠 | 30g |
| 薄荷油 | 0.2ml |
| 干淀粉 | 适量 |
| 淀粉浆 | 适量 |
| 硬脂酸镁 | 0.15g |

【制备步骤】

（1）10%淀粉浆的制备：淀粉2g加入纯化水5ml，搅至混悬状，一次性加入沸水15ml，搅至透明糊状。（可适当加热，但要注意防止底部焦化）

（2）称量好的碳酸氢钠少量多次加入淀粉浆，混匀制软材，过 16 目筛，干燥。

（3）置烘箱于 70 ~ 80℃干燥，干颗粒过 24 目筛整粒，干颗粒称重，按比例加 4% 干淀粉，硬脂酸镁混匀，另取薄荷油喷雾加入。

（4）称重，计算片重，试压片，调节片重和压力，使之符合要求，即可正式压片。

**【注意事项】**

（1）药物与赋形剂必须充分混匀，否则压成的片剂可出现色斑等现象。

（2）软材制备时，淀粉浆应分次加入至软材符合标准。

（3）干燥时应逐渐升温，并注意不断翻动。

（4）淀粉浆的制法有两种，一是冲浆法，是将淀粉先加入少量（1 ~ 1.5 倍）冷水，搅匀再冲入全量的沸水，不断搅拌至成半透明糊状；一种是煮浆法，向淀粉中徐徐加入全量冷水搅拌均匀后用蒸汽加热并不断搅拌至糊状，放冷即得。此法不宜用直火加热，以免底部焦化混入黑点而影响片剂的外观。

**【质量检查】**

实验的质量检查项目包括外观、片重差异、硬度和崩解时限。分别按照《中国药典》（2020 年版）相应的项目方法检查。根据实验结果，判断是否合格。

（1）**重量差异检查**：选外观合格的药片 20 片，精密称定总重量，求得平均片重后，再分别精密称定各片的重量。每片重量与平均片重相比较（凡无含量测定的片剂，每片重量应与标示片重比较），超出重量差异限度的药片不得多于 2 片，并不得有 1 片超出限度的 1 倍。根据实验检查结果，判断是否合格。

（2）**崩解时限检查**：除另有规定外，取样品 6 片，分别置于吊篮的玻璃管中，启动崩解仪进行检查，各片均应 15 分钟内全部崩解。如有 1 片崩解不完全，应另取 6 片，按上述方法复试。均应符合规定。根据实验检查结果，判断是否合格。

## 四、实训评价

| 评价项目 | 评分细则 | 分值 | 得分 |
|---|---|---|---|
| 职业素质 | （1）仪容仪表（统一着工作服，戴工作帽，服装整洁） | 5 | |
| | （2）卫生习惯（洗手、擦操作台） | 2 | |
| | （3）安静、礼貌、实训态度认真负责，协作精神好 | 3 | |
| 器材选择与处理 | （4）选择正确 | 5 | |
| | （5）洗涤正确 | 5 | |
| 物料称取 | （6）碳酸氢钠、硬脂酸镁的称取 | 5 | |
| 药物配制 | （7）10% 淀粉浆的制备 | 5 | |
| | （8）加入淀粉浆的操作 | 2 | |
| | （9）制得软材的质量 | 5 | |
| | （10）挤压制粒操作 | 5 | |
| | （11）湿颗粒的干燥 | 3 | |
| | （12）整粒操作，干颗粒称重 | 6 | |
| | （13）加入干淀粉、硬脂酸镁 | 4 | |
| | （14）喷入薄荷油，计算片重 | 5 | |

续表

| 评价项目 | 评分细则 | 分值 | 得分 |
|---|---|---|---|
| 单冲压片机崩解仪的使用 | （15）试机，检测上下冲头是否顺利进出冲模 | 2 | |
| | （16）开动电机进行试压，调节片重和硬度 | 3 | |
| | （17）崩解时限的测定 | 5 | |
| 成品质量 | （18）外观 | 5 | |
| | （19）片重差异 | 5 | |
| | （20）硬度 | 5 | |
| | （21）崩解时限 | 5 | |
| 压片后的清场 | （22）清除压片机上的余料 | 5 | |
| | （23）清洁压片机，关闭电源；整理台面卫生，将药品放回原位 | 5 | |
| 合计 | | 100 | |

## 目标检测

一、A 型题（单项选择题）

1. 药物经粉碎、过筛，与其他组分均匀混合后，进行制软材、制粒、干燥、整粒、总混、压片、分装，制得（　　）
    A. 颗粒剂　　　　　　　　B. 散剂　　　　　　　　C. 片剂
    D. 硬胶囊剂　　　　　　　E. 软胶囊剂

2. 每片药物含量在（　　）mg 以下时，必须加入填充剂方能成型
    A. 30　　　　　　　　　　B. 50　　　　　　　　　C. 80
    D. 100　　　　　　　　　 E. 120

3. 粉末直接压片时，具有稀释、黏合、崩解作用的辅料是（　　）
    A. 淀粉　　　　　　　　　B. 蔗糖　　　　　　　　C. 氢氧化铝
    D. 糊精　　　　　　　　　E. 微晶纤维素

4. 片剂制粒的主要目的是（　　）
    A. 更加美观　　　　　　　B. 提高生产效率　　　　C. 改善原辅料的可压性
    D. 增加片剂的硬度　　　　E. 避免配伍变化

5. 反映难溶性固体药物吸收的体外指标主要是（　　）
    A. 溶出度　　　　　　　　B. 崩解时限　　　　　　C. 片重差异
    D. 含量　　　　　　　　　E. 脆碎度

6. 以下可作为肠溶衣材料的是（　　）
    A. 乳糖　　　　　　　　　B. 羧甲基纤维素　　　　C. CAP
    D. 阿拉伯胶　　　　　　　E. 淀粉

7. 下列片剂中以碳酸氢钠与枸橼酸为崩解剂的是（　　　）

    A. 分散片　　　　　　　　B. 泡腾片　　　　　　　　C. 缓释片

    D. 舌下片　　　　　　　　E. 可溶片

8. 湿法制粒工艺流程为（　　　）

    A. 原辅料—粉碎—混合—制软材—制粒—干燥—压片

    B. 原辅料—粉碎—混合—制软材—制粒—干燥—整粒—压片

    C. 原辅料—粉碎—混合—制软材—制粒—整粒—压片

    D. 原辅料—混合—粉碎—制软材—制粒—整粒—干燥—压片

    E. 原辅料—粉碎—混合—制软材—制粒—干燥—压片

9. 生产某片剂 200 万片，制得干颗粒 500kg，压片前加入的辅料量 100kg，片重应为（　　　）

    A. 0.2g　　　　　　　　　B. 0.3g　　　　　　　　　C. 0.35g

    D. 0.4g　　　　　　　　　E. 0.5g

10. 片剂制备过程中，润滑剂应于何时加入（　　　）

    A. 制粒时　　　　　　　　B. 颗粒整粒后　　　　　　C. 颗粒干燥时

    D. 药物粉碎时　　　　　　E. 制软材时

## 二、B 型题（配伍选择题）

【11～14 题共用备选答案】

    A. 硬脂酸镁　　　　　　　B. 乙醇　　　　　　　　　C. 糖浆

    D. 二氧化钛　　　　　　　E. 川蜡

11. 在片剂制备中可作为黏合剂的是（　　　）

12. 在片剂制备中可作为润湿剂的是（　　　）

13. 在包糖衣过程中可作为遮光剂的是（　　　）

14. 在包糖衣过程中可用于打光的是（　　　）

【15～17 题共用备选答案】

    A. 羟丙甲纤维素　　　　　B. 甘露醇　　　　　　　　C. 微晶纤维素

    D. 硬脂酸镁　　　　　　　E. 蔗糖

15. 既可作为填充剂，又可以作为黏合剂，并具有崩解作用的是（　　　）

16. 黏合力强，可用来增加片剂硬度，但吸湿性较强的辅料是（　　　）

17. 可作为黏合剂使用和胃溶型薄膜包衣的辅料是（　　　）

【18～19 题共用备选答案】

    A. 15 分钟　　　　　　　　B. 20 分钟　　　　　　　　C. 30 分钟

    D. 40 分钟　　　　　　　　E. 60 分钟

18. 普通压制片的崩解时限是（　　　）

19. 糖衣片的崩解时限是（　　　）

三、X 型题（多项选择题）

20. 关于片剂包衣的目的，正确的是（　　　）

  A. 增加药物的稳定性      B. 减轻药物对胃肠道的刺激

  C. 控制药物在胃肠道的释放速度   D. 避免药物的首过效应

  E. 掩盖药物的不良味道

微课      划重点      自测题

# 3 模块三

# 液体制剂制备的专业技能

# 项目九 表面活性剂

**学习目标**

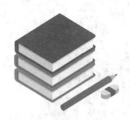

**知识要求**

1. **掌握** 表面活性剂的性质；表面活性剂的应用。
2. **熟悉** 表面活性剂的定义、结构特点及分类。
3. **了解** 表面张力、起昙现象的机制。

**能力要求**

学会计算两种或两种以上的非离子型表面活性剂混合后的 HLB 值。

## 岗位情景模拟

**情景描述** 某顾客想买一瓶消毒液，要求杀菌能力强、范围广，对皮肤刺激小、对金属无腐蚀性。药师给他推荐了新洁尔灭（苯扎溴铵）消毒液，介绍其主要用于皮肤、黏膜、伤口、手术器械的消毒。顾客问苯扎溴铵为什么具有消毒和杀菌作用呢？药师回答是因为苯扎溴铵是表面活性剂。如果你是这位药师该如何回答呢？

**讨论** 1. 什么是表面活性剂？

2. 表面活性剂能消毒、杀菌吗？消毒和杀菌作用的机制是什么呢？

## 任务一 表面活性剂知识概述

### 一、表面活性剂的定义及构造

自然界的物质呈气、液、固三相。物质相与相之间的交界面称为界面，如气 – 液、气 – 固、液 – 液、液 – 固、固 – 固等界面，其中将有气相参与组成的界面称为表面，如气 – 液、气 – 固的界面。在物质相与相之间的表面或界面上，由于表面分子与内部分子性质的差异，而产生的一切物理化学现象统称为表面现象或界面现象。

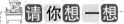

**请你想一想**

物质的相与相之间存在哪几个界面？哪些界面又属于表面？

任何物体表面都存在表面张力，在一定温度下任何纯液体的表面张力都是一个定值，如 20℃时，水的表面张力是 72.75mN/m。溶液的表面张力与溶质的性质和浓度有关，当在液体中加入不同溶质，液体的表面张力就会发生变化，如在水溶液中加入一些无机盐、糖类等物质，水的表面张力会略有升高；而加入洗衣粉、肥皂等可显著降低水的表面张力，并且随其浓度的增加表面张力急剧下降。能使液体表面张力降低的性质即为表面活性。具有很强的表面活性，能使液体表面张力显著下降的物质称为表面活性剂。表面活性剂除了能使液体表面张力显著下降外，还具有增溶、乳化、润湿、起泡、消泡、消毒和杀菌等作用。

**你知道吗**

### 什么是表面张力

表面张力又称界面张力，是一种表面分子具有向内运动的趋势，并使表面自动收缩至最小面积的力。这就是荷叶上的露珠、雨滴为什么会趋于球形的原因。表面张力的产生，从简单分子引力观点来看，是由于液体内部分子与液体表面层分子的受力大小不同，液体内部分子所受到的周围相邻分子的作用力是对称的，可相互抵消，而液体表面分子所受到的周围相邻分子的作用力是不对称的，其受到垂直于表面向内的吸引力更大，这个力即是表面张力。

表面活性剂之所以能使溶液的表面张力显著降低，取决于表面活性剂分子的结构特征，其分子结构中具有性质相反的两亲性基团，即亲水基团（极性基团）和亲油基团（非极性烃链），极性基团可以是带电的离子基团和不带电的极性基团，如羧酸、磺酸、羟基、巯基及醚键等，非极性烃链长度一般在8个碳原子以上。

> **请你想一想**
>
> 什么是表面活性剂？表面活性剂分子有什么结构特征才能使液体表面张力显著下降？

## 二、表面活性剂的分类

表面活性剂根据其在水中解离情况可分为离子型表面活性剂和非离子型表面活性剂，再根据离子型表面活性剂所带的电荷不同，又可分为阴离子型表面活性剂、阳离子型表面活性剂、两性离子型表面活性剂，见表9-1。

表9-1 常见表面活性剂的分类

| 类别 | | 举例 | 特点及应用 |
|---|---|---|---|
| 离子型表面活性剂 | 阴离子型表面活性剂 | 高级脂肪酸盐（肥皂类） | 碱金属皂：如硬脂酸钠 | 亲水性强，有刺激性，一般只供外用。常作O/W型乳化剂 |
| | | | 碱土金属皂：如硬脂酸钙 | 亲油性强，有刺激性，一般只供外用，常作W/O型乳化剂 |
| | | 硫酸化物 | 十二烷基硫酸钠 硫酸化蓖麻油 | 亲水性强，有刺激性，主要作外用软膏乳化剂、也可作润湿剂、增溶剂 |
| | | 磺酸化物 | 十二烷基苯磺酸钠 | 渗透力强，易起泡、消泡，广泛应用于洗涤剂 |

续表

| 类别 | | 举例 | 特点及应用 |
|---|---|---|---|
| 离子型表面活性剂 | 阳离子型表面活性剂<br>季铵化物 | 苯扎溴铵（新洁尔灭） | 水溶性大，杀菌作用强，外用消毒、防腐 |
| | 卵磷脂（天然的） | 大豆卵磷脂<br>蛋黄卵磷脂 | 无毒，制备注射用乳剂及脂质微粒制备中的主要辅料 |
| | 两性离子型表面活性剂<br>氨基酸型<br>甜菜碱型<br>（合成的） | 十二烷基双（氨乙基）D甘氨酸的盐酸盐 | 在碱性水溶液中呈阴离子型表面活性剂性质，起泡性好、去污作用强。在酸性水溶液中呈阳离子型表面活性剂性质，杀菌作用强，毒性小于阳离子表面活性剂 |
| 非离子型表面活性剂 | 脂肪酸山梨坦 | 司盘20、司盘40、司盘60、司盘65 | 亲油性强，常作W/O型乳化剂 |
| | 聚山梨酯 | 吐温20、吐温40、吐温60、吐温65 | 亲水性强，常作O/W型乳化剂，也可作为润湿剂、增溶剂 |
| | 聚氧乙烯脂肪酸酯 | 卖泽45 | 水溶性强，增溶剂、O/W型乳化剂 |
| | 聚氧乙烯脂肪酸醇醚 | 苄泽30、西土马哥 | 亲水性强，增溶剂、O/W型乳化剂 |
| | 聚氧乙烯 - 聚氧丙烯共聚物 | 泊洛沙姆188（普朗尼克F68） | 对皮肤无刺激和过敏性，对黏膜刺激性极小，毒性小，可用于静脉注射用乳剂的O/W型乳化剂 |

## 任务二　表面活性剂的性质与应用   微课

### 一、表面活性剂的性质

#### （一）形成胶束

表面活性剂溶于水中，当水中表面活性剂浓度较低时，其亲水基团插入水相中，亲油基团朝向空气（或油相）中，呈单分子分散或被吸附在水溶液的表面上而降低表面张力。当其浓度增加至溶液表面已饱和不能再吸附时，表面活性剂分子就开始转向溶液内部。由于表面活性剂分子的亲油基团与水的亲和力较小，而亲油基团之间的吸引力又较大，则许多表面活性剂分子的亲油基团相互吸引、缔合在一起，形成多分子或离子组成的聚合体，这种聚合体称为胶束。胶束可呈球形、棒状、层状等多种结构。

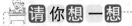

请你想一想

表面活性剂在水中胶束是怎么形成的？

表面活性剂分子开始形成胶束的浓度，即表面活性剂分子缔合形成胶束的最低浓度称为临界胶束浓度（CMC）。临界胶束浓度一般随表面活性剂分子中碳链增长而降低，也因分散系统中加入其他药物或盐类而降低。胶束形成后可产生增溶作用。

#### （二）Krafft 点和昙点

离子型表面活性剂在溶液中的溶解度随温度升高而增大，当超过某一温度时，其溶解度急剧增大，这个温度称为 Krafft 点，该点相对应的溶解度即为该离子型表面活性剂的临界胶束浓度（CMC）。Krafft 点越高的表面活性剂，其临界胶束浓度越小。Krafft点是离子型表面活性剂应用温度的下限，只有温度高于 Krafft 点时，表面活性剂才能发挥更好的作用。如十二烷基磺酸钠的 Krafft 点为 70℃，如果在室温下使用，效果不佳。

某些含聚氧乙烯基的非离子型表面活性剂的溶解度，最初随温度升高而增大，当升高至某一温度时，其溶解度急剧下降，使澄明的溶液变为混浊，甚至分层，但冷却后又恢复为澄明。这种因温度升高而使含聚氧乙烯基的非离子型表面活性剂的溶液由澄明变混浊的现象称为起昙（又称起浊），出现起昙时的温度称为昙点（又称浊点）。表面活性剂不同，其昙点也不同。聚氧乙烯基聚合度较低的表面活性剂，与水的亲和力小，所形成的氢键也不稳定，故其昙点较低，反之，则昙点较高。

你知道吗

### 起昙现象的机制

产生起昙现象的原因，主要是由于含聚氧乙烯基的非离子型表面活性剂如聚山梨酯类，它的亲水基团聚氧乙烯基与水之间形成氢键而呈溶解状态，这种氢键很不稳定，当温度升高至某一点（昙点）时，可导致氢键断裂，聚氧乙烯基发生强烈的脱水和收缩现象，导致增溶能力下降，表面活性剂的溶解度也急剧下降，出现混浊或沉淀。当温度降到昙点以下时氢键能重新形成，混浊的溶液又恢复为澄明。

### （三）亲水亲油平衡值

亲水亲油平衡值（hydrophile – lipophile balance value）简称 HLB 值，是用来表示表面活性剂亲水亲油能力的强弱。目前表面活性剂的 HLB 值范围限定在 0～40。其中非离子型表面活性剂的 HLB 值范围在 0～20 之间，HLB 值越大，表示亲水性越强，HLB值越小，表示亲油性越强。每一种表面活性剂都有一定的 HLB 值，HLB 值不同，其用途也不同。HLB 值在 3～8 的表面活性剂适合作 W/O 型乳化剂，HLB 值在 8～16 的表面活性剂适合作 O/W 型乳化剂等，见表 9－2。但不同 HLB 值表面活性剂的实际应用并没有严格的界限。

表 9－2 不同 HLB 值表面活性剂的实际应用

| HLB 值 | 应用 | HLB 值 | 应用 |
| --- | --- | --- | --- |
| 1～3 | 消泡剂 | 8～16 | O/W 型乳化剂 |
| 3～8 | W/O 型乳化剂 | 13～16 | 去污剂 |
| 7～9 | 润湿剂 | 15～18 | 增溶剂 |

在药物生产中，为了保证制剂的质量，并提高其稳定性，通常将两种或两种以上表面活性剂混合使用。非离子型表面活性剂混合后的 HLB 值具有加和性，一般可按如下公式求得：

$$HLB_{AB} = \frac{HLB_A \times W_A + HLB_B \times W_B}{W_A + W_B}$$

式中 $HLB_A$、$HLB_B$ 分别代表 A、B 两种表面活性剂的 HLB 值；$W_A$、$W_B$ 分别代表表面活性剂 A 和 B 的量（如重量、比例量等）。上式不能用于混合离子型表面活性剂的 HLB 值的计算。

例：将 60g 的司盘 80（HLB = 4.3）与 40g 的吐温 80（HLB = 15.0）混合，问混合物的 HLB 值应为多少？

解：已知：$HLB_A = 4.3$，$W_A = 60g$，$HLB_B = 15.0$，$W_B = 40g$。

将已知条件代入上述公式中：

$$HLB_{AB} = \frac{4.3 \times 60 + 15.0 \times 40}{60 + 40} = 8.58$$

答：将 60g 的司盘 80 与 40g 的吐温 80 按要求混合后，混合物 HLB 的值是 8.58。

在药物制剂工作中，一些常见表面活性剂的 HLB 值可在表 9 - 3 中查得。

表 9 - 3　常见表面活性剂的 HLB 值

| 品名 | HLB 值 | 品名 | HLB 值 | 品名 | HLB 值 |
| --- | --- | --- | --- | --- | --- |
| 司盘 85 | 1.8 | 吐温 81 | 10.0 | 吐温 40 | 15.6 |
| 司盘 65 | 2.1 | 吐温 65 | 10.5 | 平平加 O | 15.9 |
| 单甘油酯 | 3.8 | 吐温 85 | 11.0 | 卖泽 51 | 16.0 |
| 司盘 80 | 4.3 | 卖泽 45 | 11.1 | 泊洛沙姆 188 | 16.0 |
| 司盘 60 | 4.7 | 油酸三乙醇胺 | 12.0 | 西土马哥 | 16.4 |
| 司盘 40 | 6.7 | 西黄蓍胶 | 13.2 | 吐温 20 | 16.7 |
| 阿拉伯胶 | 8.0 | 吐温 21 | 13.3 | 卖泽 52 | 16.9 |
| 司盘 20 | 8.6 | 吐温 60 | 14.9 | 苄泽 35 | 16.9 |
| 苄泽 30 | 9.5 | 吐温 80 | 15.0 | 油酸钠 | 18.0 |
| 吐温 61 | 9.6 | 乳化剂 OP | 15.0 | 油酸钾 | 20.0 |
| 明胶 | 9.8 | 卖泽 49 | 15.0 | 月桂醇硫酸钠 | 40.0 |

**（四）表面活性剂的生物学性质**

**1. 表面活性剂对药物吸收的影响**　在制剂中加入表面活性剂，可能会促进药物的吸收，也可能会降低药物的吸收，这取决于多方面因素的影响，如表面活性剂浓度的影响；表面活性剂对生物膜透过性的影响；不同种类的表面活性剂对药物生物利用度的影响等。

**2. 表面活性剂与蛋白质的相互作用**　蛋白质是生命的物质基础，是组成人体一切细胞、组织的重要成分。氨基酸是蛋白质的基本组成单位，在碱性介质中氨基酸上的羧基因发生解离而带有负电荷，能与阳离子型表面活性剂发生电性结合；而在酸性介质中则结构中的氨基或胍基发生解离而带有正电荷，能与阴离子型表面活性剂发生电性结合。所以要注意离子型表面活性剂在碱性或酸性介质中不能与蛋白质配伍使用。

另外，表面活性剂还可能破坏蛋白质结构中的次级键如氢键、盐键和疏水键，从而使蛋白质各残基之间的交联作用减弱，螺旋结构变得无序或受到破坏，最终使蛋白质发生变性而失去活性。

**3. 表面活性剂的毒性**　表面活性剂具有一定的毒性和溶血性。其毒性大小顺序一般为阳离子型 > 阴离子型 > 非离子型，表面活性剂用于静脉注射给药的毒性大于口服。阳离子型和阴离子型表面活性剂不仅毒性较大，还具有较强的溶血作用，所以一般只限于外用。非离子型的表面活性剂溶血作用较小，在含聚氧乙烯基非离子表面活性剂中，以聚山梨酯类的溶血作用最小，聚山梨酯类溶血作用的强弱顺序为：聚山梨酯20 > 聚山梨酯60 > 聚山梨酯40 > 聚山梨酯80。

**4. 表面活性剂的刺激性**　虽然表面活性剂可用于外用制剂，但对皮肤、黏膜也有一定刺激性，在高浓度或长期使用时可能会对皮肤或黏膜造成损害，如阳离子型表面活性剂中的季铵化物苯扎溴铵，其浓度大于1%时即可对皮肤产生损害。但聚山梨酯类对皮肤和黏膜的刺激性却很小。

你知道吗

### 表面活性剂的配伍变化

带相反电荷的表面活性剂或药物配伍时，会发生反应而生成沉淀，不能配伍使用。如阳离子型表面活性剂溴化十六烷三甲胺与阴离子型表面活性剂十二烷基硫酸钠配伍使用，会形成不溶于水的沉淀。另外聚山梨酯类表面活性剂不宜与含酚羟基的消毒防腐剂如羟苯酯类合用，会使抗菌性降低。蛋白质在酸性或碱性介质中都可能与离子型表面活性剂结合，不能配伍使用。硫酸钡等不溶性的无机盐能吸附阴离子型表面活性剂，使溶液中表面活性剂的浓度降低。

## 二、表面活性剂的应用

### （一）增溶剂

增溶是指某些难溶性物质由于表面活性剂胶束的作用，而增大溶解度的过程。具有增溶作用的表面活性剂称为增溶剂。HLB 值在 15 ~ 18 之间的表面活性剂适宜作增溶剂，一般为亲水性较强的非离子型表面活性剂如卖泽类、聚山梨酯类等。影响增溶作用的因素有：药物的性质、增溶剂的加入顺序、增溶剂的用量等。

### （二）乳化剂

两种或两种以上互不相溶或部分混溶的液体，其中一种液体以细小液滴状态分散在另一种液体中，这一过程称乳化。形成的非均相液体制剂称乳剂或乳状液，其中具有乳化作用能使乳剂稳定的物质称为乳化剂。常用的乳化剂有脂肪酸山梨坦类、聚山梨酯类等。HLB 值在 3 ~ 8 的表面活性剂适合作 W/O（油包水）型乳化剂，HLB 值在 8 ~ 16 的表面活性剂适合作 O/W（水包油）型乳化剂。

（三）润湿剂

润湿是指液体在固体表面上的吸附现象，能促进液体在固体表面铺展或渗透的表面活性剂称为润湿剂。最常用的润湿剂的 HLB 值一般为 7 ~ 9，并应有合适的溶解度，如聚山梨酯类、肥皂类。

（四）起泡剂与消泡剂

具有产生泡沫或稳定泡沫作用的物质叫做起泡剂，一般选用亲水性较强和 HLB 值较高的表面活性剂。具有消除泡沫作用的物质叫做消泡剂，一般选用 HLB 值为 1 ~ 3 的亲油性较强的表面活性剂。

（五）去污剂

去污剂（洗涤剂）是用于除去污垢的表面活性剂，HLB 值一般为 13 ~ 16，其中去污能力最强的是非离子型表面活性剂，其次是阴离子型表面活性剂。阴离子型表面活性剂为常用的去污剂如油酸钠、十二烷基硫酸钠等。

（六）消毒剂和杀菌剂

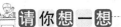
请你想一想

表面活性剂在药物制剂中有哪些应用？

大多数阳离子型表面活性剂和两性离子型表面活性剂可用作消毒剂，如阳离子型表面活性剂季铵化物苯扎溴铵，可用于皮肤、黏膜消毒，器械消毒、环境消毒等。少数阴离子型表面活性剂也有类似作用，如甲酚皂、甲酚磺酸钠等。表面活性剂的消毒和杀菌作用的机制归结于表面活性剂与细菌生物膜蛋白质的强烈相互作用，使之变性或失去活性。

## 目标检测

一、A 型题（单项选择题）

1. 下面属于阳离子型表面活性剂的是（　　）
   A. 十二烷基硫酸钠　　　　B. 司盘 20　　　　C. 十二烷基苯硫酸钠
   D. 苯扎溴铵　　　　　　　E. 大豆卵磷脂

2. 以下关于表面活性剂特点的表述中，错误的是（　　）
   A. 可溶于水又可溶于油　　　　　　B. 同时具有亲水基团和亲油基团
   C. 可降低溶液的表面张力　　　　　D. 阳离子型表面活性剂具有杀菌作用
   E. 含聚氧乙烯基的表面活性剂有起昙现象

3. 以下表面活性剂中可能产生起昙现象的有（　　）
   A. 司盘 20　　　　　　B. 聚山梨酯 80　　　　C. 卵磷脂
   D. 阿拉伯胶　　　　　E. 硬脂酸三乙醇胺皂

4. 吐温类的溶血作用由大到小的顺序为（　　）
   A. 吐温 80 > 吐温 40 > 吐温 60 > 吐温 20

B. 吐温 20 > 吐温 40 > 吐温 60 > 吐温 80

C. 吐温 80 > 吐温 60 > 吐温 40 > 吐温 20

D. 吐温 20 > 吐温 60 > 吐温 40 > 吐温 80

E. 吐温 20 > 吐温 80 > 吐温 40 > 吐温 60

5. 能促进液体在固体表面铺展或渗透的表面活性剂，称为（　　　）

    A. 增溶剂　　　　　　　　　B. 乳化剂　　　　　　　　　C. 润湿剂

    D. 消泡剂　　　　　　　　　E. 去污剂

6. 司盘 80（HLB = 4.3）和聚山梨酯 80（HLB = 15），等量混合后的 HLB 值是（　　　）

    A. 6.5　　　　　　　　　　B. 12.6　　　　　　　　　　C. 4.3

    D. 9.7　　　　　　　　　　E. 10.0

7. 作为增溶剂的表面活性剂最合适的 HLB 值为（　　　）

    A. 8 ~ 18　　　　　　　　　B. 8 ~ 10　　　　　　　　　C. 6 ~ 8

    D. 3.5 ~ 6　　　　　　　　　E. 15 ~ 18

8. 临界胶束浓度的英文缩写为（　　　）

    A. CMC　　　　　　　　　　B. CMP　　　　　　　　　　C. GMP

    D. HLB　　　　　　　　　　E. CNC

9. 具有 Krafft 点的表面活性剂是（　　　）

    A. 司盘 80　　　　　　　　　B. 泊洛沙姆 188　　　　　　C. 卖泽 45

    D. 聚山梨酯 80　　　　　　　E. 十二烷基磺酸钠

10. 以下可供口服或注射用的表面活性剂是（　　　）

    A. 卵磷脂　　　　　　　　　B. 十二烷基硫酸钠　　　　　C. 十二烷基苯磺酸钠

    D. 苯扎氯铵　　　　　　　　E. 硬脂酸钠

## 二、B 型题（配伍选择题）

【11 ~ 15 题共用备选答案】

    A. 司盘 80　　　　　　　　　B. HLB 值为 8 ~ 16　　　　　C. HLB 值为 3 ~ 8

    D. 卵磷脂　　　　　　　　　E. 十二烷基硫酸钠

11. 属于非离子型表面活性剂的是（　　　）

12. 属于适合作 W/O 型乳化剂的是（　　　）

13. 属于阴离子型表面活性剂的是（　　　）

14. 适合作 O/W 型乳化剂的是（　　　）

15. 属于两性离子型表面活性剂的是（　　　）

## 三、X 型题（多项选择题）

16. 表面活性剂在药物制剂方面常用作（　　　）

    A. 润湿剂　　　　　　　　　B. 乳化剂　　　　　　　　　C. 增溶剂

    D. 填充剂　　　　　　　　　E. 去污剂

17. 下列关于表面活性剂说法正确的是（　　）

    A. 一般来说表面活性剂静脉注射的毒性大于口服

    B. 表面活性剂与蛋白质可发生相互作用

    C. 表面活性剂中，非离子型表面活性剂毒性最大

    D. 表面活性剂长期应用或高浓度使用于皮肤或黏膜，可能会出现皮肤或黏膜损伤

    E. 表面活性剂的毒性以阳离子型表面活性剂最大

18. 以下关于 HLB 值的叙述中，正确的是（　　）

    A. 每一种表面活性剂都有一定的 HLB 值

    B. HLB 值表示表面活性剂亲水亲油性的强弱

    C. HLB 值愈大，其亲油性愈强

    D. HLB 值愈小，其亲油性愈强

    E. HLB 值不同，其用途也不同

微课　　　　划重点　　　　自测题

# 项目十 液体制剂基础知识

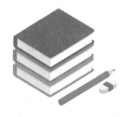

学习目标

**知识要求**

1. **掌握** 液体制剂的分类；液体制剂常用的溶剂、防腐剂、矫味剂及着色剂。
2. **熟悉** 液体制剂的概念、特点、质量要求及防腐的措施。
3. **了解** 防腐的重要性。

**能力要求**

学会判断不同外观的液体制剂的类型。

## 岗位情景模拟

**情景描述** 患者，男，23岁，日前不慎摔倒，造成膝盖皮肤擦伤，到药店买消毒液处理擦伤处。店员推荐了碘伏消毒液。碘伏，通用名称是聚维酮碘，具有广谱杀菌作用，医用碘伏浓度为1%，可直接涂擦用于皮肤治疗。

**讨论** 1. 碘伏与乙醇、碘酒、紫药水等消毒剂相比，有哪些优点？
2. 碘伏按分散体系分属于什么剂型？按给药途径分属于什么剂型？

## 任务一 液体制剂知识概述

### 一、液体制剂的定义与特点

#### （一）液体制剂的定义

液体制剂系指药物分散在适宜的分散介质中制成的液体形态制剂，可供内服或外用。液体制剂的品种多，临床应用广泛，在药剂学中占有重要的地位。由浸出法或灭菌法及无菌操作法制备的液体制剂将分别在浸出制剂、注射剂、滴眼剂中介绍。

#### （二）液体制剂的特点

**1. 优点** ①药物以分子或微粒状态分散在分散介质中，分散度大，吸收快，能迅速起效；②给药途径广泛，可用于内服，也可用于皮肤、黏膜和人体腔道等部位；③便于分剂量，服用方便，特别适用于婴幼儿和老年患者；④可减少某些药物的刺激性。如通过调整液体制剂的浓度，可避免溴化钠、碘化钾、水杨酸钠、水合氯醛等固体药物口服后，因局部药物浓度过高而对胃肠道产生较大刺激；⑤某些药物制成液体制剂后有利于提高生物利用度。

**2. 缺点** ①药物受分散介质的影响，易引起药物的化学降解，使药效降低甚至失效；②水性液体制剂易霉变，需加入防腐剂；③非均相液体制剂分散粒子具有较大的表面积，易产生物理稳定性问题；④液体制剂体积较大，携带、运输、贮存不方便。

## 二、液体制剂的分类 🇪 微课

### （一）按分散系统分类

根据分散相的分散粒子大小和形成的体系均匀与否，液体制剂分为均相与非均相液体制剂。

**1. 均相液体制剂** 为均匀分散体系，药物以分子或离子状态分散在分散介质中，外观澄清，是热力学稳定体系。包括低分子溶液剂（溶液型液体制剂）和高分子溶液剂。

**2. 非均相液体制剂** 药物以微粒（多分子聚集体）形式分散在分散介质中，形成的多相分散体系，是热力学不稳定体系。包括溶胶剂、混悬剂、乳剂。

按分散体系分类，分散相粒子的大小决定了分散体系的特征，见表10-1。

表10-1 分散体系中粒子大小与特征

| 液体类型 | 粒子大小（nm） | 特征 |
| --- | --- | --- |
| 低分子溶液剂 | <1 | 以小分子或离子分散的澄明溶液，体系稳定 |
| 高分子溶液剂 | 1~100 | 高分子化合物以分子分散的澄明溶液，体系稳定 |
| 溶胶剂 | 1~100 | 以胶体微粒分散，有聚结不稳定性 |
| 混悬液 | >100 | 以固体微粒分散，有聚结和重力不稳定性 |
| 乳剂 | >100 | 以液滴分散，有聚结和重力不稳定性 |

### （二）按给药途径分类

**请你想一想**
比较一下高分子溶液剂和溶胶剂有哪些异同之处？

**1. 内服液体制剂** 如合剂、糖浆剂、溶液剂、混悬剂、乳剂、滴剂等。

**2. 外用液体制剂** ①皮肤科：如洗剂、搽剂等；②五官科：如滴耳剂、滴鼻剂、洗耳剂、含漱剂、滴牙剂等；③直肠、阴道、尿道用液体制剂：如灌肠剂、灌洗剂等。

你知道吗

**不同给药途径用的液体制剂**

**1. 合剂** 指主要以水为分散介质，含一种或一种以上药物的内服液体制剂（滴剂除外）。

**2. 洗剂** 指专供涂敷皮肤或冲洗用的外用液体药剂。洗剂一般具有清洁消毒、消炎、止痒、收敛和保护等局部作用。

**3. 搽剂**　搽剂系指专供揉搽皮肤表面用的液体药剂。搽剂具有镇痛、收敛、保护、消炎、防腐及抗刺激作用。

**4. 滴鼻剂**　滴鼻剂系指专供滴入鼻腔内使用的液体制剂。主要供局部消毒、消炎收缩血管和麻醉之用。

**5. 滴耳剂**　滴耳剂系指供滴入耳腔内的外用液体制剂。滴耳剂有消毒、止痒、收敛、消炎、润滑等作用。

**6. 含漱剂**　指专用于咽喉、口腔清洗的液体药剂，用于口腔的清洗、去臭、防腐、收敛和消炎。

**7. 滴牙剂**　滴牙剂系指专用于局部牙孔的液体制剂。

**8. 灌肠剂**　灌肠剂系指以灌肠器从肛门将药液灌注到直肠的一类液体制剂。

**9. 灌洗剂**　灌洗剂系指灌洗阴道、尿道的液体药剂。洗胃用的液体药剂亦属灌洗剂。

### 三、液体制剂的质量要求

液体制剂的质量要求：①均相液体制剂应为澄明溶液；②非均相液体制剂的药物粒子应分散均匀，浓度准确；③内服液体制剂应外观良好，口感适宜；④外用液体制剂应无刺激性；⑤具备一定防腐的能力，贮存与使用过程中不得发生霉变现象；⑥包装容器应符合有关规定，方便患者携带和使用。

## 任务二　液体制剂的溶剂和附加剂

### 一、液体制剂的常用溶剂

液体制剂的溶剂，对于均相液体制剂来说可称为溶剂，对于非均相液体制剂来说药物不是溶解而是分散，因此常称为分散介质。液体制剂的稳定性及所产生的药效等都与溶剂有密切关系，同一药物选用的溶剂不同，其作用与用途也不同，如碘的水溶液可内服用于治疗甲亢，而碘的乙醇溶液可外用于消毒，碘甘油溶液则用于黏膜消炎。因此制备液体制剂时应根据药物的性质及医疗用途，选择适宜的溶剂。

溶剂选择的条件是：①对药物具有较好的溶解性或分散性；②化学性质稳定，不与药物或附加剂发生反应；③不影响药效发挥和含量测定；④毒副作用小，无刺激性，无不适臭味。

此外，为确保液体制剂的稳定性及满足临床应用需要，除溶剂外，还须加入一些附加剂，如增溶剂、助溶剂、助悬剂、乳化剂、矫味剂、防腐剂等。

液体制剂的常用溶剂按其极性大小分为极性溶剂、半极性溶剂和非极性溶剂三类。见表 10 – 2。

表 10 – 2　常见液体制剂的溶剂分类

| 分类 | 名称 | 性状及特点 |
|---|---|---|
| 极性溶剂 | 纯化水 | 最常用的溶剂，价廉易得，无药理作用，能与乙醇、丙二醇、甘油等以任意比例混溶，能溶解大多数无机盐类和极性大的有机药物。无防腐作用，水性液体制剂易霉变，不宜久贮 |
| | 甘油 | 无色黏稠的澄明液体，味甜，能与水、乙醇、丙二醇等以任意比例混溶，可内服，多外用。无水甘油有吸水性，对皮肤黏膜有刺激性，但含水 10% 的甘油无刺激性，且对一些刺激性药物起缓和作用。外用液体制剂中，甘油还具有保湿、滋润皮肤、延长药效等作用。含甘油 30% 以上时有防腐作用 |
| | 二甲基亚砜（DMSO） | 为无色澄明液体，溶解范围广，有"万能溶剂"之称。有良好的防冻作用。本品对皮肤和黏膜的穿透力很强，但对皮肤略有刺激性，孕妇禁用 |
| 半极性溶剂 | 乙醇 | 为常用溶剂，能与水、甘油、丙二醇等以任意比例混溶，能溶解大多数有机药物和天然药材中的有效成分。含乙醇 20% 以上具有防腐作用。易挥发、易燃烧，对黏膜有刺激性，具有较强的药理作用 |
| | 丙二醇 | 药用丙二醇为 1, 2 - 丙二醇，性质与甘油相似，黏度较甘油小，味微甜，毒性小，无刺激性，能与水、乙醇、甘油等以任意比例混溶，可溶解磺胺类药物、局麻药，维生素 A、D 及性激素等。一定比例的丙二醇与水的混合溶剂能延缓许多药物的水解，增强制剂稳定性。但有辛辣味，口服应用受限制 |
| | 聚乙二醇（PEG） | 为无色、澄明、略黏稠的液体，理化性质稳定，能与水、乙醇、甘油、丙二醇任意比例混溶，液体制剂中常用 PEG300 ~ 600。与水组成的混合溶剂是一种良好溶剂，能抑制某些药物的水解作用，在外用制剂中能增加皮肤柔韧性，具有保湿作用 |
| 非极性溶剂 | 液状石蜡 | 从石油中得到的液状烃的混合物，化学性质稳定。无色透明油状液体，有轻质与重质之分，液状石蜡在肠道中不分解也不吸收，有润肠通便作用。可作口服药剂和搽剂的溶剂 |
| | 脂肪油 | 常用豆油、花生油、芝麻油等，能溶解油溶性药物，如挥发油、芳香族药物等。化学性质不稳定，易酸败，易与碱性药物发生皂化反应。可内服，也可作外用液体制剂的溶剂，如洗剂、搽剂、滴鼻剂等 |
| | 其他 | 乙酸乙酯及肉豆蔻酸异丙酯常作外用制剂的溶剂，油酸乙酯是甾类化合物及其他油溶性药物的常用溶剂 |

## 二、液体制剂的防腐、矫味与着色

### （一）液体制剂的防腐

**请你想一想**

某汽水的配方：水、果葡糖浆、白砂糖、二氧化碳、柠檬酸、枸橼酸钠、苯甲酸钠。配方中各成分作用是什么？

**1. 防腐的重要性**　液体制剂尤其是以水为溶剂的液体制剂易被微生物污染而变质，含有糖类、蛋白质等的水性液体制剂，更易引起微生物的滋长和繁殖，导致药物理化学性质发生变化而严重影响液体制剂的质量，甚至产生毒副作用。液体制剂制备时必须严格控制微生物的污染和增长，保证药品的质量。

**2. 防腐措施**

（1）防止污染　防止微生物污染是防腐的首要措施。加强生产环境的管理，清除周围环境的污染源，加强生产车间、用具、设备的清洁，加强操作人员个人卫生管理等，尽量减少或防止微生物污染。

（2）添加防腐剂　在液体制剂的制备、贮存、使用过程中，要完全避免微生物污染是很困难的。因此在液体制剂中加入防腐剂，抑制微生物的生长繁殖，也是防腐的重要措施。

**3. 常用的防腐剂**　防腐剂亦称抑菌剂，系指能抑制微生物生长、繁殖的化学物质。优良的防腐剂应满足以下条件：①在抑菌浓度范围内对人体无毒、无刺激性；②用于内服无臭味；③在水中的溶解度能达到防腐所需浓度；④性质稳定，不与药物、附加剂及包装材料发生配伍变化。液体制剂中常用的防腐剂见表 10 - 3。

表 10 - 3　常用的防腐剂

| 名称 | 主要特点 | 应用及注意事项 |
|---|---|---|
| 羟苯酯类（尼泊金类） | 有羟苯甲酯、乙酯、丙酯、丁酯，性质稳定，在酸性溶液中作用较强，在弱碱性溶液中作用减弱 | 混合使用效果更好，乙酯与丙酯合用或乙酯与丁酯合用，浓度均为 0.01% ~ 0.25%。羟苯酯类遇铁盐变色 |
| 苯甲酸及其盐类 | 苯甲酸未解离分子的抑菌作用强，因此在酸性溶液中抑菌效果较好 | 适用于微酸性和中性的内服和外用制剂，苯甲酸常用浓度为 0.1% ~ 0.25%，可与尼泊金类合用 |
| 山梨酸及其盐 | 在酸性溶液中抑菌效果较好，pH 为 4 时效果最好 | 常用浓度为 0.05% ~ 0.2%。山梨酸在空气中久置易氧化，水和光加速其氧化 |
| 季铵盐类 | 淡黄色黏稠液体，低温时形成蜡状固体，在酸性、碱性溶液中稳定 | 有特臭、味苦，无刺激性只供外用。常用浓度为 0.02% ~ 0.2% |
| 其他防腐剂 | 醋酸氯己定（醋酸洗必泰）<br>邻苯基苯酚 | 常用量为 0.02% ~ 0.05%<br>常用量为 0.005% ~ 0.2% |

你知道吗

### 正确使用防腐剂

随着现代人们对养生和健康饮食意识的增加，老百姓在选购食品时往往"谈防腐剂色变"。其实防腐剂是很多食品中的必要添加剂，是对食品安全的一种保证，对于列入《食品原料和添加剂目录》的防腐剂，只要按国家标准添加，对身体是没有危害的，消费者无须过分迷信"不含防腐剂"。而没有防腐剂的食物极易变质，导致细菌的繁殖，从而引发各类胃肠道疾病、食物中毒，甚至死亡。

### （二）液体制剂的矫味和着色

许多药物有不良臭味，如碘化钾、溴化钾等盐类有咸味，氯霉素、生物碱类等有苦味，鱼肝油有腥味，病人服用以后容易引起恶心呕吐等不适症状，尤其儿童往往拒绝服用，既影响治疗又浪费药物。因此，添加适宜的矫味剂，掩盖或矫正药物的不良臭味，可以减少或消除病人服药时的厌恶心理，使病人易于接受和服用。此外，在液体制剂的制备中，有时为了满足病人心理需求或强调某种用药方法，也加入着色剂进行调色。通过改善液体制剂的色、香、味，既能保证药剂质量，又提高了病人服药的依从性，是保障医疗效果的重要措施。

**1. 矫味剂**　为掩盖和矫正药物制剂的不良臭味而加入的物质称为矫味剂。

（1）甜味剂　主要用于掩盖药物的苦、涩、咸味。包括天然和合成两类：①天然甜味剂以蔗糖和单糖浆应用最广泛，具有芳香味的果汁糖浆如橙皮糖浆、枸橼糖浆等既能矫味，也能矫臭。甜菊苷的甜度约是蔗糖的300倍，甜味持久且不被吸收，常与蔗糖或糖精钠合用，常用量为0.025%~0.05%。②合成甜味剂常用的是糖精钠，味浓甜带苦，甜度为蔗糖的200~700倍，易溶于水，常用量为0.03%。阿司帕坦亦称蛋白糖，甜度为蔗糖的150~200倍，可用于肥胖、糖尿病患者。此外，甘油、山梨醇、甘露醇亦可作甜味剂。

（2）芳香剂　药剂中用以改善药剂气味的香料和香精称为芳香剂。分为天然香料和合成香料两类：①天然香料有薄荷油、桂皮油、橙皮油、橙皮酊等；②合成香料有苹果香精、柠檬香精、橘子香精、茉莉香精等。

（3）胶浆剂　系通过干扰味蕾而矫味。常用的有淀粉浆、羧甲基纤维素钠、阿拉伯胶、海藻酸钠、琼脂胶浆等。常与甜味剂合用。

（4）泡腾剂　系用碳酸氢钠与有机酸（如酒石酸、枸橼酸等）混合，遇水后产生大量二氧化碳气体，麻痹味蕾以矫味。

**2. 着色剂**　着色剂亦称色素或染料，用来识别制剂的浓度，改善制剂的外观颜色，提高病人服药的顺从性。尤其当选用的颜色与所加矫味剂配合协调，更容易被患者所接受，如薄荷味用绿色，橘子味用橙黄色。

（1）天然色素　常作食品和内服制剂的着色剂，如甜菜红、叶绿素、胡萝卜素、焦糖色素、氧化铁等。

（2）合成色素　人工合成色素色泽鲜艳、价格低廉，但大多数毒性较大，用量不宜过多。我国准许使用的食用色素主要有胭脂红、苋菜红、柠檬黄和靛蓝，其用量不得超过万分之一。外用色素有伊红、品红、美蓝（亚甲蓝）、苏丹红等。

## 目标检测

一、A 型题（单项选择题）

1. 关于液体制剂的特点叙述错误的是（　　　）

　　A. 吸收快，起效迅速

　　B. 液体制剂携带、运输、贮存方便

　　C. 易于分剂量，服用方便，特别适用于儿童和老年患者

  D. 稳定性差

  E. 给药途径广泛，可内服，也可外用

2. 极性溶剂是（　　　）

  A. 甘油      B. 聚乙二醇     C. 丙二醇

  D. 液状石蜡     E. 醋酸乙酯

3. 非极性溶剂是（　　　）

  A. 水       B. 聚乙二醇     C. 甘油

  D. 液状石蜡     E. DMSO

4. 可食用的色素，不包括（　　　）

  A. 胭脂红      B. 苋菜红      C. 柠檬黄

  D. 品红       E. 胡萝卜素

5. 下列关于液体制剂的说法，错误的是（　　　）

  A. 常用极性溶剂是水和甘油

  B. 液体制剂可分为均相液体制剂和非均相液体制剂

  C. 液体制剂不需加入矫味剂和着色剂

  D. 溶胶剂、混悬剂、乳剂属于非均相液体制剂

  E. 液体制剂吸收快

6. 常用于液体制剂作防腐剂的是（　　　）

  A. 甘露醇      B. 聚乙二醇     C. 山梨酸

  D. 阿拉伯胶     E. 甲基纤维素

7. 液体制剂的质量要求不包括（　　　）

  A. 液体制剂要有一定的防腐能力

  B. 外用液体制剂应无刺激性

  C. 口服液体制剂外观良好，口感适宜

  D. 液体制剂应是澄明溶液

  E. 液体制剂浓度应准确，包装便于患者携带和用药

8. 下列液体制剂中，分散相粒子最小的是（　　　）

  A. 低分子溶液剂    B. 高分子溶液剂    C. 溶胶剂

  D. 乳剂       E. 混悬剂

9. 下列属于尼泊金类的防腐剂为（　　　）

  A. 山梨酸      B. 苯甲酸盐     C. 羟苯乙酯

  D. 三氯叔丁醇     E. 苯酚

10. 下列不属于常用防腐剂的是（　　　）

  A. 羟苯酯类      B. 山梨酸      C. 苯扎溴铵

  D. 山梨醇      E. 醋酸氯己定

## 二、B 型题（配伍选择题）

【11～15 题共用备选答案】

　　A. 低分子溶液剂　　　　B. 高分子溶液剂　　　　C. 乳剂

　　D. 溶胶剂　　　　　　　E. 混悬剂

11. 由低分子药物分散在分散介质中形成的液体制剂，分散微粒小于 1nm 的是
（　　　）

12. 由高分子化合物分散在分散介质中形成的液体制剂是（　　　）

13. 疏水胶体溶液属于（　　　）

14. 由不溶性液体药物以小液滴状态分散在分散介质中所形成的非均相分散体系是
（　　　）

15. 难溶性固体药物分散于液体分散介质中（粒径在 1～100nm）属于（　　　）

## 三、X 型题（多项选择题）

16. 液体制剂按分散系统分类属于均相液体制剂的是（　　　）

　　A. 低分子溶液剂　　　　B. 溶胶剂　　　　　　　C. 高分子溶液剂

　　D. 乳剂　　　　　　　　E. 混悬剂

17. 下列属于半极性溶剂的是（　　　）

　　A. 水　　　　　　　　　B. 丙二醇　　　　　　　C. 甘油

　　D. 乙醇　　　　　　　　E. 聚乙二醇

18. 下列属于常用防腐剂的是（　　　）

　　A. 尼泊金类　　　　　　B. 苯甲酸钠　　　　　　C. 氢氧化钠

　　D. 苯扎溴铵　　　　　　E. 山梨酸

　　微课　　　　　　划重点　　　　　自测题

# 项目十一 低分子溶液剂

学习目标

**知识要求**

1. **掌握** 溶液剂的制备方法及应注意的问题；糖浆剂的特点及制备方法；醋剂、甘油剂、芳香水剂的概念。
2. **熟悉** 增加药物溶解度的方法。
3. **了解** 醋剂、甘油剂、芳香水剂的制备方法。

**能力要求**

1. 学会采用溶解法制备溶液剂。
2. 学会用热溶法制备糖浆剂。

## 岗位情景模拟

**情景描述** 患者，女，34岁，自述恶寒、咳嗽咽痛，到药店买药，店员推荐了急支糖浆。急支糖浆主要功效是清热化痰，宣肺止咳，用于外感风热所致的咳嗽。

讨论 1. 你会制备糖浆剂吗？

2. 是否添加了蔗糖的液体制剂都可称为糖浆剂？

## 任务一 低分子溶液剂知识概述

### 一、低分子溶液剂的特点

低分子溶液剂又称为溶液型液体制剂，系指药物以分子或离子（直径 < 1nm）状态分散在溶剂中制成的液体制剂，可供内服或外用。主要包括溶液剂、芳香水剂、糖浆剂、醋剂、甘油剂等。

低分子溶液剂的特点是：①为澄明的液体制剂；②药物的分散度大，口服吸收好；③稳定性较差，制备时应注意药物的稳定性和防腐问题。

### 二、增加药物溶解度的方法

溶解是将药物分散于一定量的溶剂中形成均匀澄明溶液的过程，在制备低分子溶液剂的时候，有些药物由于溶解度较小，即使制成饱和溶液仍低于医疗所需浓度，因此需要采取适宜的方法增加药物的溶解度，如碘需要加入碘化钾助溶才能制成碘溶液用于临床。

你知道吗

## 药物的近似溶解度表示方法

溶解度是一种物理性质，是指在一定温度下，某固态物质在 100g 溶剂中达到饱和状态时所溶解的溶质的质量。《中国药典》（2020 年版）将药物溶解度分为 7 个等级，以表示药物大致的溶解性能，相关名词术语如下：

| | |
|---|---|
| 极易溶解 | 系指溶质 1g（ml）能在溶剂不到 1ml 中溶解； |
| 易溶 | 系指溶质 1g（ml）能在溶剂 1～不到 10ml 中溶解； |
| 溶解 | 系指溶质 1g（ml）能在溶剂 10～不到 30ml 中溶解； |
| 略溶 | 系指溶质 1g（ml）能在溶剂 30～不到 100ml 中溶解； |
| 微溶 | 系指溶质 1g（ml）能在溶剂 100～不到 1000ml 中溶解； |
| 极微溶解 | 系指溶质 1g（ml）能在溶剂 1000～不到 1000ml 中溶解； |
| 几乎不溶或不溶 | 系指溶质 1g（ml）在溶剂 10000ml 中不能完全溶解。 |

增加药物溶解度的方法有制成可溶性盐、使用混合溶剂、加入增溶剂和助溶剂、对药物的化学结构进行改造等。随着新技术、新理论的发展，增加药物溶解度的方法也在不断更新。

### （一）制成可溶性盐

一些难溶性的弱酸性或弱碱性药物，由于极性小，在水中溶解度很小或不溶，制成盐类可增加其溶解度。弱酸性药物如水杨酸、磺胺类、巴比妥类等，可与碱（如氢氧化钠、碳酸钠、氢氧化钾等）成盐；弱碱性药物如生物碱、普鲁卡因、可卡因等，可与酸（如盐酸、硫酸、磷酸、硝酸、枸橼酸等）成盐。可卡因的溶解度为 1:600，制成盐酸可卡因后溶解度为 1:0.5；水杨酸的溶解度为 1:500，制成水杨酸钠后溶解度为 1:1。

### （二）选择适当的溶剂

根据药物的性质选择适宜的溶剂或混合溶剂。某些在水中溶解度小的药物，可改用半极性或非极性溶剂，增加其溶解度。例如樟脑不溶于水，而溶于乙醇、脂肪油，因此可制成樟脑醑搽剂（乙醇溶液）。

当使用混合溶剂时，药物的溶解度比在单纯溶剂中增大，这种混合溶剂称为潜溶剂。常用作混合溶剂的有水、乙醇、甘油、丙二醇、聚乙二醇等。如氯霉素在水中的溶解度仅为 0.25%，若采用含 20% 水 –25% 乙醇 –55% 甘油的复合溶剂，即可制成治疗所需的 12.5% 氯霉素溶液；甲硝唑在水中的溶解度为 10%（W/V），使用水 – 乙醇混合溶剂，则溶解度提高 5 倍；苯巴比妥在 90% 乙醇中有最大溶解度。

### （三）加增溶剂

很多难溶性药物如挥发油、脂溶性维生素、甾体激素等，可通过加入适宜的表面活性剂作增溶剂而增大其在水中的溶解度。如吐温 80 可增加维生素 A、维生素 E 在水中的溶解度，肥皂可增加甲酚在水中的溶解度。

### （四）加助溶剂

助溶系指由于加入第三种物质，使难溶性药物在溶剂中的溶解度增大的过程。所加入的第三种物质称为助溶剂。常用助溶剂可分为三类：①无机化合物，如碘化钾、氯化钠等；②某些有机酸及其钠盐，如苯甲酸钠、水杨酸钠、枸橼酸钠、对氨基苯甲酸钠等；③酰胺类化合物，如尿素、烟酰胺、乙酰胺、乙二胺、乌拉坦等。

助溶的机制比较复杂，但多数是难溶性溶质与加入的助溶剂形成了溶解度较大的络合物或复盐。例如碘与碘化钾形成 $KI \cdot I_2$，使碘溶解度由 $1 : 2950$ 增大到 $1 : 20$；咖啡因与苯甲酸钠形成苯甲酸钠咖啡因，使咖啡因的溶解度由 $1 : 50$ 增大到 $1 : 1.2$；茶碱与乙二胺形成氨茶碱，溶解度由 $1 : 120$ 增大到 $1 : 5$。助溶剂的用量较大，选用时应考虑其生理活性。

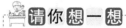

**请你想一想**

增溶与助溶的机制有何不同？

## 任务二 低分子溶液剂常见的类型及制备方法

### 一、溶液剂

#### （一）概述

**1. 概念** 溶液剂系指非挥发性药物的澄清液体制剂，可供内服和外用。其溶剂多为水，也可用乙醇或脂肪油为溶剂，如硝酸甘油的乙醇溶液、维生素 E 的油溶液。配制溶液剂时，根据需要可加入助溶剂、抗氧剂、防腐剂、矫味剂及着色剂等附加剂。

**2. 特点**

（1）药物制成溶液剂后，分剂量容易，服用方便，特别是对小剂量药物或毒性较大的药物更适宜。

（2）有些药物制成溶液形式贮存可提高其安全性，如氨溶液、过氧化氢溶液等。

（3）性质稳定的常用药物，可制成高浓度的贮备液（又称倍液），供临时处方调配用。

**3. 质量要求**

（1）应澄清，不得有沉淀、浑浊、异物等。

（2）吸收快，疗效显著，为保证用药安全，其浓度与剂量均需严格规定。

#### （二）制备方法 📱微课

溶液剂的制备方法有三种：溶解法、稀释法和化学反应法。化学反应法比较少用。

**1. 溶解法** 制备流程图 11-1 所示。

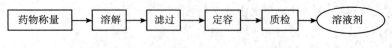

图 11 - 1  溶解法的制备工艺流程图

制备方法：①称量。按处方准确称量药物；②溶解。取处方量 1/2 ~ 3/4 的溶剂，加入处方中的固体药物搅拌使其溶解；③滤过。选用适宜的滤器及滤材，将药液滤过，并自滤器上添加溶剂至全量；④质检。按药品标准规定要求测定澄明度、pH、主药含量等；⑤包装。将质检合格的药液及时分装于洁净的容器中，密封，贴标签，即得。

## 你知道吗

### 药物溶解时应注意的问题

必要时可采用粉碎、搅拌、加热等措施促进药物溶解；对溶解度小的药物先溶解后再加入其他药物；难溶性药物可加入适宜助溶剂或增溶剂使其溶解；易氧化的药物溶解时，宜将溶剂加热放冷后再溶解药物，同时加入适量的抗氧剂以减少药物氧化损失；挥发性药物应最后加入。

[ 制备实例解析 ]

### 复方碘口服溶液（卢戈液）

【处方】碘                  50g

碘化钾                100g

纯化水                适量

共制                  1000ml

【制法】取碘化钾，加纯化水 100ml 溶解成浓溶液，加入碘搅拌使其溶解，再加适量纯化水使成 1000ml，搅匀，即得。

【作用与用途】本品能调节甲状腺功能，临床上主要用于甲亢的辅助治疗，外用作黏膜消毒药。内服时可用水稀释 5 ~ 10 倍，以减少其对黏膜的刺激性。

【处方解析】

（1）碘难溶于水（1：2950），又具挥发性，加入碘化钾可与碘生成易溶于水的碘 - 碘化钾络合物，并能使溶液稳定，处方中碘化钾为助溶剂。

（2）配制时宜将碘化钾加等量水（1：1）溶解先配成近饱和溶液，再加入碘溶解，以加快碘的溶解，否则碘不能全溶。

（3）碘具有氧化性、腐蚀性和挥发性。称取时应用玻璃器（烧杯或表面皿）称重；称取后及时加入碘化钾溶液中溶解，故应在碘化钾溶解后再称碘；称取时切勿触及皮肤与黏膜。

**2. 稀释法**  系将药物先制成高浓度溶液或将易溶性药物制成贮备液，再用溶剂稀释至所需浓度。制备时注意：①用稀释法制备溶液剂时应注意浓度换算；②挥发性药物浓溶液稀释过程中应注意避免挥发损失，以免影响浓度的准确性。

［制备实例解析］

**10％稀盐酸溶液**

【处方】盐酸      234ml

    纯化水     适量

    共制      1000ml

【制法】取盐酸缓缓加入适量纯化水中，不断搅拌，加纯化水至全量，搅匀，即得。

【处方解析】盐酸呈强酸性，有强烈刺激气味，吸入对呼吸道黏膜有强刺激性，能灼伤皮肤。配制时宜在通风橱中进行，注意戴口罩和橡胶手套。

## 二、糖浆剂

（一）概述

**1. 概念** 糖浆剂系指含有原料药物的浓蔗糖水溶液，供口服用。纯蔗糖的近饱和水溶液称为单糖浆，其浓度为85％（g/ml）或64.7％（g/g），可供配制药用糖浆，也可作矫味剂或助悬剂。

**2. 特点**

（1）掩盖某些药物的不良臭味，易于服用，尤其适于儿科用药。

（2）糖浆剂中少部分蔗糖可转化为葡萄糖和果糖，具有还原性，能防止糖浆剂中药物的氧化变质。

（3）含蔗糖浓度高的糖浆剂，由于渗透压大，微生物不易生长繁殖。但低浓度糖浆剂易被微生物污染而变质，故应添加防腐剂。

**3. 质量要求**

（1）糖浆剂含蔗糖量应不低于45％（g/ml）。

（2）除另有规定外，糖浆剂应澄清。在贮存期间不得有发霉、酸败、产生气体或其他变质现象，允许有少量摇之易散的沉淀。

（3）除另有规定外，糖浆剂应密封，避光置干燥处贮存。

（4）根据需要可加入附加剂。如防腐剂、着色剂等。

（5）糖浆剂一般应检查相对密度、pH等。除另有规定外，还应进行装量、微生物限度检查。

（二）糖浆剂的制备

糖浆剂的制备方法有热溶法、冷溶法和混合法三种。

**1. 热溶法** 热溶法系指将蔗糖溶于沸纯化水中，加热搅拌使其溶解，待温度降至适宜时加入药物，搅拌溶解、过滤、再自滤器上加水至全量，即得。不加药物可制成单糖浆。

本法适用于对热稳定的药物。其优点是：①温度高时蔗糖容易溶解；②蔗糖中所含的蛋白质等杂质被加热凝固而滤除，制得的糖浆剂易于滤清；③微生物在加热过程中可被杀灭，使糖浆剂易于保存。但采用此法制备时注意要控制加热温度和时间，温度过高，时间过长，会使蔗糖焦化，而使糖浆剂色泽变深。

[制备实例解析]

### 单糖浆

【处方】蔗糖　　　　　　　　　　850g

纯化水　　　　　　　　　　适量

共制　　　　　　　　　　　1000ml

【制法】

（1）取纯化水450ml煮沸，加蔗糖搅拌至溶解。

（2）继续加热至100℃，趁热过滤。

（3）自滤器上添加煮沸过的纯化水，待其冷至室温时为1000ml，搅匀，即得。

【作用与用途】本品可作矫味剂或黏合剂。

【处方解析】

（1）纯化水加热时，应采取适当措施防止水的蒸发。

（2）制备时，加热温度不宜过高（尤其是用直火加热），防止蔗糖焦化；加热时间不宜过长，防止蔗糖转化，从而影响产品质量。

**2. 冷溶法**　冷溶法系在室温下将蔗糖（或蔗糖和药物的混合物）溶于纯化水中制成糖浆剂的方法。此法适用于制备对热不稳定或挥发性药物的糖浆剂。其优点是制得的糖浆剂色泽较浅，但所需时间较长，且易污染微生物。

**3. 混合法**　混合法系指将药物与单糖浆均匀混合而制成糖浆剂。本法操作简易，质量稳定，应用广泛，尤其适用于制备含药糖浆。

[制备实例解析]

### 磷酸可待因糖浆

【处方】磷酸可待因　　　　　　　5g

单糖浆　　　　　　　　　　适量

共制　　　　　　　　　　　1000ml

【制法】取磷酸可待因溶于纯化水中，加单糖浆至1000ml，搅匀，即得。

【作用与用途】本品为镇咳药，用于剧烈咳嗽。

【处方解析】

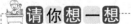
对热不稳定的药物适宜
用哪种方法制备成糖浆剂？

（1）处方中选用的蔗糖应为药用蔗糖。

（2）生产中要严格控制加热的温度和时间，并注意调节pH，蔗糖应在纯化水煮沸后再加入，以防止蔗糖水解生成转化糖。

（3）应在避菌环境中制备，所用器具应经过洁净或灭菌处理，并及时灌装。

### 三、芳香水剂

#### （一）概述

芳香水剂系指芳香挥发性药物（多为挥发油）的饱和或近饱和水溶液。用乙醇和水为混合溶剂制成的含大量挥发油的溶液，称为浓芳香水剂。用芳香性植物药材蒸馏所制成的芳香水剂，称为药露或露剂。芳香水剂的浓度一般较低，主要作芳香性溶剂用于配制液体制剂。少数有医疗作用，如金银花露。因含挥发性成分，不宜大量配制久贮。

#### （二）芳香水剂的制备

纯挥发油或化学药物多用溶解法和稀释法制备。含挥发性成分的植物药材多采用水蒸气蒸馏法制备。

[制备实例解析]

薄荷水

【处方】
| | |
|---|---|
| 薄荷油 | 2ml |
| 滑石粉 | 15g |
| 纯化水 | 适量 |
| 共制 | 1000ml |

【制法】

（1）取薄荷油加 15g 精制滑石粉，在干燥乳钵中充分研匀。

（2）量取纯化水 950ml，分次加到研钵中，先加少量，研匀后再逐渐加入其余部分的纯化水，反复多次，最后留下少量纯化水。

（3）将上述混合液移入带塞玻璃瓶中，用余下的纯化水将研钵中的滑石粉冲洗入玻璃瓶，加塞剧烈振摇 10 分钟。

（4）用润湿过的滤纸反复滤过，直至澄清，再从滤器上添加纯化水至 1000ml，搅匀，即得。

【作用与用途】本品具散风作用，用于胃肠胀气，也可作矫味剂。

【处方解析】

（1）该处方是用分散法配制的，滑石粉不宜过细，以免制出的溶液浑浊。

（2）本品为薄荷油的饱和水溶液，处方用量为溶解量的 4 倍，配制时不能完全溶解。

### 四、醑剂

#### （一）概述

醑剂系指挥发性药物的乙醇溶液。可供内服或外用，也可用作芳香矫味剂。

凡制备芳香水剂的药物一般都可制成醑剂。醑剂应澄清，并具原药气味；醑剂中药物浓度多为5%～10%，乙醇浓度一般为60%～90%；醑剂易挥发或氧化，应贮于密闭容器中，但不宜长期储存。

（二）醑剂的制备

醑剂的制备方法常用溶解法或蒸馏法。醑剂是高浓度醇溶液，制备时所用器械应干燥，滤器和滤纸应先用乙醇润湿，避免药物析出，使成品出现浑浊。

［制备实例解析］

樟脑醑

【处方】樟脑　　　　　　　100g

　　　　乙醇　　　　　　　适量

　　　　共制　　　　　　　1000ml

【制法】取乙醇800ml，加樟脑搅拌溶解，滤过，自滤器上加乙醇至1000ml，搅匀，即得。

【作用与用途】本品为局部刺激药。适用于神经痛、关节痛、肌肉痛及未破冻疮等。

【处方解析】

（1）本品为无色澄明液体，芳香特异，味苦而辛，有清凉感。含醇量应为80%～87%。

（2）本品遇水易析出结晶，所用器材及包装材料均应干燥。

（3）过滤所用滤纸和滤器宜先用乙醇润湿，以防滤液浑浊。

## 五、甘油剂

（一）概述

甘油剂系指将药物溶于甘油中所制成的专供外用的液体制剂。甘油对皮肤、黏膜有滋润作用，其黏稠性能使药物滞留于患处而延长药效时间，故常用于口腔、耳鼻喉科等疾病。但甘油剂吸湿性较强，应密闭贮存。

（二）甘油剂的制备

**1. 溶解法**　系指药物溶解于甘油而制成的甘油剂。如苯酚甘油、碘甘油等。

［制备实例解析］

碘甘油

【处方】碘　　　　　　　　10g

　　　　碘化钾　　　　　　10g

　　　　纯化水　　　　　　10ml

　　　　甘油　　　　　　　适量

　　　　共制　　　　　　　1000ml

【制法】将碘化钾加水溶解后，加碘，搅拌溶解，再加适量甘油至1000ml，搅匀，即得。

【作用与用途】本品为消毒防腐药，用于口腔黏膜感染，牙龈炎、牙周炎等。

【处方解析】

（1）本品不宜用水稀释，必要时用甘油稀释以免增加刺激性。

（2）碘在甘油中溶解度约1%，加碘化钾可助溶，并可增加碘的稳定性。

（3）配制时，宜控制水量，以免增加对黏膜的刺激性。

**2. 化学反应法**　系指药物与甘油发生化学反应而制成的甘油剂。如硼酸甘油。

[ 制备实例解析 ]

硼酸甘油

【处方】硼酸　　　　　　　31g
　　　　甘油　　　　　　　适量
　　　　共制　　　　　　　100g

【制法】

（1）取甘油46g置称定重量的蒸发皿中，加热至140～150℃。

（2）将硼酸粉分次加入，搅拌至硼酸溶解，继续于同温加热，并时时搅拌，破开液面上结成的薄膜。

（3）待重量减至52g，取适量甘油缓缓加入并随加随搅拌，使全量成100g，立即倾入适宜的干燥瓶中，密闭，即得。

【作用与用途】本品为缓和消毒剂。常用于黏膜如耳、鼻、喉等部位。

【处方解析】

（1）本品为硼酸与部分甘油在加热情况下发生化学反应生成硼酸甘油酯，再溶于甘油中所制成的溶液。其反应原理如下：

$$C_3H_5(OH)_3 + H_3BO_3 \rightleftharpoons C_3H_5BO_3 + H_2O$$

（2）加热能除去反应生成的水分，有利于反应顺利进行。但温度不宜超过150℃，以免甘油分解成丙烯醛，使制品呈淡黄色，并增加刺激性。

（3）硼酸甘油酯易水解析出硼酸，故包装容器必须干燥。

## 你知道吗

普通溶液剂制备工艺管理要点

本操作适用于药厂或医院制剂室溶液剂的配制。

1. 配液车间洁净度按D级要求，室内相对室外呈正压，温度18～26℃、相对湿度45%～65%。

2. 配制所用器具应洁净；原料、附加剂应符合要求，领用及称取要准确，执行双人核对制度。

3. 配制时加入处方量80%的溶剂先溶解药物，配制后一般应过滤。

4. 如使用非水溶剂，设备、工具、容器必须干燥后才能使用。

5. 配制过程中要随时检查其色泽及澄明度。

6. 配制后的溶液剂为半成品，应及时送检，其质量控制关键点为含量和 pH。

7. 半成品检验合格后开始灌装；灌装完要上瓶盖密闭，再贴标签、装盒。

# 实训八　低分子溶液剂的制备

## 一、实训目的

1. 掌握溶液型液体制剂的制备方法。

2. 掌握液体制剂制备过程中的各项基本操作及质量检查方法。

## 二、实训药品与器材

**1. 药品**　纯化水、碘、碘化钾。

**2. 器材**　天平、量杯、量筒、玻璃棒、烧杯、标签、蒸发皿。

## 三、实训内容

### 复方碘口服溶液

【处方】碘　　　　　　　　　1g

　　　　碘化钾　　　　　　　2g

　　　　纯化水　　　　　　　适量

　　　　共制　　　　　　　　20ml

【制备步骤】

（1）称取碘化钾 2g 置量杯中，加纯化水 2ml 搅拌溶解。

（2）称取碘 1g，加入碘化钾溶液中，搅拌使其溶解。

（3）再加适量纯化水使成 20ml，搅匀，既得。

【注意事项】

（1）为了加快碘的溶解速度，宜将碘化钾加等量水（1∶1）溶解配成溶液，然后加入碘溶解，否则碘不易溶解。

（2）碘具有氧化性、腐蚀性、挥发性，称取的时候用玻璃器皿。

（3）待碘化钾完全溶解后再称量碘，防止碘暴露空气中挥发和吸潮。

（4）操作过程中注意不要接触到衣服和皮肤，注意操作安全。

【质量检查】

（1）外观：本品为深棕色澄明溶液，有碘臭味。

（2）容量：液体表面与刻度水平，20ml。

### 四、思考题

1. 碘化钾的作用是什么？溶解碘化钾时为什么加 1 倍量的水？

2. 称取碘的时候有哪些注意事项？

### 五、实训评价

| 评价项目 | 评分细则 | 分值 | 得分 |
|---|---|---|---|
| 职业素质 | （1）仪容仪表（统一穿好白大衣，服装整洁） | 10 | |
| | （2）卫生习惯（洗手、擦操作台） | 5 | |
| | （3）安静、礼貌、实训态度认真负责，协作精神好 | 5 | |
| 仪器的选择和洗涤 | （4）选择正确 | 5 | |
| | （5）洗涤正确、干净（玻璃仪器不挂水珠） | 5 | |
| 药物的称量 | （6）碘化钾的称取 | 5 | |
| | （7）碘的称取（注意称取的方法及时间） | 10 | |
| 制剂配制 | （8）2ml 纯化水的量取 | 10 | |
| | （9）碘化钾是否溶解完全后再加入碘溶解 | 10 | |
| | （10）碘的溶解 | 10 | |
| | （11）定容 20ml | 10 | |
| 成品质量 | （12）总容量准确度 | 5 | |
| | （13）外观：颜色、澄明度 | 5 | |
| 清场 | （14）清洗器具，整理台面卫生，将药品放回原位 | 5 | |
| 合计 | | 100 | |

## 目标检测

### 一、A 型题（单项选择题）

1. 以下不能增加药物溶解度的方法是（　　）

　　A. 制成盐　　　　　　　　B. 更换溶剂　　　　　　C. 添加增溶剂

　　D. 增加药物的重量　　　　E. 添加助溶剂

2. 单糖浆为蔗糖的水溶液，含蔗糖量（　　）

　　A. 85%（g/ml）　　　　　B. 75%（g/ml）　　　　　C. 65%（g/ml）

　　D. 60%（g/ml）　　　　　E. 80%（g/ml）

3. 以下只能外用的溶液型液体制剂是（　　）

　　A. 溶液剂　　　　　　　　B. 糖浆剂　　　　　　　C. 醋剂

　　D. 甘油剂　　　　　　　　E. 胃蛋白酶合剂

4. 处方：碘 50g，碘化钾 100g，蒸馏水适量，加至 1000ml。碘化钾的作用是（　　）

A. 助溶作用      B. 脱色作用      C. 抗氧作用

D. 增溶作用      E. 补钾作用

5. 下列剂型中既可内服又可外用的是（　　　）

A. 甘油剂      B. 含漱剂      C. 醋剂

D. 糖浆剂      E. 洗剂

6. 关于糖浆剂的叙述不正确的是（　　　）

A. 低浓度的糖浆剂特别容易污染和繁殖微生物，必须加防腐剂

B. 蔗糖浓度高时渗透压大，微生物的繁殖受到抑制

C. 糖浆剂是单纯蔗糖的饱和水溶液，简称糖浆

D. 冷溶法生产周期长，制备过程中容易污染微生物

E. 热溶法制备有溶解快，滤速快，可以杀死微生物等优点

7. 糖浆剂含糖量不得低于（　　　）

A. 45%（g/ml）      B. 85%（g/ml）      C. 64.7%（g/g）

D. 35%（g/ml）      E. 75%（g/ml）

8. 关于糖浆剂的叙述错误的是（　　　）

A. 可加入适量乙醇、甘油作稳定剂

B. 多采用热溶法制备

C. 单糖浆可作矫味剂、助悬剂

D. 蔗糖的浓度高、渗透压大，微生物的繁殖受到抑制

E. 糖浆剂是高分子溶液

9. 配制时，搅拌的目的是增加药物的（　　　）

A. 润湿性      B. 表面积      C. 溶解度

D. 溶解速度      E. 稳定性

10. 苯巴比妥在90%乙醇中溶解度最大，90%乙醇是苯巴比妥的（　　　）

A. 防腐剂      B. 助溶剂      C. 增溶剂

D. 抗氧剂      E. 潜溶剂

## 二、B 型题（配伍选择题）

【11～15 题共用备选答案】

A. 溶液剂      B. 糖浆剂      C. 甘油剂

D. 醋剂      E. 芳香水剂

11. 非挥发性药物的澄清溶液是（　　　）

12. 挥发性药物的饱和水溶液是（　　　）

13. 含有药物、药材提取物的浓蔗糖水溶液是（　　　）

14. 药物的甘油溶液是（　　　）

15. 挥发性药物的乙醇溶液是（　　　）

## 三、X型题（多项选择题）

16. 增加药物溶解度的方法有（　　　）

    A. 加热　　　　　　　B. 加入助溶剂　　　　　C. 加入增溶剂

    D. 搅拌　　　　　　　E. 制成可溶性盐

17. 糖浆剂的制备方法主要有（　　　）

    A. 化学反应法　　　　B. 热溶法　　　　　　　C. 凝聚法

    D. 冷溶法　　　　　　E. 混合法

微课

划重点

自测题

PPT

# ▷▷项目十二　高分子溶液剂与溶胶剂

**学习目标**

**知识要求**

1. **掌握**　溶胶剂的性质。

2. **熟悉**　高分子溶液剂的概念、性质、制备方法。

3. **了解**　溶胶剂的概述及制备。

**能力要求**

1. 学会制备高分子溶液剂。

2. 学会高分子溶液剂的处方分析。

## 📋 岗位情景模拟

**情景描述**　酸性乳饮料具有酸甜独特的风味，有着广泛的市场。但在生产过程中，酪蛋白会在酸性条件下发生聚集失稳，因此一般加入多糖，可对酪蛋白起保护作用，使体系稳定并同时保证了良好的口感。而羧甲基纤维素钠作为一种多糖可稳定酸性乳饮料。

**讨论**　1. 酸性乳饮料中羧甲基纤维素钠的作用是什么？

　　　　2. 你会制备羧甲基纤维素钠胶浆吗？

## 📖 任务一　高分子溶液剂知识概述

### 一、高分子溶液剂的概念

高分子溶液剂系指高分子化合物溶于溶剂中制成的均匀分散的液体制剂。以水为溶剂制备的高分子溶液剂称为亲水性高分子溶液剂，又称亲水胶体溶液或胶浆剂。以非水溶剂制备的高分子溶液剂称为非水性高分子溶液剂。亲水性高分子溶液剂在药剂中应用较多，常用作黏合剂、助悬剂、乳化剂等。这里主要介绍亲水性高分子溶液剂的性质及制备技术。

### 二、高分子溶液剂的性质　📱微课1

#### （一）带电性

高分子溶液中的高分子化合物因某些基团发生解离而带电。高分子化合物的种类不同，溶液中所带的电荷不同。带正电荷的高分子水溶液有：琼脂、血红素、亚甲蓝、甲紫等；带负电荷的高分子水溶液有：淀粉、阿拉伯胶、西黄蓍胶、树脂、苋菜红、靛蓝、海藻酸钠、羧甲基纤维素钠等。高分子化合物所带电荷受溶液 pH 影响，如蛋白质分子中含有羧基（—COO⁻）和氨基（—NH₃⁺），当溶液 pH 大于等电点时，分子中含—COO⁻的数量多而带负电荷；当溶液 pH 小于等电点时，分子中含—NH₃⁺的数量多而带正电荷；当溶液 pH 等于等电点时，蛋白质分子不带电，此时溶液的黏度、渗透压、导电性、溶解度等都变为最小值。高分子化合物的带电性使其在溶液中具有电泳现象，通过电泳法可测定其所带电荷的种类。生产上可以利用这一特性，用于分离纯化或制备微囊。

> **请你想一想**
> 鸡蛋清溶液中加入少量饱和的硫酸铵溶液后出现沉淀。请问为什么会产生这种现象？

## （二）稳定性

高分子溶液的稳定性，主要靠高分子化合物结构中大量的亲水基团与水形成牢固的水化膜，水化膜能阻止高分子化合物分子间的相互凝聚，是保证其稳定的主要原因。水化膜愈厚，稳定性愈大。其次是高分子化合物带电荷，由于同电相斥，阻止聚集，可增加其稳定性。任何能破坏高分子化合物的水化膜及中和电荷的因素，均能使高分子溶液不稳定，出现聚结沉淀现象。

（1）盐析作用　向高分子溶液中加入大量电解质，由于电解质具有强烈的水化作用，与水化膜中的水分子结合而破坏其水化膜，使高分子化合物聚结而沉淀，这一现象称为盐析。

（2）脱水作用　向高分子溶液中加入大量脱水剂（如乙醇、丙酮等），也能破坏高分子化合物的水化膜而聚结沉淀。利用这一性质，通过控制所加入脱水剂的浓度，可以分离出不同分子量的高分子化合物，如羧甲基淀粉钠、右旋糖酐代血浆等的制备。

（3）凝聚作用　将两种带相反电荷的高分子溶液混合时，由于电荷中和而凝聚沉淀。如复凝聚法制备微囊，就是利用在等电点以下明胶带正电，而阿拉伯胶带负电，二者产生凝聚作用而形成囊膜。

此外，由于受其他因素如絮凝剂、光、热、pH、射线等的影响，使高分子化合物聚集成大粒子而沉淀的现象称为絮凝；高分子溶液长时间放置也会出现凝集沉淀的现象，此现象称为陈化。

## （三）其他性质

（1）高分子溶液具有一定的渗透压，这一性质常用于血浆代用液的生产中。

（2）高分子溶液是黏稠性流动液体，常用作助悬剂。

（3）某些亲水性高分子溶液如明胶水溶液、琼脂水溶液，在温热条件下为黏稠性流动液体，当温度降低时，形成了不流动的半固体状称为凝胶，其过程称为胶凝。如软胶囊的囊壳即是这种凝胶。

你知道吗

### 生活中的盐析现象

　　把动物脂肪或植物油与氢氧化钠溶液按一定比例放在皂化锅内搅拌加热，使之发生皂化反应。往锅内加入食盐颗粒，使生成物高级脂肪酸钠从甘油和水的混合物中分离出来（盐析），浮在液面。集取浮在液面的高级脂肪酸钠，加入填充剂，进行压滤、干燥、成型，即制成成品肥皂。

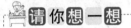

## 任务二　高分子溶液剂的制备　📱微课2

请你想一想

　　有限溶胀和无限溶胀有何不同？

### 一、制备方法

　　亲水性高分子化合物的溶解，突出的特点是要经过溶胀，包括有限溶胀和无限溶胀两个过程。有限溶胀是指水分子不断渗入到高分子化合物分子间的空隙中，与亲水基团发生水化作用而使体积膨胀的过程。无限溶胀是指由于水分子的渗入，高分子化合物分子间隙中水的含量越来越多，降低了分子间的作用力，溶胀过程继续进行，最后高分子化合物完全分散在水中形成高分子溶液。无限溶胀过程通常需搅拌或加热才能完成。不同原料状态的高分子化合物，制备也有所差别。

　　**1. 粉末状原料**

　　（1）取适量水置于广口容器中，将粉末状原料撒在水面上，待其充分吸水膨胀后，略加振摇或搅拌即可溶解。不可直接加水到粉末中，或将原料撒在水面上后立即搅拌，否则会形成黏团，阻碍水分子渗入，不易制成均匀的溶液。如胃蛋白酶合剂的制备。

　　（2）也可取少量的乙醇或甘油置干燥容器，加入粉末状原料，使其均匀湿润和分散，再加足量水搅拌溶解而成。如羧甲基纤维素钠胶浆的制备。

　　**2. 块状或片状原料**　将块（片）状原料先加少量水浸泡，使其充分吸水膨胀后，再加足量热水，并加热使其溶解。如明胶、琼脂溶液的制备。

### 二、制备举例

　　[制备实例解析1]

#### 胃蛋白酶合剂

【处方】含糖胃蛋白酶（1∶1200）　　　　20g

　　　　稀盐酸　　　　　　　　　　　　20ml

　　　　单糖浆　　　　　　　　　　　　100ml

　　　　橙皮酊　　　　　　　　　　　　20ml

| 5%羟苯乙酯溶液 | 10ml |
| 纯化水 | 适量 |
| 共制 | 1000ml |

【制法】

（1）取 800ml 纯化水置量杯中，加稀盐酸、单糖浆搅匀。

（2）缓缓加入橙皮酊、5%羟苯乙酯溶液，随加随搅拌。

（3）将含糖胃蛋白酶分次撒在液面上，静置，使其自然膨胀、溶解。

（4）加纯化水使成 1000ml，搅拌均匀，即得。

【作用与用途】本品为助消化药。用于缺乏胃蛋白酶或病后消化功能减退引起的消化不良症。

【处方解析】

（1）胃蛋白酶在 pH 1.5～2.5 时活性最大，因此要用稀盐酸调节 pH。因稀盐酸含量超过 0.5% 时会破坏胃蛋白酶活性，故胃蛋白酶不能与稀盐酸直接混合，须加纯化水稀释后配制。

（2）胃蛋白酶极易吸潮，称量操作应迅速。且胃蛋白酶称量完成后立即分次撒于液面上，如太慢易吸潮，不容易均匀撒于液面。

（3）胃蛋白酶为高分子物质，撒完后让其静置自然吸收溶胀。不得用力搅拌，以免胃蛋白酶结块，失去活性。

（4）本品配制后不宜过滤，因胃蛋白酶在 pH 1.5～2.5 时带正电荷，脱脂棉、滤纸等纤维在湿润后带负电荷，过滤时，胃蛋白酶会吸附在滤纸和脱脂棉上，降低制品的效价。

［制备实例解析 2］

羧甲基纤维素钠胶浆

| 【处方】羧甲基纤维素钠 | 25g |
| 甘油 | 300ml |
| 5%羟苯乙酯溶液 | 20ml |
| 香精 | 适量 |
| 纯化水 | 适量 |
| 共制 | 1000ml |

【制法】

（1）取 500ml 纯化水于烧杯中，加热至 70～80℃后移至量杯中。

（2）分次加入羧甲基纤维素钠，轻刮搅拌使其溶解。

（3）加入甘油、羟苯乙酯溶液、食用香精，最后加纯化水至 1000ml，搅匀，即得。

【作用与用途】本品为润滑剂。主要用于腔道、器械检查或查肛时起润滑作用。

【处方解析】

（1）羧甲基纤维素钠在冷、热水中均能溶解，但在冷水中溶解缓慢，故宜用热水溶解。但超过80℃长时间加热，会导致黏度降低。配制时如先用少量乙醇润湿，再按上法溶解则效果更佳。

（2）羧甲基纤维素溶解时搅拌应轻缓，避免产生气泡。

（3）羧甲基纤维素钠遇阳离子型药物及碱土金属、重金属盐能产生沉淀，故不能使用季铵盐类和汞类防腐剂。

## 任务三 溶胶剂

### 请你想一想

请大家说出氯化钠与明胶在水中的溶解过程有何不同之处？（提示：氯化钠是低分子化合物，明胶是高分子化合物。）

### 一、溶胶剂的概述

溶胶剂系指固体药物微粒分散在液体分散介质中制成的非均相液体药剂。又称为疏水胶体溶液。目前溶胶剂应用很少，但其性质对药剂学却有着重要意义。

### 二、溶胶剂的性质

#### （一）性质

溶胶剂外观与溶液剂相似，澄明，能透过滤纸，但不能透过半透膜。由于分散相是胶粒，因此具有与一般溶液剂不同的性质。

**1. 丁铎尔效应** 由于胶粒直径比光的波长小，对光有散射作用。当一束光透过溶胶剂时，从侧面可见到一圆锥形的光柱，此现象称为丁铎尔效应。利用这一性质可鉴别是否属于溶胶剂。

**2. 布朗运动** 由于胶粒受分散介质分子的撞击，因而使胶粒在分散介质中处于不断地无规则运动状态，称为布朗运动。布朗运动能克服重力作用而不致使胶粒沉降，是溶胶剂保持稳定的重要原因。

**3. 胶粒带电（双电层与 ζ 电位）** 溶胶剂中的胶粒可因自身解离或吸附溶液中某种离子而带电。胶粒具双电层结构，双电层之间存在的电位差，称为 ζ 电位。胶粒带电有利于溶胶剂的稳定，但当 ζ 电位降至 25mV 以下时，胶粒易聚集而使溶胶剂不稳定。

**4. 稳定性** 溶胶粒子表面所带相同电荷的排斥作用阻碍了胶粒的聚集，这是溶胶剂稳定的主要因素。此外，胶粒的布朗运动，也增加了溶胶剂的稳定性。

溶胶剂对电解质及带相反电荷的溶胶极其敏感。若向溶胶剂中加入电解质或带相反电荷的溶胶，均会破坏溶胶剂的稳定性。因此时胶粒的电荷部分或全部被中和而使胶粒电荷减少，ζ 电位降低，水化膜变薄，胶粒易合并凝聚而沉淀。

为了制备稳定溶胶剂，可以向溶胶剂中加入亲水性高分子溶液，这样溶胶剂具有亲水胶体的性质，稳定性增加，加入的亲水胶体称为保护胶体。如杀菌剂蛋白银即是蛋白质（明胶）作保护胶体的银溶胶。

### 三、溶胶剂的制备

制备溶胶剂的方法主要用分散法和凝聚法。

你知道吗

#### 丁铎尔现象

清晨，在茂密的树林中，常常可以看到从枝叶间透过的一道道光柱，类似于这种自然界现象，称为丁铎尔现象。这是因为云、雾、烟尘也是胶体，只是这些胶体的分散剂是空气，分散质是微小的尘埃或液滴。

# 实训九　高分子溶液剂的制备

## 一、实训目的

1. 掌握高分子溶液剂的制备方法。
2. 熟悉高分子药物的溶解特性，比较高分子溶液剂与低分子溶液剂的区别。

## 二、实训药品与器材

**1. 药品**　含糖胃蛋白酶、稀盐酸、单糖浆、橙皮酊、5%羟苯乙酯溶液、氯化钠、淀粉、甘油、纯化水。

**2. 器材**　托盘天平、称量纸、药匙、量杯、量筒、烧杯、玻棒、电热套（或酒精灯、三脚架、石棉网）、胶头滴管。

## 三、实训内容

（一）胃蛋白酶合剂的制备

【处方】含糖胃蛋白酶（1:1200）　　　　　1g

　　　　稀盐酸　　　　　　　　　　　　1ml

　　　　单糖浆　　　　　　　　　　　　5ml

　　　　橙皮酊　　　　　　　　　　　　1ml

　　　　5%羟苯乙酯溶液　　　　　　　0.5ml

　　　　纯化水　　　　　　　　　　　　适量

　　　　共制　　　　　　　　　　　　　50ml

【制备步骤】

（1）取纯化水40ml置量杯中，加入稀盐酸1ml、单糖浆5ml，搅拌均匀。

（2）缓缓加入橙皮酊 1ml、5%羟苯乙酯溶液 0.5ml，随加随搅。

（3）将胃蛋白酶 1g 分次撒在液面上，待其自然吸水膨胀溶解后，加纯化水至 50ml，轻轻搅拌均匀，即得。

【注意事项】

（1）胃蛋白酶极易吸潮，称取操作应迅速。称完后应及时分次撒于液面上，不宜长时间露置空气中。

（2）pH 是影响胃蛋白酶活性的主要因素之一，胃蛋白酶在 pH1.5～2.5 时活性最大，故处方中用稀盐酸调节 pH。但胃蛋白酶不得与稀盐酸直接混合，因含盐酸量超过 0.5%时，酸性过强可破坏其活性，故配制时应先将稀盐酸用适量水稀释。

（3）溶解胃蛋白酶时，应将其撒在液面上，静置使其充分吸水膨胀而胶溶，再缓缓摇匀即得。不得用热水溶解或加热促进溶解，亦不能强力搅拌，以及用脱脂棉、滤纸过滤，以免影响活性。

（4）本品不稳定易霉败，久置易减效、霉败，故宜新鲜配制，不宜大量配制。

（5）本品中胃蛋白酶带正电荷，若用润湿的带负电荷的滤纸滤过时，由于电荷中和而使胃蛋白酶沉淀在滤纸上。故本品不宜滤过，如必须滤过时，滤材需先用相同浓度的稀盐酸润湿，以饱和滤材表面电荷，消除对胃蛋白酶活性的影响，然后滤过。

【作用与用途】助消化药，消化蛋白质。用于缺乏胃蛋白酶或病后消化功能减退引起的消化不良症。

（二）心电图导电胶的制备

【处方】
| | |
|---|---|
| 氯化钠 | 9g |
| 淀粉 | 2g |
| 甘油 | 10ml |
| 5%羟苯乙酯溶液 | 0.3ml |
| 纯化水 | 适量 |
| 共制 | 50ml |

【制备步骤】

（1）取氯化钠溶于适量热纯化水中，加入 5%羟苯乙酯溶液，加热至沸。

（2）另取淀粉置烧杯中，加少量纯化水调匀成白色浆液，将上述氯化钠溶液趁热加入制成糊状，转移至量杯中。

（3）加入甘油，再加纯化水使成 50ml，搅匀，即得。

【注意事项】

（1）氯化钠溶解时宜用热水，搅拌溶解后再加热至沸，加热过程中不宜搅拌，必要时加盖可缩短加热的时间。

（2）淀粉浆制备时加水量宜少，以免浆液太多，使加入的氯化钠溶液温度快速降低无法达到糊化温度，从而使制备的胶液澄明度不够。

（3）亲水胶体溶液的制备特点是溶解时要经过溶胀过程。溶解时宜将药物粉末分次撒在液面上，静置，使其充分吸水自然膨胀后溶解；或将药物粉末置干燥容器内，先加少量乙醇或甘油使其均匀润湿，然后加大量水振摇或搅拌使之溶解。如直接将水加到粉末中，往往黏结成团，使水难以透入团块中心，溶解较慢，以致长时间不能制成均匀的胶体溶液，操作时应加以注意。

（4）胶体溶液如需滤过，所用滤材应与胶体溶液荷电性相同。最好选用不带电荷的滤器，以免凝聚。

【作用与用途】本品供心电图、脑电图检查时电极导电用。

【用法与用量】局部涂擦。

## 四、实训评价

| 评价项目 | 评分细则 | 分值 | 得分 |
|---|---|---|---|
| 职业素质 | （1）仪容仪表（统一穿好白大衣，服装整洁） | 10 | |
| | （2）工作态度热情、和蔼，用语礼貌 | 10 | |
| 仪器的选择和洗涤 | （3）选择正确 | 5 | |
| | （4）洗涤正确、干净（玻璃仪器不挂水珠） | 5 | |
| 药物的称量 | （5）含糖胃蛋白酶、氯化钠、淀粉的称取 | 5 | |
| | （6）稀盐酸、单糖浆、橙皮酊的量取 | 5 | |
| | （7）甘油的量取 | 5 | |
| | （8）5%羟苯乙酯溶液的量取 | 5 | |
| 制剂配制 | （9）氯化钠的溶解 | 10 | |
| | （10）淀粉浆液的配制 | 5 | |
| | （11）含糖胃蛋白酶溶解操作 | 10 | |
| | （12）定量至50ml | 10 | |
| 成品质量 | （13）总容量准确度 | 5 | |
| | （14）外观：颜色、澄明度 | 5 | |
| 清场 | （15）清洗器具，整理台面卫生，将药品放回原位 | 5 | |
| 合计 | | 100 | |

## 目标检测

### 一、A 型题（单项选择题）

1. 胃蛋白酶合剂中加稀盐酸的目的是（　　）

   A. 防腐　　　　　　　　　B. 提高澄明度　　　　　　C. 矫味

   D. 增加胃蛋白酶的活性　　E. 加速溶解

2. 以下属于亲水性高分子溶液剂的是（　　）

   A. 芳香水剂　　　　　　　B. 糖浆剂　　　　　　　　C. 酊剂

   D. 胃蛋白酶合剂　　　　　E. 甘油剂

3. 属于胶体溶液型液体制剂的是（　　）

   A. 心电图导胶　　　　　　B. 炉甘石洗剂　　　　　　C. 樟脑醑

    D. 单糖浆　　　　　　　　　　E. 鱼肝油乳剂

4. 以下说法正确的是（　　　）

    A. 高分子溶液剂为均相液体制剂　　　B. 高分子溶液剂为非均相液体制剂

    C. 高分子溶液剂会产生丁铎尔效应　　D. 溶胶剂为均相液体制剂

    E. 溶胶剂能透过滤纸和半透膜

## 二、B 型题（配伍选择题）

【5~8 题共用备选答案】

    A. 盐析作用　　　　　　B. 脱水作用　　　　　　C. 凝聚作用

    D. 絮凝作用　　　　　　E. 酸败

5. 带相反电荷的两种高分子溶液混合时产生凝聚沉淀称为（　　　）

6. 向高分子溶液中加入大量电解质而产生聚结沉淀称为（　　　）

7. 向高分子溶液中加入大量脱水剂而产生聚结沉淀称为（　　　）

8. 高分子溶液由于光、热、絮凝剂等的影响而产生聚集沉淀称为（　　　）

## 三、X 型题（多项选择题）

9. 以下属于溶胶剂性质的是（　　　）

    A. 布朗运动　　　　　　B. 丁铎尔效应　　　　　C. 胶粒带电性

    D. 能透过半透膜　　　　E. 能透过滤纸

10. 以下哪些方法能破坏高分子化合物的水化膜及中和电荷，使高分子溶液不稳定（　　　）

    A. 盐析作用　　　　　　B. 脱水作用　　　　　　C. pH

    D. 凝聚作用　　　　　　E. 射线

     微课1　　　　　微课2　　　　　划重点　　　　　自测题

PPT

# 项目十三 乳 剂

学习目标

**知识要求**

1. **掌握** 乳剂的定义、特点、组成、稳定性、制备方法和乳化剂的种类。
2. **熟悉** 乳剂的类型与鉴别、质量评价方法。
3. **了解** 乳剂形成的条件。

**能力要求**

学会用干胶法、湿胶法和机械法制备乳剂。

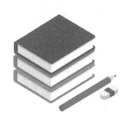

### 岗位情景模拟

**情景描述** 一位年轻的妈妈带着 5 岁的女儿到药店买药，小女孩指着店里一瓶鱼肝油乳剂说："妈妈我要喝牛奶"。店员笑着说："小朋友，这不是牛奶，是鱼肝油乳剂"。

**讨论** 1. 什么是乳剂？

2. 你知道乳剂的组成和制备方法吗？

## 任务一 乳剂知识概述

### 一、乳剂的定义

乳剂也称乳浊液，系指两种互不相溶的液体混合，其中一种液体以小液滴状态分散于另一种液体中形成的非均相液体制剂，包括注射用乳剂、外用乳剂和口服乳剂。口服乳剂系指两种互不相溶的液体将药物制成的供口服等胃肠道给药的水包油型液体制剂，如鱼肝油乳（图 13 - 1）。乳剂中分散成液滴的一相称为分散相、内相或不连续相，而包在液滴外面的一相则称为分散介质、外相或连续相。

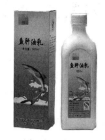

图 13 - 1 鱼肝油乳

### 二、乳剂的特点

乳剂应用时具有以下特点：①乳滴分散度大，药物吸收快，生物利用度高。②可掩盖药物的不良气味。③水溶性药物制成乳剂后可延长药效。④油性药物制成乳剂后分剂量更准确，而且便于使用。⑤外用乳剂可改善药物对皮肤、黏膜的渗透性，减少刺激性。⑥静脉注射用乳剂注射后分布比较快，药效高，有靶向性。

### 三、乳剂的组成

乳剂的基本组成有三种成分：水相（用 W 表示）、油相（用 O 表示）与乳化剂。其中，水相是水或水溶液，油相是与水不相混溶的有机液体，乳化剂是为了使乳剂易于形成并保持稳定而加入的物质。另外，为了保证乳剂的稳定性及改善药物的不良气味，还需适当加入防腐剂及矫味剂等。

### 四、乳剂的类型与鉴别

#### （一）分类

**1. 水包油型（O/W 型）**　乳剂的内相为油相，外相为水相。

**2. 油包水型（W/O 型）**　乳剂的内相为水相，而外相为油相。

此外，以 O/W 型或 W/O 型乳剂为分散相还可以进一步制备复乳，亦称二级乳。如以 O/W 型乳剂为分散相进一步乳化制成以油为连续相的 O/W/O 型复乳；反之以 W/O 型乳剂为分散相乳化制成 W/O/W 型复乳。

#### （二）鉴别

O/W 型和 W/O 型乳剂的主要区别方法见表 13 - 1。

表 13 - 1　O/W 型和 W/O 型乳剂的区别

| 项目 | O/W 型乳剂 | W/O 型乳剂 |
| --- | --- | --- |
| 外观 | 一般为乳白色 | 近似油的颜色 |
| 稀释法 | 能与水混溶 | 不能与水混溶，能与油混溶 |
| 外相染色 | 水溶性染料（如亚甲蓝） | 油溶性染料（如苏丹红） |

## 任务二　乳化剂及乳剂的稳定性

### 一、乳化剂

#### （一）乳化剂的基本要求

乳化剂种类很多，优良的乳化剂应具备以下条件：①乳化力强（可乳化多种药物，制得的乳剂分散度大）。②稳定（对处方中所含的酸、碱、盐等电解质药物稳定；对温度稳定，能耐寒热；不受微生物分解、破坏；分散相浓度大时不转型）。③对人体无害且来源广、价廉。

#### （二）乳化剂的分类

乳化剂按来源和性质不同可以分为天然乳化剂、合成类乳化剂和固体粉末乳化剂。天然乳化剂一般为高分子化合物，亲水性强，黏度较大，多属于 O/W 型乳化剂。合成类乳化剂包括合成的表面活性剂和半合成的高分子化合物，前者乳化能力强，性质稳定，但有一定毒性；后者乳化能力较弱，一般只作辅助乳化剂。固体粉末乳化剂是一些溶解度小、颗粒细微的固体粉末。常见的乳化剂分类见表 13 - 2。

表 13 - 2 常见的乳化剂分类

| 按来源分类 | 按性质分类 | 常见乳化剂 |
| --- | --- | --- |
| 天然乳化剂 | O/W 型 | 阿拉伯胶、西黄蓍胶、卵磷脂、明胶、海藻酸钠等 |
| | W/O 型 | 胆固醇 |
| 合成类乳化剂（表面活性剂） | O/W 型 | HLB 值在 8 ~ 16 的表面活性剂：如吐温类、十二烷基硫酸钠、泊洛沙姆等 |
| | W/O 型 | HLB 值在 3 ~ 8 的表面活性剂：如司盘类 |
| 固体粉末乳化剂 | O/W 型 | 氢氧化镁、氢氧化铝、二氧化硅、硅皂土等 |
| | W/O 型 | 氢氧化钙、氢氧化锌、硬脂酸镁等 |

### （三）乳化剂的选用原则

乳化剂的种类很多，应根据乳剂的使用目的、药物的性质、处方的组成、制备乳剂的类型、乳化方法等综合考虑，适当选择。

**1. 根据乳剂的类型选择** 处方设计中乳剂的类型若为 O/W 型乳剂，应选择 O/W 型乳化剂；W/O 型乳剂则选择 W/O 型乳化剂。

**2. 根据乳剂的给药途径选择** 主要考虑乳化剂的毒性、刺激性。口服乳剂应选择无毒的天然乳化剂或某些亲水性高分子乳化剂。外用乳剂应选择无刺激性、长期应用无毒性的乳化剂。注射用乳剂则应选择磷脂、泊洛沙姆等乳化剂。

**3. 根据乳化剂性能选择** 应选择乳化能力强、性质稳定、受外界因素影响小、无毒、无刺激性的乳化剂。

**4. 混合乳化剂的选择** 乳化剂混合使用可获得适宜的 HLB 值，使乳化剂有更大的适应性，形成更为牢固的乳化膜，并增加乳剂的黏度，从而增加乳剂的稳定性。乳化剂混合使用时，必须符合油相对 HLB 值的要求。

> **请你想一想**
> 乳剂不稳定的现象主要有哪些？

## 二、乳剂的稳定性

乳剂属于不稳定的非均相分散体系，其不稳定现象主要有以下几方面。

### （一）分层

乳剂的分层又称乳析，系指乳剂在贮存过程中出现分散相液滴上浮或下沉的现象。乳剂分层的主要原因是由于分散相与分散介质之间的密度差较大所致。此外，相容积比对分层也有影响，当分散相容积低于 25% 时，分层速度加快。分层现象是可逆的，因此时乳化膜还没被破坏，经振摇后乳剂可恢复均匀状态，但如果分层时间太长，容易引起絮凝甚至乳裂。在生产中，常用减少分散相与分散介质之间的密度差、增加分散介质的黏度等措施来预防乳剂分层。

### （二）絮凝

乳剂中分散相液滴发生可逆的聚集现象称为絮凝。乳剂中存在电解质或离子型乳化剂是乳剂产生絮凝的原因，同时也与相容积比、黏度等因素有关。絮凝后经振摇乳剂仍然可恢复原来的均匀状态，但絮凝的出现表明乳剂稳定性下降，是乳剂合并和破裂的前奏。

### （三）合并与破裂

乳剂中分散相液滴周围的乳化膜被破坏，液滴逐步合并变大，再进一步分为油、水两层，经振摇后也不能恢复成原来状态的过程。导致乳剂合并与破裂的原因有：①分散相液滴大小不一。②温度过高或过低。③加入相反类型的乳化剂。④添加油水两相均可溶解的溶剂（如丙酮）或电解质。⑤离心力作用。⑥微生物的污染、油的酸败等均可引起乳剂的合并和破裂。

### （四）转型

转型亦称转相，系指乳剂类型的改变，即乳剂由 O/W 型转为 W/O 型或由 W/O 型转为 O/W 型。转型的主要原因是乳化剂的性质发生改变，如一价皂（钠、钾皂）作乳化剂时，若加入二价金属离子（钙、镁、锌离子）的盐，会发生化学反应转变为二价皂，O/W 型的乳化剂转为 W/O 型乳化剂，乳剂类型也随着改变成 W/O 型。此外，乳剂的相比发生很大变化时也会发生转型，如分散相的容积超过 60%，发生转型的可能性较大。

### （五）酸败

酸败系指乳剂受外界因素及微生物等的影响，发生水解、氧化等导致乳剂发霉、变质的现象。可通过加入抗氧剂、防腐剂及采用适当的包装及贮存方法防止。

## 任务三　乳剂的制备及质量评价方法

### 请你想一想

在清洁绞过肥猪肉的搅拌机时，加入水和洗洁精一起搅拌，发现搅拌后液体变成像牛奶一样的乳白色液体了，为什么会有这样的变化？

### 一、乳剂形成的条件

**1. 乳化机械做功**　乳化过程包括了分散和稳定两个过程，分散过程是指内相液体形成液滴，均匀地分散于外相中，此过程必须借助机械做功（如振摇、研磨等），才能形成稳定的乳剂。形成的乳滴愈细，制备量愈大，需要乳化机械做功就愈强。

**2. 加入适宜乳化剂**　乳化剂是乳剂形成与稳定的必要条件。乳化剂在乳化过程中的作用如下。

（1）降低界面张力　在乳化分散的过程中，产生的小液滴使表面积和界面自由能增大，为了降低界面自由能，液滴会出现凝聚合并的倾向，从而破坏乳剂的分散状态。

加入适宜的乳化剂如表面活性剂后，能有效降低油、水两相的界面张力和界面自由能，使乳剂易于形成并保持其分散和稳定状态。

（2）形成牢固的乳化膜 当在油、水两相中加入乳化剂后，乳化剂能被吸附在分散相液滴的周围，并有规律地定向排列（即亲水基团伸向水、亲油基团伸向油）形成乳化膜，阻碍分散相液滴的合并。乳化膜愈牢固，乳剂愈稳定。

（3）决定乳剂的类型 乳化剂的性质和乳化剂的 HLB 值是决定乳剂类型的主要因素。乳化剂 HLB 值在 8 ~ 16 之间，可形成 O/W 型乳剂；乳化剂 HLB 值在 3 ~ 8 之间，则可形成 W/O 型乳剂。

**3.** 具有适宜的相比 乳剂中油、水两相的容积比称为相比。相比在 25% ~ 50% 时乳剂稳定性较好。制备乳剂时，如果分散相浓度太低则易分层，分散相浓度太高则易转型，因此制备乳剂时要有适宜的相比。

## 二、乳剂的制备

### （一）胶溶法

胶溶法是以阿拉伯胶（简称胶）为乳化剂（也可用阿拉伯胶与西黄蓍胶的混合物），利用研磨方法制备小剂量 O/W 型乳剂的方法。胶溶法分干胶法和湿胶法两种。

**1.** 干胶法（图 13 – 2）和湿胶法（图 13 – 3）制备流程如下。

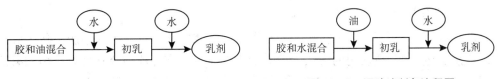

图 13 – 2 干胶法制备流程图　　　　　　图 13 – 3 湿胶法制备流程图

**2.** 制备方法

（1）初乳的制备。①干胶法：将胶与油相置干燥乳钵中混合研匀后，再一次性加入水（为胶用量的 2 倍）快速沿同一方向研磨制成初乳；②湿胶法：将胶与水（1∶2）混合先配成胶浆后，再缓缓加入油相，用力研磨使成初乳。

（2）初乳形成后，加水稀释至全量，研匀，即得乳剂。

**3.** 注意事项

（1）制备初乳时，油、水、胶三者的比例一般为 4∶2∶1，若用挥发油则比例为 2∶2∶1，用液状石蜡则为 3∶2∶1。三者取量要准确，否则不易形成初乳。

（2）干胶法制备乳剂时，乳钵等器械必须干燥，量取水和油的器具不可混用。

（3）制备初乳时，要沿同一方向快速研磨至初乳生成后方可加水稀释。

（4）干胶法制初乳时，水要一次性加入，若加入水量不足或过慢则易形成 W/O 型初乳，较难再转化成 O/W 型，且极易破裂。

**[ 制备实例解析 ]**

### 液状石蜡乳

| 【处方】 | 液状石蜡 | 200ml |
| --- | --- | --- |
| | 阿拉伯胶 | 67g |
| | 纯化水 | 适量 |
| | 共制 | 500ml |

**【制法】**

（1）干胶法　将液状石蜡置干燥乳钵中，分次加入阿拉伯胶粉轻轻搅拌均匀，加入纯化水135ml快速沿同一方向研至发出噼啪声即得初乳。再加纯化水至全量，搅匀，即得。

（2）湿胶法　取纯化水135ml与胶粉在乳钵中制成胶浆，分次加入液状石蜡，边加边研至初乳生成，再加纯化水至全量，搅匀，即得。

**【处方解析】**

（1）本法制备的乳剂为乳白色O/W型乳剂，镜检分散相油滴应细小均匀。

（2）干胶法中阿拉伯胶与液状石蜡混合时要轻搅，以防胶粉结团失去乳化活性。

（3）干胶法制备时加水量不足或过慢易形成W/O型初乳，较难再转化成O/W型，且极易破裂。

（4）初乳生成以颜色变白并有噼啪声为判断标准。初乳生成后才可加水稀释。

（5）最后加纯化水至全量时，可用胶头滴管滴加，以防过量。

#### （二）新生皂法

新生皂法系利用制备时植物油中的有机酸与水相中的碱反应生成的肥皂作为乳化剂，经振摇或搅拌制成乳剂的方法。植物油中含有硬脂酸、油酸等多种有机酸和碱液（如氢氧化钠、氢氧化钙、三乙醇胺溶液等）混合发生皂化反应，生成的一价皂和有机胺皂为O/W型乳化剂，生成的二价皂为W/O型乳化剂，如石灰搽剂的制备。新生皂法的制备流程如图13-4所示。

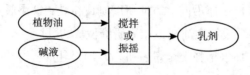

图13-4　新生皂法制备流程图

你知道吗

### 乳剂类化妆品

乳剂类化妆品是指油性原料和水性原料在表面活性剂的作用下配制而成的一类外观为乳白色的制品。它是护肤品中最常见的一类，常见乳剂类产品有蜜、奶液等。乳剂类产品可分为油包水型和水包油型两种类型。其中油包水型比较油腻，适合干性肤质的人群使用；水包油型清爽不油腻，适合油性及中性肤质的人群使用。

### （三）机械法 e 微课

机械法系指将油相、水相、乳化剂混合后，用乳化器械制备乳剂的方法。此法常用于大量制备乳剂。其制备工艺流程如图13-5所示。

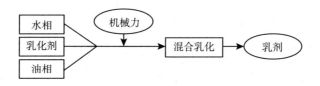

图 13-5 机械法制备乳剂流程图

[制备实例解析]

#### 鱼肝油乳

【处方】
| | |
|---|---|
| 鱼肝油 | 368ml |
| 聚山梨酯80 | 12.5g |
| 西黄蓍胶 | 9g |
| 甘油 | 19g |
| 苯甲酸钠 | 1.5g |
| 糖精钠 | 0.3g |
| 杏仁油香精 | 2.8g |
| 香蕉油香精 | 0.9g |
| 纯化水 | 共制 1000ml |

【制法】

（1）将甘油、水、糖精钠混匀，加入用少量鱼肝油混匀的苯甲酸钠、西黄蓍胶一起在乳匀机中搅拌5分钟。

（2）加入聚山梨酯80，搅拌约20分钟。

（3）缓缓加入鱼肝油，搅拌80~90分钟。

（4）加入杏仁油香精、香蕉香精搅拌10分钟后即成初乳。

（5）将上述粗乳液缓慢均匀加入胶体磨中重复研磨2~3次，最后用纱布过滤，静置，脱泡、即得。

【作用与用途】本品用于维生素A、维生素D缺乏症的辅助治疗。

【处方解析】

（1）本处方中聚山梨酯80为乳化剂，西黄蓍胶为辅助乳化剂，苯甲酸钠为防腐剂，糖精钠为矫味剂，杏仁油香精和香蕉香精为矫臭剂，甘油为稳定剂，鱼肝油和纯化水分别为油相和水相。

（2）该处方也可用胶溶法制备，改用阿拉伯胶为乳化剂。

（3）本品用机械法制备液粒细小而均匀，稳定性好。

### （四）油水交替加入法

油水交替加入法系指向乳化剂中多次、少量、交替地加入水或油，同时边加边搅拌或研磨制备乳剂的方法。常用于天然胶类、固体粉末类乳化剂制备乳剂。

你知道吗

#### 制备乳剂的影响因素

**1. 乳化剂的性质和用量** 乳化剂的种类和性质决定了乳剂形成的难易、乳滴的大小、黏度及其稳定性等。乳化剂用量一般为乳剂量的 0.5% ~ 10%。

**2. 温度** 乳化时最适宜的乳化温度为 70℃ 左右，适当升高温度能降低液体黏度，减少乳化做功，利于乳剂的形成，但温度太高又会促使乳滴合并或破裂，不利于稳定。

**3. 其他** 时间、振摇或搅拌的强度、制备乳剂所用的方法、器械等也能影响成品的分散度、均匀性与稳定性。

### 三、乳剂的质量评价方法

**1. 外观** 均匀，不得有发霉、酸败、变色、异物、产生气体或其他变质现象。

**2. 含量均匀度** 应符合《中国药典》（2020 年版）规定。

**3. 装量** 单剂量装者，照《中国药典》（2020 年版）的规定检查不得低于标示量；多剂量装者，照最低装量检查法检查，应符合《中国药典》（2020 年版）规定。

**4. 稳定性** 以半径为 10cm 的离心机每分钟 4000 转的转速离心 15 分钟，不应有分层现象。

**5. 微生物限度** 应符合《中国药典》（2020 年版）规定。

# 实训十　乳剂的制备

## 一、实训目的

1. 通过实验学会乳剂的一般制备方法。

2. 掌握乳剂类型的鉴别方法、比较不同方法制备的乳剂油滴粒度大小、均匀度及其稳定性。

## 二、实训药品与器材

**1. 药品** 液状石蜡、阿拉伯胶、纯化水、氢氧化钙溶液、花生油、苏丹红、亚甲蓝。

**2. 器材** 天平、乳钵、烧杯、量杯、量筒、有盖试剂瓶、标签、载玻片、显微镜、称量纸、药匙、胶头滴管。

### 三、实训内容

**1. 液状石蜡乳**

【处方】

| | |
|---|---|
| 液状石蜡 | 12ml |
| 阿拉伯胶 | 4g |
| 纯化水 | 适量 |
| 共制 | 30ml |

【干胶法制备步骤】

（1）量取液状石蜡放置干燥乳钵中，将阿拉伯胶分次加入液状石蜡中轻轻搅匀。

（2）量取纯化水8ml，一次性加入以上混合液中，用力沿同一方向快速研磨至初乳生成。

（3）初乳用适量水稀释后转移至50ml量杯中，用水洗涤乳钵，洗液并入50ml量杯中。

（4）再加纯化水至总量30ml，搅匀，即得。

【湿胶法制备步骤】

（1）取纯化水8ml置乳钵中，加入4g阿拉伯胶制成胶浆。

（2）将液状石蜡分次滴加入胶浆中，边加边沿同一方向快速研磨至初乳生成。

（3）加适量水稀释后，将初乳转移至50ml量杯中。

（4）再加纯化水至总量30ml，搅匀，即得。

【机械法制备步骤】

将水、油、胶按处方量一起加入高速搅拌机中搅拌1分钟，即得。

【注意事项】

（1）干胶法中的阿拉伯胶与液状石蜡乳混合时要轻搅，以防胶粉结团失去乳化活性。

（2）干胶法在形成初乳前不可以停止研磨，否则初乳无法形成。

（3）初乳形成时颜色变白并有噼啪声为判断标准。

【质量检查】

本品应为白色乳状液，镜检内相油滴细小均匀。

**2. 石灰搽剂**

【处方】

| | |
|---|---|
| 氢氧化钙溶液 | 5ml |
| 花生油 | 5ml |
| 共制 | 10ml |

【制备步骤】

取花生油与氢氧化钙溶液置于有盖玻璃瓶中，用力振摇，使成乳浊液，即得。

【注意事项】

（1）本制剂是利用花生油中游离脂肪酸与氢氧化钙反应生成的新生钙皂作W/O型乳化剂，所以制成的乳剂是W/O型。

（2）花生油可用麻油或其他植物油代替，氢氧化钙溶液为饱和溶液。

（3）振摇时力度要大，时间要长，否则形成的乳剂不稳定，容易分层。

【质量检查】

本品应为乳黄色稠厚液体。镜检内相液滴大小不匀。

**3. 乳剂类型的鉴别**

（1）稀释法：取试管 2 支，分别加入两种乳剂各 1~5 滴，加水约 5ml 振摇，观察是否混匀，并判断乳剂的类型，将结果填入表 13-3 中。

（2）染色法：将液状石蜡乳和石灰搽剂分别置载玻片上，用油溶性染色剂苏丹红染色，显微镜下观察结果并判断乳剂类型；另用水溶性染色剂亚甲蓝染色，同样显微镜下观察结果并判断乳剂类型。并将结果填入表 13-3 中。

表 13-3 乳剂类型鉴别结果

| 样品 | 稀释法 | 苏丹红染色 | 亚甲蓝染色 | 乳剂类型 |
| --- | --- | --- | --- | --- |
| 液状石蜡乳 | | | | |
| 石灰搽剂 | | | | |

## 四、实训评价

| 评价项目 | 评分细则 | 分值 | 得分 |
| --- | --- | --- | --- |
| 职业素质 | （1）仪容仪表（统一穿好白大衣，服装整洁） | 10 | |
| | （2）工作态度热情、和蔼，用语礼貌 | 5 | |
| | （3）实训态度认真负责，与人沟通协作，无大声喧哗 | 5 | |
| 干胶法制备 | （4）研磨的规范性 | 10 | |
| | （5）药物加入的顺序 | 10 | |
| | （6）成品的质量 | 5 | |
| | （7）定容 30ml | 5 | |
| 湿胶法的制备 | （8）研磨的规范性 | 10 | |
| | （9）药物加入的顺序 | 10 | |
| | （10）成品的质量 | 5 | |
| | （11）定容 30ml | 5 | |
| 石灰搽剂的制备 | （12）量取的规范性 | 5 | |
| | （13）成品的总容量 | 5 | |
| | （14）成品的质量 | 5 | |
| 清场 | （15）清洗器具，整理台面卫生，将药品放回原位 | 5 | |
| 合计 | | 100 | |

目标检测

**一、A 型题（单项选择题）**

1. 乳剂不稳定现象，不包括（　　）

A. 分层　　　　　　　　B. 转相　　　　　　　　C. 合并

D. 沉淀　　　　　　　　E. 乳裂

2. 能形成 W/O 型乳剂的乳化剂是 （　　　）

　　A. 阿拉伯胶　　　　　　　B. 吐温 80　　　　　　C. 司盘

　　D. 十二烷基硫酸钠　　　　E. 泊洛沙姆

3. 能形成 O/W 型乳剂的乳化剂是 （　　　）

　　A. 阿拉伯胶　　　　　　　B. 甘油　　　　　　　C. 司盘

　　D. 胆固醇　　　　　　　　E. 以上都不对

4. 关于乳剂特点的错误表述是 （　　　）

　　A. 乳剂液滴的分散度大

　　B. 乳剂中药物吸收快

　　C. 乳剂的生物利用度高

　　D. 一般 W/O 型乳剂专供静脉注射用

　　E. 静脉注射乳剂注射后分布较快，有靶向性

5. 能形成 W/O 型乳剂的乳化剂是 （　　　）

　　A. 硬脂酸钠　　　　　　　B. 氢氧化钙　　　　　C. 聚山梨酯 80

　　D. 十二烷基硫酸钠　　　　E. 阿拉伯胶

6. 制备 O/W 或 W/O 型乳剂的关键因素是 （　　　）

　　A. 乳化剂的 HLB 值　　　　　　B. 乳化剂的量

　　C. 乳化剂的 HLB 值和两相的量比　　D. 制备工艺

　　E. 两相的量比

7. 乳剂的制备方法中水相加至含乳化剂的油相中的方法是 （　　　）

　　A. 中和法　　　　　　　　B. 干胶法　　　　　　C. 湿胶法

　　D. 直接混合法　　　　　　E. 机械法

8. 关于干胶法制备乳剂叙述错误的是 （　　　）

　　A. 水相加至含乳化剂的油相中

　　B. 油相加至含乳化剂的水相中

　　C. 油是植物油时，初乳中油、水、胶比例是 4：2：1

　　D. 油是挥发油时，初乳中油、水、胶比例是 2：2：1

　　E. 本法适用于阿拉伯胶或阿拉伯胶与西黄蓍胶的混合胶作为乳化剂制备乳剂

9. 乳剂中分散的乳滴聚集形成疏松的聚集体，经振摇即能恢复成均匀乳剂的现象称为 （　　　）

　　A. 分层　　　　　　　　　B. 絮凝　　　　　　　C. 转相

　　D. 合并　　　　　　　　　E. 破裂

10. 研和法制备初乳时，若油是挥发油，油、水、胶三者的比例一般为 （　　　）

　　A. 2：2：1　　　　　　　B. 4：3：1　　　　　　C. 4：2：3

　　D. 3：2：1　　　　　　　E. 3：2：2

11. 研和法制备初乳时，若油是液状石蜡，则油、水、胶三者的比例一般为（　　）

    A. 4：2：1　　　　　　B. 4：3：3　　　　　　C. 4：2：3

    D. 3：2：1　　　　　　E. 3：2：2

二、B 型题（配伍选择题）

【12～16 题共用备选答案】

    A. 分层　　　　　　　B. 絮凝　　　　　　　C. 转相

    D. 破裂　　　　　　　E. 酸败

乳剂不稳定的现象

12. 乳剂受外界因素作用，使体系中油或乳化剂发生变质现象称（　　）

13. 分散相乳滴合并且与连续相分离成不相混溶的两层液体称（　　）

14. O/W 型乳剂转化成 W/O 型乳剂或者相反的变化称（　　）

15. 乳滴聚集成团但仍保持单个乳滴的完整分散个体而不合并称（　　）

16. 乳剂放置时体系中分散相逐渐集中在顶部和底部称（　　）

三、X 型题（多项选择题）

17. 乳剂的组成包括（　　）

    A. 内相　　　　　　　B. 外相　　　　　　　C. 药物

    D. 乳化剂　　　　　　E. 助溶剂

18. 乳剂形成的必要条件包括（　　）

    A. 机械做功　　　　　B. 聚山梨酯 80　　　　C. 乳化剂

    D. 适宜相比　　　　　E. 药物

19. 乳剂不稳定的现象有（　　）

    A. 絮凝　　　　　　　B. 分层　　　　　　　C. 合并和乳裂

    D. 酸败　　　　　　　E. 转相

20. 乳剂的制备方法有（　　）

    A. 研和法　　　　　　B. 新生皂法　　　　　C. 机械法

    D. 油水交替加入法　　E. 分散法

    e 微课　　　　　　　📝 划重点　　　　　　　📋 自测题

PPT

学习目标

**知识要求**

1. **掌握** 混悬剂的制备条件、分散法制备混悬剂和常用稳定剂。

2. **熟悉** 混悬剂的概念、特点、质量要求、稳定性和质量评价方法。

3. **了解** 凝聚法制备混悬剂的方法。

**能力要求**

1. 学会用分散法制备混悬剂。

2. 学会混悬剂的处方分析。

📋 **岗位情景模拟**

**情景描述** 患者，女，8 岁，背部长痱子，痒，其母带患者到药店买药，店员推荐了炉甘石洗剂。炉甘石洗剂的成分是：炉甘石、氧化锌、甘油、纯化水。

**讨论** 1. 炉甘石各成分的作用是什么？你觉得店员推荐炉甘石洗剂合适吗？

2. 你会制备炉甘石洗剂吗？

# 任务一 混悬剂知识概述

## 一、混悬剂的定义与特点

混悬剂系指难溶性固体药物以微粒状态分散于分散介质中形成的非均匀的液体制剂，如炉甘石洗剂（图 14-1）。混悬剂属于热力学不稳定的粗分散体系，分散相质点一般在 $0.5 \sim 10\mu m$ 之间，小者可为 $0.1\mu m$，大者可达 $50\mu m$ 或更大；分散介质大多数为水，也可用植物油。混悬剂能延长药物的作用时间，外用混悬剂对局部有覆盖和保护创面作用，由于分散相粒度较大，容易沉降，影响剂量的准确性。

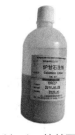

图 14-1 炉甘石洗剂

你知道吗

### 口服干混悬剂

口服干混悬剂，系指难溶性固体药物与适宜辅料制成粉末状或颗粒状物，临用时加水振摇即可分散成混悬液供口服用，如阿奇霉素干混悬剂、头孢克洛干混悬剂等。干混悬剂可以提高药剂的稳定性、便于包装、贮藏和携带。

## 二、混悬剂的质量要求

（1）混悬微粒细微、分布均匀、沉降缓慢，以保证分取剂量的准确性。

（2）微粒沉降后不结块，稍加振摇能均匀分散。标签上必须加贴"用前摇匀"或"服前摇匀"等字样。

（3）黏稠度适宜，便于倾倒且不沾瓶壁。

（4）外用者应易于涂展，不易流散，干后能形成保护膜。

（5）色、香、味适宜，贮存时不霉败、不分解，药效稳定。

## 三、制备混悬剂的条件

在下列情况下一般可制成混悬剂。

（1）难溶性药物需制成液体制剂使用者。

（2）药物剂量下其溶解度达不到治疗浓度而制成液体制剂使用者。

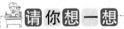
**请你想一想**

正确使用混悬剂需要注意什么？

（3）处方中两种溶液混合时药物的溶解度降低析出固体物质者。

（4）为使药物达长效作用目的。

但毒性药物或剂量小的药物不宜制成混悬剂，以防止应用时因药物分布不均而产生用药不安全性。

# 任务二　混悬剂的稳定性与稳定剂

**请你想一想**

取 100ml 烧杯两个，分别装满纯化水和 80% 的甘油，向两个烧杯中分别投入等量粒径相同的细沙，请问哪个烧杯的细沙沉降速度快？为什么？

## 一、混悬剂的稳定性 🄴微课

混悬剂的稳定性主要与下列因素有关：①混悬微粒的沉降；②混悬微粒的荷电与水化；③混悬微粒的润湿；④药物的晶型转变；⑤分散相的浓度；⑥温度等。

**1. 混悬微粒的沉降**　混悬剂中固体微粒因重力作用，静置时会自然沉降，其沉降速度符合斯托克斯（Stoke's）定律：

$$V = \frac{2r^2(\rho_1 - \rho_2)g}{9\eta}$$

式中，$V$ 为混悬微粒的沉降速度（cm/s），$r$ 为混悬微粒的半径（cm），$\rho_1$ 为混悬微粒的密度（g/ml），$\rho_2$ 为分散介质的密度（g/ml），$\eta$ 为分散介质的黏度（Pa·s），g 为重力加速度（cm/s²）。根据 Stoke's 定律，混悬微粒的沉降速度与混悬微粒的半径平方、混悬微粒与分散介质的密度差成正比，而与分散介质的黏度成反比。所以，减小混悬微粒的半径，减小微粒与分散介质之间的密度差，增大分散介质的黏度，可以延缓微粒的沉降速度。

**2. 混悬微粒的荷电与水化** 混悬微粒表面的电荷与介质中相反离子之间构成双电层，产生 ζ 电位。微粒带相同电荷可使微粒间产生排斥作用，又因微粒表面带电，水分子在微粒周围定向形成水化膜，水化膜也能阻碍微粒合并，增加混悬剂的稳定性。

**3. 絮凝与反絮凝** 如果向混悬剂中加入适量电解质，混悬微粒就会形成疏松的絮状聚集体而沉降，这个过程称为絮凝。向絮凝状态的混悬剂中加入电解质，使絮凝状态变为非絮凝状态的过程称为反絮凝，这时混悬剂流动性好，易于倾倒。

**4. 混悬微粒的润湿** 混悬微粒若为亲水性药物，易被水润湿，易于分散和制成较稳定的混悬剂。若为疏水性药物，难于被水润湿，不能均匀分散，制成混悬剂稳定性较差，需加入润湿剂改善其润湿性，增加混悬剂的稳定性。

**5. 药物的晶型** 许多药物具有同质多晶性，有稳定型和亚稳定型等晶型。亚稳定晶型常有较大的溶解度和较高的溶解速度，在体内吸收也较快，所以在制剂中常选用亚稳定晶型，以提高疗效。而亚稳定型一般会转化成稳定型，影响制剂的质量。如巴比妥、可的松、氯霉素等为多晶型药物，在混悬液中可因药物的晶型转变而结块。

**6. 其他** 分散相的浓度和温度等对混悬剂的稳定性也有影响。一般分散相浓度升高，混悬剂稳定性下降。温度改变可影响分散介质黏度、微粒的沉降速度、絮凝速度及沉降容积比。冷冻也可破坏混悬剂的网状结构，从而改变混悬剂的稳定性。

## 二、混悬剂的稳定剂

为了增加混悬剂的稳定性，制备过程中常需加入一些附加剂起稳定作用。常见的有助悬剂、润湿剂、絮凝剂和反絮凝剂。

**1. 助悬剂** 助悬剂多是一些亲水胶体及低分子黏稠性物质。其主要作用是：增加分散介质的黏度，从而降低混悬微粒沉降速度；能被微粒表面吸附形成保护膜；防止微粒聚集、生长或结晶转型；有些能使混悬剂具有触变性，阻止了微粒下沉。这些均可增加混悬剂的稳定性。助悬剂类型及常见品种见表 14 - 1。

表 14 - 1 助悬剂类型及常见品种

| 类型 | 常见品种 |
| --- | --- |
| 低分子助悬剂 | 甘油（常用于制备外用混悬剂）、糖浆剂（主要用于内服混悬剂）等 |
| 天然高分子助悬剂 | 阿拉伯胶（用量为 5% ~ 15%），西黄蓍胶（用量为 0.5% ~ 1%），琼脂（用量为 0.35% ~ 0.5%），海藻酸钠（用量为 0.5%）等 |
| 合成或半合成高分子助悬剂 | 甲基纤维素、羧甲基纤维素钠、羟丙基纤维素、卡波普、聚维酮等，用量一般为 0.1% ~ 1% |
| 其他 | 硅皂土（常用于制备外用混悬剂）、触变胶（可以作滴眼剂、混悬型、注射剂的助悬剂） |

**2. 润湿剂**　系指能增加疏水性药物微粒被水润湿的附加剂。常用润湿剂一般为HLB值在7~9之间的表面活性剂，如聚山梨酯类、聚氧乙烯蓖麻油类、泊洛沙姆等。此外，甘油、乙醇等也有一定的润湿作用。许多疏水性药物如硫黄、甾醇类等不易被水润湿，在制备混悬剂时加入润湿剂可加快其润湿，增加其亲水性，从而产生较好的分散效果。

**3. 絮凝剂与反絮凝剂**　絮凝剂与反絮凝剂均为电解质。同一电解质可因用量不同而分别起絮凝作用或反絮凝作用。常用的絮凝剂和反絮凝剂有：枸橼酸盐、酒石酸盐、磷酸盐及氯化物（如氯化铝）等。如炉甘石洗剂中可加入适量的酸式酒石酸盐或酸式枸橼酸盐作反絮凝剂。

## 任务三　混悬剂的制备及质量评价方法

### 一、混悬剂的制备

#### （一）分散法

分散法系指将固体药物粉碎成符合混悬剂要求的粒径后，再混悬于分散介质中制成混悬剂的方法。小量制备可用乳钵，大生产常用胶体磨、乳匀机、球磨机等机械。凡不溶性药物或虽能溶解但其用量超过溶解度的药物，制备混悬液时宜采用此法。

**1. 分散法制备工艺流程**如图14-2所示。

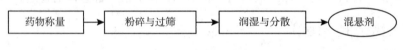

图 14-2　分散法制备工艺流程图

**2. 制备方法**

（1）药物称量　根据处方中药物量的大小正确选择衡器，准确称出药物。

（2）粉碎与过筛　固体药物一般要粉碎、过筛。对于质重、硬度大的药物可用"水飞法"粉碎。

（3）润湿与分散　①亲水性药物如氧化锌、炉甘石等，采用加液研磨法。即将已粉碎至一定细度的药物加处方中的液体适量，通常一份药物加约0.4~0.6份液体，研磨至一定的分散度，再加入处方中的剩余液体至全量研磨混匀。粉末中加液量以能研成糊状为宜。②疏水性药物如硫黄等，不易被水润湿，制备时必须先加一定量润湿剂与药物研匀后，再加处方中适量分散介质研磨分散，最后加分散介质至全量研匀。

你知道吗
_____

**药物和稳定剂加入的方式**

制备混悬剂时应注意处方中药物和稳定剂加入的方式：①盐类药物（如硫酸锌）

应先配成稀溶液后加入，以防发生脱水和盐析作用；②共熔性药物宜先共熔后加入；③与分散介质不同极性的液体药物应缓慢研磨加入；④助悬剂应先配成一定浓度的胶浆再加入混合。润湿剂一般要先与固体药物混合。絮凝剂和反絮凝剂应配成稀溶液后加入混合。

### ［制备实例解析］

**复方硫洗剂**

【处方】

| 沉降硫 | 30g |
|---|---|
| 硫酸锌 | 30g |
| 樟脑醑 | 250ml |
| 甘油 | 100ml |
| 甲基纤维素 | 5g |
| 纯化水 | 适量 |
| 共制 | 1000ml |

【制法】

（1）取甲基纤维素置烧杯中，加适量纯化水制成胶浆备用。

（2）将沉降硫置乳钵中，加甘油调配，研磨成细腻糊状后与上述胶浆混合。

（3）另取硫酸锌溶于适量水中并过滤，将滤液缓缓加入上述混合液中研磨均匀。再将樟脑醑以细流状缓缓加入，并急速研磨至混悬状。

（4）添加纯化水至1000ml，搅匀，即得。

【作用与用途】本品具有抑制皮脂分泌、杀菌与收敛作用。可用于皮脂溢症、痤疮、疥疮等症。

【处方解析】

（1）沉降硫为强疏水性物质，故应先加入甘油和聚山梨酯80，使其更好润湿和分散。

（2）硫酸锌为水溶性电解质，故要先配成稀水溶液后加入，以防脱水和盐析。

（3）樟脑醑为醇性药剂，应缓慢加入并急速研磨，以防止因溶剂改变析出较大颗粒影响混悬液的稳定性。

（二）凝聚法

凝聚法系指利用化学反应或改变物理条件将溶解状态（分子或离子状态）的药物在分散介质中聚集制成混悬剂的方法，可分为化学凝聚法和物理凝聚法。

**1. 化学凝聚法**　化学凝聚法系指利用化学反应使两种药物生成难溶性药物微粒，再分散于分散介质中制成混悬剂。为使微粒细微均匀，反应在稀溶液、低温下混合。如用于胃肠道透视的 $BaSO_4$ 就是用此法制成。

**2. 物理凝聚法**　系指将分子或离子分散状态的药物溶液，用物理方法使其在分散介质中凝聚成混悬液的方法。物理凝聚法又包括溶剂改变法和温度改变法。如醋酸可的松滴眼剂的制备就是采用物理凝聚法制备。

## 二、混悬剂的质量评价方法

混悬剂的质量要求，除含量测定、装量、微生物限度等需符合药典要求外，因其属于热力学不稳定体系，所以还要从物理稳定性方面进行评价。评价方法如下。

### （一）沉降体积比的测定

沉降体积比的测定，可以比较混悬剂的稳定性，常应用于混悬剂的处方筛选，评价助悬剂、絮凝剂等对稳定性的效果。方法是用带塞量筒取混悬液50ml，密塞，用力振摇1分钟，记下混悬物的开始高度 $H_0$（即沉降前原始高度），静置3小时，记下混悬物的最终高度 $H$（即沉降物的高度），则沉降体积比 $F$ 为：

$$F = H/H_0$$

《中国药典》（2020年版）规定口服混悬剂（包括干混悬剂）沉降体积比不得低于0.90。

### （二）微粒大小

混悬微粒的大小影响混悬剂的稳定性，影响药效的发挥。其测定方法有显微镜法、筛分法、光散射法等。可测定微粒大小及其分布情况，并观察贮藏过程中微粒的变化情况。

### （三）絮凝度的测定

絮凝度是比较混悬剂絮凝程度的重要参数，用下式表示：

$$\beta = F/F_\infty$$

式中，$\beta$ 为絮凝度，$F$ 为絮凝混悬剂的沉降体积比，$F_\infty$ 为去絮凝混悬剂的沉降体积比。絮凝度可以反映絮凝剂的絮凝效果，其数值愈大，絮凝效果愈好。

### （四）重新分散实验

重新分散实验用于评估混悬剂经静置一定时间后再分散性的优劣。实验方法是将混悬剂置于100ml具塞量筒内，放置沉降，然后以20r/min的速度转动一定时间，直至量筒中沉降物重新分散均匀。所需转动次数愈少，说明混悬剂再分散性愈好。

你知道吗

#### 混悬剂使用前为什么要摇匀

混悬剂中的难溶性的固体药物是以微粒状态分散在液体中，是一种不均匀的状态，每次使用这些混悬剂的时候，一定要先将混悬剂摇匀，这样才能基本保证每次使用时药物的浓度是大致相同的。如果没有经过混匀的过程而直接使用，很可能先使用的是混悬剂的上层溶液层，后使用的是其下层沉淀层，这样会造成药物不宜涂布或药物浓度不准确，进而影响药物的疗效。

# 实训十一　混悬剂的制备

## 一、实训目的

1. 通过实验掌握混悬剂的制备方法。
2. 学会混悬剂的质量评定方法。

## 二、实训药品与器材

**1. 药品**　炉甘石、氧化锌、甘油、羧甲基纤维素钠、硫酸锌、沉降硫、樟脑醑、聚山梨酯80、纯化水。

**2. 器材**　天平、具塞量筒、乳钵、量杯、量筒、玻璃棒、胶头滴管、漏斗、滤纸、小烧杯、铁架台。

## 三、实训内容

（一）炉甘石洗剂的制备

【处方】

| | |
|---|---|
| 炉甘石 | 7.5g |
| 氧化锌 | 2.5g |
| 甘油 | 2.5ml |
| 羧甲基纤维素钠 | 0.1g |
| 纯化水 | 适量 |
| 共制 | 50ml |

【制备步骤】

（1）取羧甲基纤维素钠0.1g加10ml水配制成羧甲基纤维素钠水溶液。

（2）取炉甘石、氧化锌于乳钵中研磨粉碎，过筛；加入甘油，与炉甘石和氧化锌润湿完全；加适量蒸馏水（约10ml）研磨混合成糊状；加入羧甲基纤维素钠水溶液，随加随搅拌，转移至具塞量筒中，加纯化水至50ml，搅拌均匀，既得。

【注意事项】

（1）炉甘石与氧化锌均为亲水性药物，能被水润湿，故加甘油和适量水进行研磨成糊状，有利于炉甘石和氧化锌的分散。

（2）羧甲基纤维素钠制成胶浆，可以水浴加热，使溶解完全，备用。

（二）复方硫洗剂的制备

【处方】

| | |
|---|---|
| 硫酸锌 | 1.5g |
| 沉降硫 | 1.5g |
| 樟脑醑 | 12.5ml |

| 甘油 | 5ml |
| 羧甲基纤维素钠 | 0.25g |
| 聚山梨酯80 | 0.15ml |
| 纯化水 | 适量 |
| 共制 | 50ml |

【制备步骤】

（1）取羧甲基纤维素钠0.25g加20ml水配制成羧甲基纤维素钠水溶液。

（2）取沉降硫1.5g置于研钵中，分次加入甘油和聚山梨酯80（3滴）研至细腻状；加入羧甲基纤维素钠胶浆，混合均匀。

（3）称取处方量的硫酸锌置小烧杯中，加入10ml纯化水溶解、过滤；将滤液缓缓加入（2）中混匀。

（4）将樟脑醑缓缓加入（3）中，随加随研，转移至具塞量筒中，加纯化水至50ml，搅拌均匀，即得。

【注意事项】

（1）沉降硫为强疏水性药物，颗粒表面易吸附空气而形成气膜，故易集聚浮于液面，调制时加液研磨能破坏气膜，故应先以甘油润湿研磨，使其易与其他药物混悬均匀。

（2）樟脑醑应滴入混合液中（避免加入速度太快），并快速搅拌，以免析出颗粒较大的樟脑。

（3）制备过程禁止剧烈振摇，避免形成气膜而分层。

【质量检查】

（1）沉降体积比测定：将炉甘石洗剂和复方硫洗剂，分别倒入50ml的比色管中，密塞，炉甘石洗剂用力振摇1分钟，复方硫洗剂轻轻摇匀，分别记录混悬液的开始高度 $H_0$，放置，按表14-2所规定的时间测定沉降物的高度 $H$，按式（沉降体积比 $F = H/H_0$）计算各个放置时间的沉降体积比，记入表14-2中。沉降体积比在 $0 \sim 1$ 之间，其数值愈大，混悬剂愈稳定。

表14-2 1h内的沉降体积比（$H/H_0$）

| 时间 | 炉甘石洗剂 | 复方硫洗剂 |
|---|---|---|
| 5min | | |
| 15min | | |
| 30min | | |
| 1h | | |

（2）重新分散实验 ①将上述分别装有炉甘石洗剂和复方硫洗剂的具塞量筒放置48h，使其沉降。②将具塞量筒倒置翻转（一正一反为一次），并将筒底沉降物重新分散所需翻转的次数记录在表14-3。

表 14 - 3 重新分散实验数据

| 炉甘石洗剂 | 复方硫洗剂 |
| --- | --- |
| 翻转次数 | |

## 四、实训评价

| 评价项目 | 评分细则 | 分值 | 得分 |
| --- | --- | --- | --- |
| 职业素质 | （1）仪容仪表（统一穿白大衣，服装整洁） | 5 | |
| | （2）实训态度认真负责，无大声喧哗 | 5 | |
| 复方炉甘石洗剂 | （3）药物的称量 | 5 | |
| | （4）量筒的使用 | 5 | |
| | （5）药物加入的顺序 | 5 | |
| | （6）研磨的规范性 | 5 | |
| | （7）定容50ml | 10 | |
| | （8）质量检查 | 5 | |
| 复方硫洗剂 | （9）药物的称量 | 5 | |
| | （10）量筒的使用 | 5 | |
| | （11）药物加入的顺序 | 5 | |
| | （12）研磨的规范性 | 5 | |
| | （13）定容50ml | 10 | |
| | （14）质量检查 | 5 | |
| 清场 | （15）清洗器具，整理台面卫生，将药品放回原位 | 10 | |
| 其他 | | 10 | |
| 合计 | | 100 | |

## 目标检测

### 一、A 型题（单项选择题）

1. 不宜制成混悬剂的药物是（ ）

   A. 毒性药物或剂量小的药物　　　　B. 难溶性药物

   C. 需产生长效作用的药物　　　　　D. 为提高在水溶液中稳定性的药物

   E. 味道不适、难于吞服的口服药物

2. 混悬剂的质量评价不包括（ ）

   A. 粒子大小的测定　　　B. 絮凝度的测定　　　C. 溶出度的测定

   D. 沉降体积比的测定　　　E. 重新分散试验

3. 下列哪种物质不能作混悬剂助悬剂的是（ ）

   A. 西黄蓍胶　　　B. 海藻酸钠　　　C. 硬脂酸钠

   D. 羧甲基纤维素钠　　　E. 聚维酮

4. 关于混悬剂的质量评定，说法正确的有（ ）

A. 沉降容积比越大混悬剂越稳定

B. 沉降容积比越小混悬剂越稳定

C. 重新分散试验中，使混悬剂重新分散所需次数越多，混悬剂越稳定

D. 絮凝度越大混悬剂越稳定

E. 絮凝度越小混悬剂越稳定

5. 根据（Stoke's）定律，混悬微粒沉降速度与下列哪个因素成正比（　　　）

　　A. 混悬微粒的半径平方　　　　B. 混悬微粒的半径　　　　C. 分散介质的密度

　　D. 分散介质的黏度　　　　　　E. 混悬微粒的直径

6. 下列属于低分子助悬剂的是（　　　）

　　A. 西黄蓍胶　　　　　　　　　B. 海藻酸钠　　　　　　　　C. 甘油

　　D. 羧甲基纤维素钠　　　　　　E. 聚维酮

7. 阿拉伯胶在混悬剂中可以作为（　　　）

　　A. 助悬剂　　　　　　　　　　B. 润湿剂　　　　　　　　　C. 絮凝剂

　　D. 反絮凝剂　　　　　　　　　E. 防腐剂

8. 混悬剂属于（　　　）

　　A. 非均相液体药剂　　　　　　B. 均相液体药剂　　　　　　C. 半固体制剂

　　D. 固体制剂　　　　　　　　　E. 以上都不对

9. 下列不属于助悬剂的是（　　　）

　　A. 西黄蓍胶　　　　　　　　　B. 海藻酸钠　　　　　　　　C. 硫酸钙

　　D. 羧甲基纤维素钠　　　　　　E. 聚维酮

10. 复方硫洗剂中的甲基纤维素在处方中的作用是（　　　）

　　A. 主药　　　　　　　　　　　B. 助悬剂　　　　　　　　　C. 润湿剂

　　D. 分散介质　　　　　　　　　E. 絮凝剂

11. 酒石酸盐在混悬剂中可作为（　　　）

　　A. 主药　　　　　　　　　　　B. 助悬剂　　　　　　　　　C. 润湿剂

　　D. 分散介质　　　　　　　　　E. 絮凝剂与反絮凝剂

## 二、B 型题（配伍选择题）

【12～16 题共用备选答案】

　　A. 主药　　　　　　　　　　　B. 助悬剂　　　　　　　　　C. 润湿剂

　　D. 分散介质　　　　　　　　　E. 絮凝剂

炉甘石洗剂处方各组分的作用是

12. 炉甘石（　　　）

13. 氧化锌（　　　）

14. 甘油（　　　）

15. 羧甲基纤维素钠（　　　）

16. 纯化水（　　　）

## 三、X 型题（多项选择题）

17. 减少混悬微粒沉降速度的方法有（　　　）

　　A. 减少微粒半径　　　　　B. 提高分散介质黏度　　　C. 增大微粒密度

　　D. 加入助悬剂　　　　　　E. 提高分散介质密度

18. 药剂中需配成混悬剂的药物有（　　　）

　　A. 处方中含有毒性药　　　　　　　B. 处方中有不溶性药物

　　C. 处方中药物剂量超过其溶解度　　D. 处方中药物混合时会产生不溶性物质

　　E. 为使药物作用延长

19. 混悬剂中常用的稳定剂有（　　　）

　　A. 助悬剂　　　　　　　　B. 润湿剂　　　　　　　　C. 絮凝剂

　　D. 反絮凝剂　　　　　　　E. 防腐剂

20. 混悬剂的制备方法有（　　　）

　　A. 研磨法　　　　　　　　B. 分散法　　　　　　　　C. 物理凝聚法

　　D. 化学凝聚法　　　　　　E. 干胶法

　　　微课　　　　　　划重点　　　　　自测题

**4**

模块四

# 传统中药制剂的专业技能

PPT

# 项目十五　浸出制剂

## 岗位情景模拟

**情景描述**　患者，女，26岁，月经不调、痛经开车到药店买药，店员推荐服用当归流浸膏剂。当归流浸膏剂的成分是：当归、乙醇。

**讨论**　1. 您觉得店员向患者推荐服用当归流浸膏剂合适吗？患者服药时应注意什么？

2. 你会制备流浸膏剂吗？

# 任务一　浸出制剂知识概述

## 一、浸出制剂的概念

浸出制剂系指用适宜的溶剂和方法浸出饮片中有效成分，经适当精制与浓缩所制得的供内服或外用的一类制剂，包括汤剂、合剂、煎膏剂、酒剂、酊剂、浸膏剂及流浸膏剂等。浸出制剂既可直接用于临床，也可作为原料供进一步制备其他剂型用。

你知道吗

### 浸出制剂的发展及剂型改革实例

浸出制剂最早的记载出自商代的"伊尹创制汤液"，继汤剂后又有酒剂、酊剂、内服煎膏剂等。近年来，随着新技术、新工艺、新设备的出现及广泛应用，开发了很多中药新剂型，使浸出制剂的质量和疗效大大提高，更好满足了临床需要。

1. 汤剂是最具传统中医药理论特色的浸出制剂，也是中医临床应用最多的剂型，但汤剂煎煮麻烦，剂量较大，服用、携带不便，以汤剂为基础创新的剂型有糖浆剂、口服液、配方颗粒（供配方使用）、袋泡茶、颗粒剂、胶囊、片剂等剂型。

2. 含挥发油的浸出制剂，如藿香祛暑水制成藿香祛暑软胶囊，可避免在生产及贮存过程中挥发油的挥散损失，保存药性，提高疗效，并能掩盖挥发油的不良气味，减少患者的服药量及次数，便于患者接受。

3. 以传统膏剂为基础制备的中药透皮吸收给药系统，提高了药物的透皮吸收。

## 二、浸出制剂的特点

浸出制剂保留了中医药理论指导及临床治疗方式，在长期的继承、发展过程中形成了自己的特色。浸出制剂应用极为广泛，是中药各类新剂型的基础，亦是中药现代化的重要途径。一般具有以下特点。

**1. 具有多种成分的综合作用与多效性**　浸出制剂组分复杂，与同一饮片中提取的单体化合物比较，具有各成分的综合作用，能发挥饮片中不同成分的疗效。如麻黄煎汤具有发汗散寒，宣肺平喘，利水消肿功效，但从麻黄中提取出的麻黄碱仅有平喘作用。

**2. 药效缓和持久，毒副作用小**　浸出制剂中共存的辅助成分往往能缓和有效成分的作用或抑制有效成分在体内的转运和分解。如鞣质可缓解生物碱的作用而使其药效延长；莨菪浸膏中的东莨菪内酯可促进莨菪碱的吸收，并延长在肠管的停留时间，减少其向体内转移，因而对肠管平滑肌的解痉作用缓和持久且毒性较低。

**3. 有效成分浓度较高，服用量减少**　浸出制剂经提取和精制后除去了大部分无效成分与组织物质，相应地提高了有效成分的浓度，减少了服用量。

**4. 含有一定量无效成分，影响制剂质量**　浸出制剂中所含的无效成分在贮存过程中易发生变质，影响到制剂的浓度及质量。

目前，浸出制剂仍存在一些问题。有些浸出制剂因药效成分不明确，质量控制标准较低，鉴别、定量分析不完善；饮片因产地、采收季节、储存条件差异造成质量较难统一和恒定，影响制剂疗效。

## 三、浸出制剂的类型

按照浸出溶剂和制备方法不同，浸出制剂可分为以下类型。

**1. 水浸出制剂**　系指在一定加热条件下，以水为溶剂浸出饮片有效成分而制成的一类制剂。如汤剂、合剂等。

**2. 含醇浸出制剂**　系指在一定条件下，用适宜浓度的乙醇或酒为溶剂浸提饮片有效成分而制成的制剂。如酒剂、酊剂、流浸膏剂等。

**3. 含糖浸出制剂**　系指在水浸出制剂或醇浸出制剂的基础上，经适当处理后加入适量蔗糖或蜂蜜而制成的制剂。如糖浆剂、煎膏剂等。

> **请你想一想**
>
> 浸出制剂的类型有哪些？分别举例说明。

**4. 精制浸出制剂**　系指在水浸出制剂或醇浸出制剂的基础上，经适当精制处理而制成的制剂。如口服液、中药注射剂、滴丸等。

## 任务二　浸出制剂的制备方法

浸出制剂的制备工艺流程如图 15－1 所示。

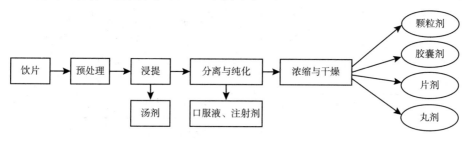

图 15－1　浸出制剂的制备工艺流程图

### 一、饮片的预处理

饮片供制备浸出制剂前须进行适当的加工与处理，一般包括以下两方面。

**1. 饮片品质检查**　包括饮片来源及品种鉴定，有效成分及含量、含水量测定等内容，以保证投料量及制剂质量的稳定性。

**2. 饮片加工炮制**　将药材进行净制（去除杂质及非药用部位）、切制成一定规格的饮片，必要时可干燥、粉碎至适宜程度供用。有特殊要求的还必须对饮片进行炒、炙、煅、蒸、煮等炮制处理。

### 二、饮片有效成分的浸提

浸提是指用适当的溶剂和方法，将饮片的药效成分最大限度地转移至浸出溶剂中的过程。常用的浸出溶剂是水和乙醇。此外，有时为了提高浸出效率，增加浸出成分的溶解度和制品的稳定性，并除去或减少某些杂质，常在浸出溶剂中加入辅助剂，如酸、碱、甘油、表面活性剂等。

> **请你想一想**
>
> 常用的浸出方法有哪些？各有何特点？

**（一）常用的浸出方法**

**1. 煎煮法**　系指饮片加水煎煮一定时间，去渣取汁的方法。其工艺流程如图 15－2 所示。

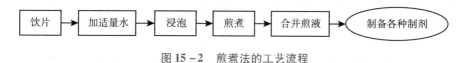

图 15－2　煎煮法的工艺流程

注意事项：①饮片应符合《中国药典》现行版有关规定，具有"细而不粉"的特点。②饮片煎煮前应加适量冷水浸泡 15～30 分钟，加水量应能盖过药面 2 厘米以上。③本法加热时间较长，一般是先用大火（武火）煮沸，小火（文火）保持微沸状态至规定时间。④为能最大限度浸出饮片有效成分，应煎煮 2～3 次。⑤浸出液成分复杂，杂质较多，容易霉败，除汤剂外，制成其他剂型需进一步精制。⑥煎煮器具为陶器、砂锅、搪瓷锅及不锈钢锅等，药厂常采用不锈钢夹层锅或多能提取器，忌用铁、铝器。

煎煮法适用于药效成分能溶于水，且对湿、热均稳定的饮片。本法符合中医用药习惯，有效成分尚未明确饮片或方剂进行改变剂型时亦选用本法。

**2. 浸渍法** 系指将饮片用适当溶剂，于室温或温热条件下浸泡一定时间，提取有效成分的方法。浸渍法根据浸制的温度、次数不同，可分为冷浸法（室温）、热浸法（40~60℃）、单次浸渍和多次浸渍法（重浸渍法）。其工艺流程如图 15-3 所示。

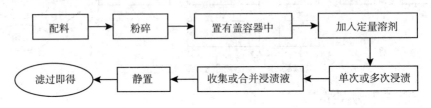

图 15-3 浸渍法的工艺流程图

注意事项：①根据饮片性质不同，所需浸渍时间、温度及次数也不同。冷浸法（如滋补药酒、骨伤科药酒的浸渍）浸渍时间多在 14 天以上，而热浸法一般为 3~7 天。②为提高浸出效果，减少单次浸渍时药渣吸附浸提液所引起的有效成分损失，可采用重浸渍法（系将全部浸出溶剂分成几份，饮片用第一份溶剂浸出后，滤取药渣，再用第二份溶剂浸渍，如此重复 2~3 次，最后将各份浸出液合并即得）。③浸渍过程中应加强搅拌或振荡，以提高浸出效率。④浸渍法所用溶剂一般是不同浓度的乙醇或蒸馏酒，浸渍过程中应密闭，防止溶剂挥发。⑤浸出液过滤前必须静置 24 小时以上。

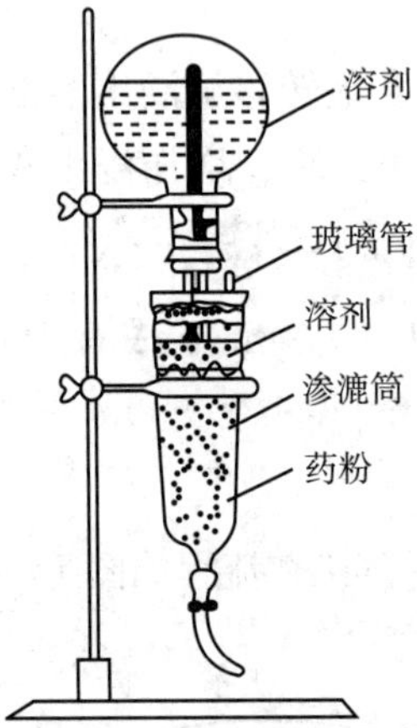

浸渍法适用于黏软性、无组织结构、新鲜及易膨胀饮片的浸出，冷浸法尤适于含遇热不稳定成分的饮片。由于浸出时间长，溶剂量大，浸出效率较低，故不适用于贵重、毒性及药用成分含量低饮片的浸出或制备较高浓度的制剂。

**3. 渗漉法** e微课 系指将饮片粗粉加适量的溶剂润湿，密闭放置一定时间待其充分膨胀后，再均匀装入渗漉器内，由上部不断添加溶剂，溶剂渗过药粉层向下流动过程中浸出饮片成分的方法。其简易渗漉装置如图 15-4 所示。

渗漉法工艺流程如图 15-5 所示。

图 15-4 简易渗漉装置

（图左侧标注：溶剂、玻璃管、溶剂、渗漉筒、药粉）

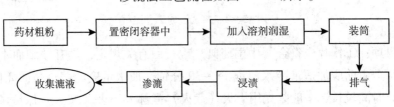

图 15-5 渗漉法的工艺流程图

渗漉法操作要点及注意事项：①渗漉时所用饮片须适当粉碎。②药粉应加规定的溶剂均匀润湿，密闭放置一定时间，再装入渗漉器内。润湿用溶剂量一般为1∶（0.5~0.8），时间一般30~60分钟。③装筒前渗漉筒底部应先垫适量脱脂棉，药粉装入渗漉器时应均匀，松紧一致，装粉量一般不超过渗漉筒容积的2/3。装毕后，再用滤纸或纱布及干净的重物覆盖于药粉上面，防止添加溶剂时药粉浮起。④排气。加溶剂时打开渗漉筒底部阀门，自上部缓慢添加溶剂，以气泡完全去尽为宜；⑤浸渍时溶剂应高出药面，浸渍24~48小时后进行渗漉。⑥渗漉溶剂的用量一般是饮片量的4~8倍。⑦渗漉速度应符合各品种项下的规定。一般1000g饮片的漉速，每分钟应在1~3ml之间。⑧收集85%饮片量的初漉液另器保存，续漉液经低温浓缩后与初漉液合并，调整至规定量，静置，取上清液分装。

渗漉法属于动态浸出，有良好的浓度梯度，饮片中有效成分浸出完全，而且可省去药液与药渣的分离操作。渗漉法适用于贵重、毒性、膨胀性小、有效成分含量低、成分遇热不稳定饮片的浸出及高浓度制剂的制备，不适用于新鲜、易膨胀及无组织结构饮片的浸出。

你知道吗

### 其他提取方法

**1. 回流法**　系用乙醇等挥发性有机溶剂浸提饮片有效成分，加热时挥发性溶剂馏出后又被冷凝，重新流回浸提器中浸提饮片，循环往复直至有效成分提取完全的方法。

**2. 水蒸气蒸馏法**　系将含有挥发性成分饮片与水共蒸馏，挥发性成分随水蒸气馏出，经冷凝后分取的一种方法。常用于制备芳香水剂及具中药材挥发性成分注射剂的提取。

**3. 超临界流体提取法**　系利用超临界流体（supercritical fluid，SFE）强溶解特性，对饮片中有效成分进行提取分离的新技术。一般用$CO_2$作萃取剂，具萃取温度低、无溶剂残留、提取效率高、产品纯度高的特点。

**4. 超声波提取法**　系利用超声波通过增大溶剂分子运动速度和穿透力以提取饮片有效成分的方法。超声波提取具省时、节能、提取效率高等优点，尤适用于含热敏成分饮片的提取。

**5. 微波提取法**　系利用微波对饮片与适当溶剂的混合物辐照产生的强烈热效应，提取饮片中有效成分的一种新的提取方法。具有提取时间短、溶剂耗量少、萃取效率高、适用范围广、重现性好、污染小等优点。

（二）影响浸出效率的因素

**1. 浸出溶剂**　根据相似相溶原理，选择适当的溶剂是保证最大限度地提取出有效成分的关键。

**2. 饮片粒度**　饮片粒度越小，扩散面积越大，越便于溶剂渗入饮片粉粒内部，有利于提高有效成分提取率。但并非饮片粒度越细越好，饮片粒度太细，会阻碍溶剂的流动（如渗漉法），长时间加热时会粘锅（如煎煮法）。此外还可能造成细胞破裂，使杂质浸出增加。饮片的粒度要根据饮片本身的性质、浸提溶剂及浸提方法决定。

**3. 浸提温度**　温度升高有利于有效成分的提取，但杂质的含量也随之增加，使分离纯化困难，温度过高还可能使不耐热的有效成分遭破坏或挥发性成分挥发散失，因此，浸提过程中宜将浸提温度控制在不破坏药用成分的范围内。

**4. 浓度梯度**　浓度梯度是饮片组织内部成分扩散的原动力，梯度差越大浸提速度越快。搅拌、强制循环、及时更换浸提溶媒或采用流动溶剂渗漉法等，有助于增大浓度梯度。

**5. 浸提压力**　增加浸提压力，可加速溶剂对饮片的浸润、渗透及扩散过程，缩短提取时间。

**6. 浸提时间**　浸提过程的每一个阶段都需要时间。一般浸提时间越长，提取越完全。但当扩散、置换达平衡后，延长提取时间不会再增加有效成分的提取量，反而会导致有效成分水解，大量杂质溶出，还可滋生微生物，影响浸提液的质量。

**7. 浸提新技术的应用**　近年来应用的浸提新技术，如超临界流体提取、超声波提取、微波提取等，可提高提取速率，有利于提高制剂质量。

### 你知道吗

#### 饮片有效成分浸出的一般过程

**1. 浸润与渗透阶段**　饮片与浸提溶剂接触后，提取溶剂附着在粉粒表面使之润湿，然后通过毛细血管和细胞间隙进入饮片组织中并渗透进入细胞内。这是提取饮片有效成分的首要条件。

**2. 解吸与溶解阶段**　浸提溶剂克服饮片中各种成分细胞间的亲和力，进入饮片细胞内部的过程称解吸。浸提时加入乙醇或辅助剂（如酸、碱、表面活性剂等）有助于解吸。浸提溶剂与经解吸后的各种成分接触后，使之转入溶剂中的过程称溶解。

**3. 扩散与置换阶段**　当溶剂进入细胞内溶解可溶性成分后，细胞内的溶液浓度显著增高，使细胞内外产生浓度差，细胞外的溶剂或稀溶液向细胞内渗透，细胞内高浓度溶液不断向周围低浓度方向扩散，致内外浓度相等、渗透压平衡时扩散终止。因此，浸出的关键在于保持最大的浓度差，浸出时采用流动溶剂或加强搅拌，使用新鲜溶剂或稀浸出液随时置换饮片周围的浓浸出液，可提高饮片有效成分的提取效果。

## 三、浸出液的精制

饮片经溶剂浸提得到的并非是单一成分的浸出液，而是既含有效成分又含其他无效成分及杂质的混合物，需要进一步精制，即分离和纯化。

### （一）分离

分离系采用适当的方法将固体与液体分开的技术（又称固 – 液分离技术）。常用的分离方法有沉降分离法、离心分离法和滤过分离法。

**1. 沉降分离法** 当浸出液中的固体物与液体介质相对密度相差悬殊时，固体物靠自身重量自然沉降，用虹吸法吸上层澄清液，使固体与液体分离的方法。此法设备简单，操作方便，但过细颗粒及混浊溶液沉降速度慢，耗时长。

**2. 离心分离法** 系利用浸出液中物质之间的密度差，在离心力作用下达到液 - 液分离、液 - 固分离的方法。离心分离效果好，现已广泛应用于中药制药行业。

**3. 滤过分离法** 系通过多孔介质的截留作用将浸出液中的固体粒子截留，液体经介质孔道流出而实现固 - 液分离的方法。根据介质不同，滤过的机制有过筛作用（膜过滤）与深层截留（砂滤棒、垂熔玻璃漏斗）。有关滤过的内容详见模块五项目三注射剂。

（二）纯化

纯化系采用适当的方法和设备除去浸出液中的杂质，提高有效成分的含量及纯度的操作。

**1. 水提醇沉法** 先以水为溶剂浸提饮片有效成分，再用不同浓度的乙醇沉淀除去提取液中杂质的方法。其原理是根据水提液中各成分在水及不同浓度乙醇中溶解度的差异，用水和不同浓度的乙醇交替处理后除去杂质的方法。

**2. 醇提水沉法** 先以适宜浓度的乙醇提取饮片有效成分，再用水沉淀除去提取液中杂质的方法。其原理及操作与水提醇沉法基本相同。

**3. 酸碱法** 根据饮片中含酸性或碱性有效成分的溶解度随溶剂 pH 不同而改变，加入适量酸或碱调节 pH 至一定范围，使单体成分溶解或析出，以达到分离的方法。适用于生物碱、苷类、有机酸、羟基蒽醌类等化合物的分离。

**4. 盐析法** 系在浸出液中加入大量无机盐（如氯化钠、硫酸钠、硫酸镁等），使某些高分子物质溶解度降低沉淀析出，而与其他成分分离的一种方法。

**5. 结晶法** 系利用混合物中不同成分对某种溶剂溶解度的差异，使其中的某些单一成分以结晶状态析出的方法。

**6. 透析法** 系利用浸出液中小分子物质易通过半透膜，而大分子物质不能通过的性质，以达到分离的一种方法。常用于除去浸出液中的鞣质、树脂、蛋白质等高分子杂质，也常用于某些具生物活性的植物多糖的纯化。

**7. 澄清剂法** 系利用澄清剂可降解某些高分子杂质，降低药液黏度，或能吸附、包合固体微粒等特性，加速药液中悬浮粒子的沉降，经滤过除去沉淀物而获得澄清药液的一种方法。该法操作简单，澄清剂用量小，能耗低。主要用于除去药液中粒度较大且有沉淀趋势的悬浮颗粒，以获得澄清的药液。常用的澄清剂有果汁、甲壳素类等。

**8. 大孔树脂吸附分离技术** 系采用特殊的吸附剂，将饮片浸出液通过大孔树脂，吸附其中的有效成分，再经洗脱回收，除去杂质的一种纯化方法。具有高度富集药效成分、安全性好及再生产简单等优点，近年来在中药制剂生产中应用广泛。

### 四、浸出液的浓缩与干燥

饮片经浸提后得到的药液一般浓度较低，且液体量大，通常需再经浓缩或干燥等操作，以获得浓缩液或固体产物供进一步生产用。

#### （一）浓缩

浓缩系指在沸腾状态下，经传热过程，利用气化作用将药液中部分溶剂蒸发并去除，以达到提高药液浓度的方法。浓缩可借助蒸发与蒸馏来完成。

**1. 蒸发**　系指在热力作用下使溶液中的溶剂气化并除去，从而提高溶液浓度的操作工艺。常用有下列几种方式。

（1）常压蒸发　系指浸出液在一个大气压下进行蒸发的方法。适用于溶剂为水且有效成分耐热的药液的蒸发。该法操作简便，但蒸发温度高、时间长，效率较低。

（2）减压蒸发　系指浸出液在密闭、减压条件下进行的蒸发操作，也称真空蒸发。这种方法由于使蒸发器内形成一定的真空度，可使溶剂在低于沸点温度下蒸发，避免热敏性成分遭破坏，蒸发速度快，效率高，应用较广泛。

（3）薄膜蒸发　系使浸出液在形成液膜的状态下进行快速蒸发操作。其特点是传热速度快且均匀，药液受热时间短，蒸发速度快，不受液体静压和过热影响，可连续操作，浓缩效率高，尤适用于热敏性物料的浓缩，但不适用于黏性强、结晶或易结垢浸出液的浓缩。

影响蒸发的因素及提高加速蒸发措施见表 15 – 1。

表 15 – 1　影响蒸发的因素及加速蒸发措施

| 影响因素 | 影响结果 | 措施 |
|---|---|---|
| 溶液的蒸发面积 | 越大，蒸发越快 | 采用直径大，浅底的广口蒸发锅；薄膜蒸发 |
| 液面蒸气浓度 | 越大，蒸发越慢 | 采用通风设备及时排除液面蒸气；减压蒸发 |
| 温度 | 越高，蒸发越快 | 搅拌、清除锅壁沉积物，提高传热速度；减压蒸发 |
| 液体表面压力 | 越大，蒸发越慢 | 减压蒸发 |

**2. 蒸馏**　系指加热时液体气化，再经冷凝为液体的操作过程。与蒸发不同的是，蒸馏对药液进行浓缩的同时也回收溶剂。主要适用于含乙醇、乙醚、三氯甲烷等具挥发性溶剂的饮片浸出液的浓缩。常用的蒸馏方法有常压蒸馏、减压蒸馏和精馏（分段蒸馏）三种，药剂生产中多采用减压蒸馏。

#### （二）干燥

干燥系指利用热能除去固体物质或膏状物中所含的水分或其他溶剂的工艺操作。饮片提取液经分离、纯化及浓缩后所得物质通常为流浸膏或浸膏，不能直接用于临床，一般作为供制备其他剂型（如颗粒剂、丸剂、片剂）的中间产物。为了增强提取物的稳定性，便于储存，很多情况下还需进一步干燥。有关干燥的内容详见模块二项目三颗粒剂。

# 任务三 浸出制剂常见类型

## 一、汤剂

### (一) 概述

汤剂系指饮片或粗颗粒加水煎煮或沸水浸泡，去渣取汁而制成的浸出制剂。可供内服与外用。汤剂是我国最古老的剂型之一，是目前临床中医处方应用最广泛的一种剂型 (图 15 – 6)。

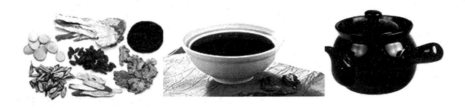

图 15 – 6 汤剂

汤剂多为复方制剂，符合中医辨证施治、随症加减的需要，可发挥方药多种成分的多效性和综合作用，多以水为溶剂，制法简单，吸收迅速，起效快。不足之处是需临用前制备，煎煮费时，味苦，量大，服用、携带不方便，且稳定性差，易霉败，不宜久贮。

**制备方法** 汤剂一般用煎煮法制备。制备汤剂时，为提高制剂质量，确保疗效，除严格按照操作规程控制煎煮的火候和时间外，尚需根据饮片的特性进行特殊入药处理见表 15 – 2。

表 15 – 2 汤剂制备时饮片的特殊入药处理

| 处理方法 | 药　　材 |
|---|---|
| 先煎 | ①矿石类：石膏、自然铜、赤石脂、青礞石、金礞石、钟乳石、禹余粮、紫石英、滑石、磁石、赭石<br>②贝壳类：瓦楞子、石决明、牡蛎、珍珠母、蛤壳<br>③角甲类：水牛角、龟甲、鹿角霜、鳖甲<br>④有毒药材：制川乌、制草乌、附子 |
| 后下 | 豆蔻、沉香、青蒿、苦杏仁、降香、砂仁、钩藤、徐长卿、番泻叶、薄荷 |
| 包煎 | 儿茶、车前子、辛夷、海金沙、旋覆花、葶苈子、蛤壳粉、滑石粉、蒲黄 |
| 另煎 | 人参、西洋参、红参、羚羊角 |
| 烊化 | 阿胶、龟甲胶、鹿角胶 |
| 冲服 | 川贝母、平贝母、湖北贝母、猪胆粉、三七粉、鹿茸、蜂胶 |

[制备实例解析]

### 麻黄杏仁甘草石膏汤

【处方】麻黄 　　　　　　　6g

杏仁 　　　　　　　9g

　　炙甘草　　　　　　　　　　　5g

　　石膏（先煎）　　　　　　　　18g

【制法】

（1）将石膏先煎 40 分钟，加入其余三味饮片，煎 30 分钟，滤取药液。

（2）药渣再加水煎 20 分钟，滤取药液。

（3）合并两次煎液，即得。

【作用与用途】宣泄郁热，清肺平喘。治热邪壅肺所致的身热无汗或有汗，咳逆气急等症。

【处方解析】石膏质地坚硬，所含成分较难煎出，故应打碎先煎后，再加其他饮片共煎。

## 二、合剂与口服液

### （一）概述

合剂系指饮片用水或其他溶剂，采用适宜的方法提取精制而成的口服液体制剂，单剂量罐装者也可称"口服液"。合剂与口服液是在汤剂的基础上发展而来的，与汤剂比较，其特点是服用量小，剂量准确，但不能随症加减。制剂中通常加入矫味剂，改善口感，便于患者接受；含防腐剂，并经灭菌处理，质量稳定，便于携带、贮存，可大批量生产。

### （二）制备方法

合剂与口服液是将汤剂进一步加工制得的，即饮片按各品种项下规定的方法提取、纯化、浓缩制成口服液体制剂，根据需要可加入适宜附加剂。其制备工艺流程如图 15 - 7 所示。

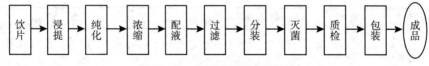

饮片 → 浸提 → 纯化 → 浓缩 → 配液 → 过滤 → 分装 → 灭菌 → 质检 → 包装 → 成品

图 15 - 7　合剂的制备工艺流程

[ 制备实例解析 ]

### 双黄连口服液

【处方】金银花　　　　　　　　375g

　　　　黄芩　　　　　　　　　375g

　　　　连翘　　　　　　　　　750g

【制法】

（1）黄芩加水煎煮三次，第一次 2 小时，第二、三次各 1 小时，合并煎液，滤过，滤液浓缩并在 80℃加入 2mol/L 盐酸溶液调节 pH 至 1.0 ~ 2.0，保温 1 小时，静置 12 小时，滤过，沉淀加 6 ~ 8 倍量水，用 40% 氢氧化钠溶液调节 pH 至 7.0，再加等量乙醇，搅拌使溶解，滤过，滤液用 2mol/L 盐酸溶液调节 pH 至 2.0，60℃保温 30 分钟，静置 12 小时，滤过，沉淀用乙醇洗至 pH 为 7.0，回收乙醇备用。

（2）金银花、连翘加水温浸 30 分钟后，煎煮二次，每次 1.5 小时，合并煎液，滤过，滤液浓缩至相对密度为 1.20 ~ 1.25（70 ~ 80℃）的清膏，冷至 40℃时缓缓加入乙醇，使含醇量达 75%，充分搅拌，静置 12 小时，滤取上清液，残渣加 75% 乙醇适量，搅匀，静置 12 小时，滤过，合并乙醇液，回收乙醇至无醇味。加入上述黄芩提取物，并加水适量，以 40% 氢氧化钠溶液调节 pH 至 7.0，搅匀，冷藏（4 ~ 8℃）72 小时，滤过，滤液加入蔗糖 300g，搅拌使溶解，或再加入香精适量，调节 pH 至 7.0，加水制成 1000ml，搅匀，静置 12 小时，滤过，灌装，灭菌，即得。

【作用与用途】疏风解表，清热解毒。用于外感风热所致的感冒，症见发热、咳嗽、咽痛。

【处方解析】本品为棕红色的澄清液体，味甜、微苦。

## 三、酒剂与酊剂

### （一）概述

酒剂系指饮片用蒸馏酒提取调配而制成的澄清液体制剂。多供内服，也有外用或内外兼用的。酒剂为传统剂型，历史悠久，具有制备简单，有效成分含量高，服用方便，且不易霉变，易于保存等优点，是中医临床常用制剂之一（图 15 - 8）。

酒剂的处方多数是由中医成方或民间验方修改而成的复方，药味繁多。酒剂因含醇量高，故可久贮不变质。酒甘辛大热，能通血脉、御寒气、行药势，适用于治疗风寒湿痹、跌打损伤，有祛风活血、散瘀止痛的功效。但不适于儿童、孕妇、心脏病或高血压患者使用。

酊剂系指原料药物用规定浓度的乙醇提取或溶解而制成的澄清液体制剂，也可用流浸膏稀释制成。供内服或外用。如云香祛风止痛酊、康肤酊等（图 15 - 9）。

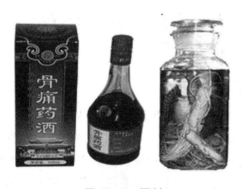

图 15 - 8　酒剂

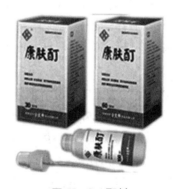

图 15 - 9　酊剂

酊剂的浓度一般随饮片的性质而异，除另有规定外，每 100ml 相当于原饮片 20g。含有毒剧药品的中药酊剂，每 100ml 相当于原饮片 10g；其有效成分明确者，应根据其半成品的含量加以调整，使符合各酊剂项下的规定。

### （二）制备方法

**1. 酒剂**　酒剂一般常用浸渍法制备。冷浸法是将饮片置适当容器中，加规定量蒸馏酒密闭浸渍，浸渍时间较长。热浸法常将饮片装于布袋中，悬于酒上部，密闭，水浴低温浸取一定时间。酒剂也可用渗漉、热回流等方法制备。制备时，蒸馏酒的浓度及用量、浸渍温度和时间、渗漉速度，均应符合国家药品标准各品种制法项下的要求。配制后的酒剂需静置澄清，滤过后分装于洁净的容器中。在贮存期间允许有少量摇之易散的沉淀。

### 你知道吗

#### 酒的选用

酒剂制备所用的蒸馏酒应符合蒸馏酒质量标准的有关规定。内服酒剂应以谷类酒为原料。酒的浓度通常用"度"表示，如含乙醇50%（ml/ml）的酒，即为50度的酒，蒸馏酒的浓度和用量按《中国药典》或该品种项下的规定选用，一般滋补类药酒所用浓度低些，祛风湿类药酒所用浓度高些。

蒸馏酒的质量优劣对成品质量影响甚大，以澄明无色、无絮状沉淀、醇香无异味者为佳。

### [制备实例解析]

#### 三两半药酒

**【处方】** 当归　　100g　　　炙黄芪　　100g
　　　　　牛膝　　100g　　　防风　　　50g

**【制法】** 以上四味，粉碎成粗颗粒，用白酒2400ml与黄酒8000ml的混合液作溶剂，浸渍48小时后，缓缓渗漉，收集渗漉液，加入蔗糖840g，搅拌使溶解后静置，滤过，即得。

**【作用与用途】** 益气活血，祛风通络。用于气血不和，感受风湿所致痹病，症见四肢疼痛、筋脉拘挛。注意高血压患者慎服，孕妇忌服。

**【处方解析】**

（1）本品为黄棕色澄清液体，气香、味微甜、微辛。

（2）本品含乙醇（含量为20%~25%），故高血压患者慎服，孕妇忌服。

**2. 酊剂**　酊剂可用溶解、稀释、浸渍或渗漉等法制备。溶解法是指取原料药物的粉末加规定浓度的乙醇适量直接溶解制得，适用于化学药物及中药有效成分提纯品酊剂的制备。稀释法是指以药物流浸膏为原料，加入规定浓度的乙醇稀释至需要体积制得。除另有规定外，酊剂应澄清。酊剂组分无显著变化的前提下，久置允许有少量摇之易散的沉淀。

[制备实例解析]

### 远志酊

【处方】远志流浸膏　　　　　　　　200ml

　　　　60%乙醇　　　　　　　　　适量

　　　　共制　　　　　　　　　　　1000ml

【制法】取远志流浸膏200ml，加60%乙醇稀释使成1000ml，混匀，静置，滤过，即得。

【作用与用途】祛痰。用于咳痰不爽。

【处方解析】本品为远志流浸膏经加工制成的酊剂，为棕色的液体，乙醇含量为50%～58%。

你知道吗

### 酒剂与酊剂的异同点

共同点：①含乙醇，乙醇本身具一定的药理作用，故两者在应用上都受到一定限制。②奏效快，有防腐作用，易于保存。

区别：①溶剂不同。酊剂以规定浓度的乙醇为溶剂，乙醇的浓度有一定规定；而酒剂则以蒸馏酒为溶剂，含乙醇浓度按处方规定而异。②制法不同。酊剂可用溶解、稀释、浸渍或渗漉等法制备，而酒剂可用浸渍、渗漉、热回流等法制备。③附加剂不同。酊剂不添加矫味剂；酒剂可加入适量糖或蜂蜜调味。

## 四、流浸膏剂与浸膏剂

### （一）概述

流浸膏剂系指饮片用适宜的溶剂提取，蒸去部分溶剂，调整至规定浓度而成的制剂。除另有规定外，流浸膏剂每1ml相当于原饮片1g。流浸膏剂大多作为配制酊剂、合剂、糖浆剂、颗粒剂等的原料。

浸膏剂系指饮片用适宜溶剂提取，蒸去全部溶剂，调整至规定浓度而制成的制剂。分为稠膏和干膏两种。除另有规定外，浸膏剂每1g相当于饮片2～5g。浸膏剂除少数品种直接用于临床外，绝大多数用作配制散剂、颗粒剂、胶囊剂、片剂、丸剂等的原料。

### （二）制备方法

**1. 流浸膏剂**　流浸膏剂一般用渗漉法制备，也可用浸膏剂稀释而成。其制备工艺流程如图15－10所示。

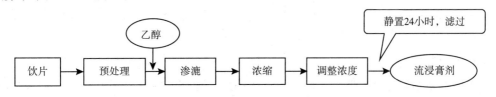

图15－10　流浸膏剂的制备工艺流程图

[ 制备实例解析 ]

## 当归流浸膏

【处方】当归粗粉　　　　　　　1000g

　　　　70%乙醇　　　　　　　适量

　　　　共制　　　　　　　　　1000ml

【制法】取当归粗粉1000g，用70%乙醇作溶剂，浸渍48小时，缓缓渗漉，收集初漉液850ml，另器保存，继续渗漉，至渗漉液近无色或微黄色为止，收集续漉液，在60℃以下浓缩至稠膏状，加入初漉液850ml，混匀，用70%乙醇稀释至1000ml，静置数日，滤过，即得。

【作用与用途】活血调经。用于月经不调，痛经。

【处方解析】本品为棕褐色的液体；气特异，味先微甜后转苦麻。含醇量应为45%~50%。

2. 浸膏剂　浸膏剂用煎煮法、回流法或渗漉法制备。浸出液一般按所含成分及所用溶剂的特点采用适当的方法进行精制，再将精制后的浸出液低温浓缩至稠膏状，加稀释剂或继续浓缩至规定的量。其制备工艺流程如图15-11所示。

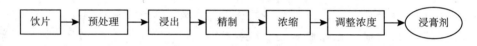

图15-11　浸膏剂的制备工艺流程图

[ 制备实例解析 ]

## 刺五加浸膏

【处方】刺五加（粗粉）　　　　1000g

【制法】

（1）第一法　取刺五加1000g，粉碎成粗粉，加水煎煮二次，每次3小时，合并煎液，滤过，滤液浓缩成浸膏50g（水浸膏），即得。

（2）第二法　刺五加1000g，粉碎成粗粉，加75%乙醇，回流提取12小时，滤过，滤液回收乙醇至无醇味，浓缩成浸膏40g（醇浸膏），即得。

【作用与用途】益气健脾，补肾安神。用于脾肾阳虚，体虚乏力，食欲不振，腰膝酸痛，失眠多梦。

【处方解析】本品为黑褐色的稠膏状物，气香，味微苦、涩。

## 五、煎膏剂

### （一）概述

煎膏剂系指饮片用水煎煮，取煎煮液浓缩后，加炼蜜或糖（或转化糖）制成的半流体制剂，主要供内服。煎膏剂的功效主要以滋补为主，兼有缓和的治疗作用（补血、调经、止咳等），如蜜炼川贝枇杷膏、益母草膏等。

**（二）制备方法**

煎膏剂一般用煎煮法制备。其生产工艺流程如图15－12所示。

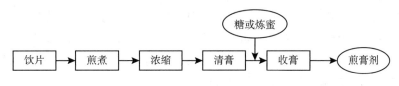

图15－12　煎膏剂的制备工艺流程图

煎膏剂应无焦臭、异味，无糖的结晶析出。除另有规定外，加炼蜜或糖（转化糖）的量，一般不超过清膏量的3倍。制备整个过程加热时间较长，故不适于含热敏性及含挥发性成分饮片制备。

[制备实例解析]

益母草膏

【处方】　益母草　　　　　　　　　1000g

　　　　　红糖　　　　　　　　　　适量

【制法】

（1）将益母草切碎，加水煎煮2次，每次2小时，合并煎液，滤过；滤液浓缩至相对密度为1.21～1.25（80℃）的清膏。

（2）每100g清膏加红糖200g，加热溶化，混匀，浓缩至规定的相对密度，即得。

【作用与用途】活血调经。用于血瘀所致的月经不调，产后恶露不绝，症见月经量少、淋漓不净、产后出血时间过长；产后子宫复旧不全见上述证候者。孕妇禁用。

【处方解析】本品为棕黑色稠厚的半流体，气微，味苦、甜。

> **请你想一想**
> 1. 目前中药制剂存在哪些问题？
> 2. 中药制剂改革、创新的方向是什么？

# 任务四　浸出制剂的质量控制

浸出制剂的质量与饮片的质量、制备方法等密切相关，由于饮片成分的复杂性，故浸出制剂的质量控制比较复杂。目前主要从以下几方面进行控制。

## 一、饮片的品质控制

饮片的品质控制是确保浸出制剂质量的基础。饮片的来源、品种与规格均要严格遵循国家药品标准的要求来选用，特别在目前大多数浸出制剂尚无含量测定方法的情况下，认真控制饮片的品质具有重要的现实意义。

## 二、制备方法的规范与创新

制备方法对浸出制剂的质量密切相关，制备工艺上一个小的变动都有可能影响浸出制剂的质量。如汤剂制备中，不同性质饮片的特殊处理方法（先煎、后下、包煎等）均有一定科学道理，要严格按规范执行。此外，现代新技术和新工艺的采用也对提高浸出制剂的质量起到很大的作用。如相同质量的人参，分别用不同方法进行提取和精制，其制品的色泽、有效成分和总皂苷的含量均有明显差异。制备方法和工艺的创新和改革必将给浸出制剂的发展带来重大影响。

## 三、理化指标的控制

理化指标的控制是保证浸出制剂质量最重要的手段。目前浸出制剂的理化指标主要包括中药生物活性测定、含量控制、含醇量测定（酒剂、酊剂、流浸膏剂、浸膏剂等含醇制剂均要进行此项检查），此外还应进行浸出物测定、水分、挥发油测定、相对密度、灰分、酸碱度、澄明度等的检查，以控制制剂质量。

## 四、微生物限度的控制

微生物限度的控制也是浸出制剂质量控制的手段之一。检查项目包括需氧菌总数、霉菌和酵母菌总数及控制菌检查等。具体依据《中国药典》（2020 年版）四部微生物限度检查法检查，应符合规定。

### 你知道吗

#### 中药指纹图谱

中药指纹图谱是指某些中药材或中药制剂经适当处理后，采用一定的分析手段，得到的能够标示其化学特征的色谱图或光谱图。它是一种综合的、可量化的鉴定手段，能较为全面地反映中药及其制剂中所含化学成分的种类与数量，使其质量控制指标由原来对单一成分含量的测定上升为对整个中药及其制剂内在品质的检测，从而实现对药品内在质量的综合评价。总之，中药指纹图谱的研究和建立，对于提高中药质量，促进中药现代化具有重要意义。以指纹图谱作为中药（天然药物）提取物及其制剂的质量控制方法，已成为目前国际共识。

# 实训十二　浸出制剂的制备

## 一、实训目的

1. 学会应用煎煮法、渗漉法制备浸出制剂。
2. 掌握渗漉法操作要点及注意事项。

## 二、实训药品与器材

**1. 药品** 益母草、当归（粗粉）、70％乙醇、红糖、纯化水。

**2. 器材** 天平、称量纸、封闭电炉、不锈钢锅、量筒、量杯、玻璃漏斗、纱布、烧杯、漏斗架、渗漉筒、接收瓶、蒸馏瓶、酒精温度计、球形冷凝管。

## 三、实训内容

（一）当归流浸膏的制备

【处方】当归粗粉　　　　　　　　100g

　　　　70％乙醇　　　　　　　　适量

　　　　共制　　　　　　　　　　100ml

【制法】

（1）称取当归粗粉100g，按渗漉法制备，加70％乙醇适量使粗粉均匀湿润膨胀后，分次均匀填装于渗漉筒内，再加70％乙醇浸没，浸渍48小时。

（2）缓缓渗漉，流速1ml～3ml/（kg·min）收集初漉液85ml，另器保存。

（3）继续渗漉，至渗漉液近无色或微黄色为止，收集续漉液，在60℃以下浓缩至稠膏状。

（4）加入初漉液85ml，混匀，用70％乙醇稀释至100ml，静置数日，滤过，即得。

【作用与用途】活血调经。用于月经不调，痛经。

【注意事项】

（1）药材粗粉在装筒前先加适量溶剂（为药材量的60％～80％）均匀润湿，放置15～30分钟，以免在浸渍时药粉吸湿膨胀。

（2）装筒时，先用浸出溶剂润湿的脱脂棉垫于渗漉筒底部，然后再将润湿的药粉分次均匀投入，层层压平，做到松紧均匀、适宜。装完后，一般用滤纸或纱布覆盖，再加上一些碎石之类的重物，以防止添加溶剂时药粉浮起。

（3）添加溶剂前应先排尽气体，浸渍时间以24～48小时为宜。

（4）渗漉过程中要保持溶剂面高于药材面，同时控制好渗漉速度。

【处方解析】本品为棕褐色的液体；气特异，味先微甜后转苦麻。含醇量应为45％～50％。

（二）益母草膏的制备

【处方】益母草　　　　　　　　　200g

　　　　红糖　　　　　　　　　　适量

【制备步骤】

（1）取益母草切碎，加水煎煮2次，每次2小时，合并煎液，滤过，滤液浓缩至相对密度为1.21～1.25（80℃）的清膏。

（2）每100g清膏加红糖200g，加热熔化，混匀，浓缩至规定的相对密度，即得。

【作用与用途】活血调经。用于血瘀所致的月经不调、产后恶露不绝，症见月经量少、淋漓不净、产后出血时间过长；产后子宫复旧不全见上述证候者。

【注意事项】

（1）煎膏剂俗称膏滋，以滋补兼有缓和的治疗作用。适合滋阴润肺，补益类药材制备。

（2）炼糖根据处方需要可采用蜂蜜和蔗糖，制备时可加入0.1%～0.3%的酒石酸或枸橼酸，可以促进蔗糖转化成果糖和葡萄糖。

（3）除另有规定外，一般加入糖或蜜的量不超过清膏量的3倍。

【处方解析】本品为棕黑色稠厚的半流体，气微，味苦、甜。

## 四、实训评价

| 评价项目 | 评分细则 | 分值 | 得分 |
|---|---|---|---|
| 职业素质 | （1）仪容仪表（统一穿好白大衣，服装整洁） | 5 | |
| | （2）实训态度认真负责，无大声喧哗，协作精神好 | 5 | |
| 药品称量 | （3）当归粗粉、益母草、红糖的称取 | 5 | |
| | （4）乙醇的量取 | 5 | |
| 当归流浸膏 | （5）当归粗粉的润湿、装渗漉筒操作 | 10 | |
| | （6）渗漉前排气、静置浸渍操作 | 5 | |
| | （7）渗漉速度控制、初漉液的收集 | 5 | |
| | （8）续漉液的合并与静置、过滤操作 | 5 | |
| | （9）含醇量测定 | 5 | |
| 益母草膏 | （10）煎煮操作 | 5 | |
| | （11）煎液的合并、滤过、煎液的浓缩操作 | 5 | |
| | （12）清膏的判断 | 10 | |
| | （13）红糖量计算、称取 | 5 | |
| | （14）炼糖操作 | 5 | |
| | （15）清膏、炼糖混合，收膏操作 | 10 | |
| 成品质量 | （16）外观 | 5 | |
| 清场 | （17）清洗器具，整理台面卫生，将药品放回原位 | 5 | |
| 合计 | | 100 | |

## 目标检测

### 一、A型题（单项选择题）

1. 下列关于薄膜蒸发特点的叙述错误的是（　　　）

　　A. 汽化表面积大　　　　　　　B. 无液体静压的影响

　　C. 蒸发温度低　　　　　　　　D. 适应于黏性强的液体浓缩

　　E. 可连续操作

2. 下列关于浸出制剂的特点叙述错误的是（　　　）

　　A. 基本上保持了原药材的疗效　　　　　B. 水性浸出药剂的稳定性较差

　　C. 成分单一，稳定性高　　　　　　　　D. 有利于发挥饮片成分的多效性

　　E. 具有饮片各浸出成分的综合作用

3. 下列属于醇性浸出制剂的是（　　　）

　　A. 流浸膏剂　　　　　　　　B. 颗粒剂　　　　　　　　C. 煎膏剂

　　D. 汤剂　　　　　　　　　　E. 丸剂

4. 下列关于渗漉法优点的叙述错误的是（　　　）

　　A. 浸出效果较浸渍法好　　　　　　　　B. 溶剂的用量较浸渍法少

　　C. 有良好的浓度差　　　　　　　　　　D. 适用于新鲜药材的浸出

　　E. 不必进行浸出液和药渣的分离

5. 采用渗漉法浸出时，通常收集初漉液的量为（　　　）

　　A. 饮片量 4 倍　　　　　　　B. 饮片量 85%　　　　　　C. 饮片量 8 倍

　　D. 制备量 3/4　　　　　　　E. 溶剂量 85%

6. 除另有规定外，含有毒剧药品的饮片酊剂每 100ml 相当于饮片（　　　）

　　A. 0.1g　　　　　　　　　　B. 2～5g　　　　　　　　C. 0.2g

　　D. 5g　　　　　　　　　　　E. 10g

7. 除另有规定外，浸膏剂每 1g 相当于饮片（　　　）

　　A. 2～4g　　　　　　　　　B. 2～5g　　　　　　　　C. 4～7g

　　D. 6～8g　　　　　　　　　E. 1～3g

8. 饮片浸提过程中渗透与扩散的原动力是（　　　）

　　A. 浸提压力　　　　　　　　B. 浓度梯度　　　　　　　C. 浸提温度

　　D. 浸提时间　　　　　　　　E. 药材表面积

## 二、B 型题（配伍选择题）

【9～13 题共用备选答案】

　　A. 酒剂　　　　　　　　　　B. 酊剂　　　　　　　　　C. 流浸膏剂

　　D. 浸膏剂　　　　　　　　　E. 煎膏剂

9. 饮片用适宜的溶剂提取，蒸去部分溶剂，调整至规定浓度而制成的制剂是（　　　）

10. 饮片用适宜溶剂提取，蒸去全部溶剂，调整至规定浓度而制成的制剂是（　　　）

11. 饮片用水煎煮，取煎煮液浓缩后，加炼蜜或糖（或转化糖）制成的半流体制剂是（　　　）

12. 饮片用蒸馏酒提取调配而制成的澄清液体制剂是（　　　）

13. 原料药物用规定浓度的乙醇提取或溶解而制成的澄清液体制剂是（　　　）

【14～18 题共用备选答案】

　　A. 先煎　　　　　　　　　　B. 后下　　　　　　　　　C. 包煎

　　D. 烊化　　　　　　　　　　E. 另煎

14. 气味芳香、含挥发油较多或含热敏性成分饮片应（　　）

15. 花粉类、细小的种子果实类或附绒毛饮片应（　　）

16. 质地坚硬矿石类、贝壳类、角甲类饮片应（　　）

17. 贵重饮片应（　　）

18. 胶类药物应（　　）

## 三、X 型题（多项选择题）

19. 一般用浸渍法制备浸出制剂的饮片有（　　）

    A. 贵重饮片　　　　　　　B. 毒性饮片　　　　　　　C. 黏软性饮片

    D. 无组织结构的饮片　　　E. 新鲜及易于膨胀的饮片

20. 有关渗漉法操作规程，叙述正确的为（　　）

    A. 饮片装渗漉筒前应先加规定的溶剂均匀湿润

    B. 饮片装渗漉筒时应均匀，松紧一致

    C. 饮片须适当粉碎，粒度适宜

    D. 渗漉的速度应符合各品种项下的规定

    E. 一般收集 85% 饮片量的初漉液另器保存

微课　　　　　　划重点　　　　　　自测题

 **项目十六 丸 剂**

PPT

学习目标

**知识要求**

1. **掌握** 丸剂、滴丸的概念、分类、特点；滴丸常用的基质、冷凝介质。
2. **熟悉** 丸剂的常用辅料、制备方法。
3. **了解** 丸剂的质量要求及贮存包装，滴丸的生产设备及其质量控制。

**能力要求**

1. 学会制备中药丸剂的基本技能。
2. 学会滴丸的制备方法。

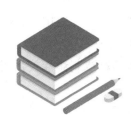

**岗位情景模拟**

**情景描述** 患者，男，32岁，买药时自述经常出现手心脚心发热、夜间心烦意乱、睡觉时头容易出汗、睡眠质量不好，有时还出现头晕耳鸣。店员根据该患者自述的症状，推荐服用六味地黄丸。

**讨论** 1. 你觉得店员向患者推荐服用六味地黄丸合适吗？

2. 你会制备丸剂吗？

**任务一 概述**

一、丸剂的基础知识

丸剂系指原料药物与适宜的辅料制成的球形或类球形固体制剂，俗称"药丸"。丸剂是我国最古老的剂型之一，在治疗慢性疾患和营养调理方面应用广泛。

（一）丸剂的特点

（1）释药缓慢，作用缓和持久，毒副作用较轻。

（2）可通过包衣掩盖药物的不良气味，增加稳定性。

（3）能较多地容纳半固体或液体药物。

（4）制备技术及生产设备较简单。

（5）服用量大，小儿吞服困难，生物利用度低。

**请你想一想**

丸剂分类有哪些？各有何特点？

（二）丸剂的分类

根据所用黏合剂和丸径大小不同，丸剂可分为若干类型。

**1. 蜜丸** 系指饮片细粉以蜂蜜为黏合剂制成的丸剂。一般适用于慢性疾病或调理气血的滋补药剂。其中每丸重量在 0.5g（含 0.5g）以上的称大蜜丸，每丸重量在 0.5g 以下的称小蜜丸。常见的大蜜丸一般每丸重 3 ~ 9g（如安宫牛黄丸、乌鸡白凤丸）。

**2. 水蜜丸** 系指饮片细粉以炼蜜和水为黏合剂制成的丸剂。

**3. 水丸** 系指饮片细粉以水（或根据制法用黄酒、醋、稀药汁、糖液、含 5% 以下炼蜜的水溶液等）为黏合剂制成的丸剂。一般适用于清热、解表、消导等。

**4. 糊丸** 系指饮片细粉以米粉、米糊或面糊等为黏合剂制成的丸剂。适用于含有一定毒剧药或刺激性的饮片细粉。

**5. 蜡丸** 系指饮片细粉以蜂蜡为黏合剂制成的丸剂。适于含毒剧或刺激性较强的饮片细粉。

**6. 浓缩丸** 系指饮片或部分饮片提取液浓缩后，与适宜的辅料或其余饮片细粉，以水、炼蜜或炼蜜和水等为黏合剂制成的丸剂。根据所用黏合剂不同，分为浓缩水丸、浓缩蜜丸和浓缩水蜜丸等。

**7. 糖丸** 系指以适宜大小的糖粒或基丸为核心，用蔗糖和其他辅料的混合物作为撒粉材料，选用适宜的黏合剂或润湿剂制丸，并将原料药物以适宜的方法分次包裹在糖丸中而制成的制剂。

滴丸也属于丸剂，具体内容详见"任务二"。

## 二、丸剂的制备

### （一）丸剂制备常用辅料

**1. 黏合剂** 一些含纤维、油脂较多的药粉，需加适当的黏合剂才能成型。

（1）蜂蜜 蜂蜜是蜜丸的重要组成部分，不仅具黏合作用，且兼有滋补、润肺止咳、润肠通便、解毒、调味等功效。蜂蜜在使用前需加热炼制（称炼蜜）。蜂蜜炼制的目的是为了除去杂质；杀灭微生物；破坏酶类；除去部分水分以增加黏性。根据炼制程度不同，炼蜜的规格有三种见表 16 - 1。

表 16 - 1　炼蜜的规格

| 种类 | 炼制温度 | 含水量 | 相对密度 | 用途 |
| --- | --- | --- | --- | --- |
| 嫩蜜 | 105 ~ 115℃ | 17% ~ 20% | 约 1.35 | 适用于黏性较强药粉 |
| 中蜜 | 116 ~ 118℃ | 14% ~ 16% | 约 1.37 | 适用于黏性适中药粉 |
| 老蜜 | 119 ~ 122℃ | 10% 以下 | 约 1.40 | 适用于黏性差的药粉 |

（2）米糊或面糊 以糯米粉、黍米粉、面粉和神曲粉等，加水适量用冲糊法、煮糊法或蒸糊法制成的糊。因黏性较强，干燥后坚硬，在胃内溶散迟缓故释药缓慢，可延长药效。

（3）蜂蜡 用蜂蜡熔化后与饮片细粉混合，放冷后粉碎成细粉，用水泛制成丸。用蜂蜡制得的丸剂一般较坚硬，胃内崩解较慢，常用于毒剧药和刺激性药物。因生物利用度低，目前已少用。

（4）清膏或浸膏　一些饮片的提取液浓缩成的清膏或浸膏，大多具有较强的黏性，有时也兼作黏合剂用。

此外，糖浆、液状葡萄糖、阿拉伯胶浆等也可用作丸剂的黏合剂。

**2. 润湿剂**　具有黏性的饮片细粉仅需加润湿剂以诱导其黏性，使之黏结成丸，有的润湿剂还能促进某些有效成分的溶解，以提高疗效。常用的润湿剂有水、黄酒、醋、稀药汁等。

（1）水　是水丸中最常用的赋形剂，能润湿或溶解药粉中的黏液质、糖、淀粉及胶类等产生黏性。应选用蒸馏水、新鲜的冷开水或去离子水。

（2）水蜜　一般是炼蜜和水（1∶3）混合而成，兼具润湿和黏合作用。

（3）酒　一般指黄酒。酒能润湿药粉中的树脂、油胶树脂等成分而增加黏性。

（4）醋　以米醋为主，醋有助于饮片中的碱性成分溶解而提高疗效。

（5）药汁　处方中不易制粉的饮片，可取其榨汁或煎汁，既是主药又可当润湿剂。

**（二）制备方法**

中药丸剂常用的制备方法有泛制法和塑制法两种。

**1. 泛制法**　又称泛丸法，系指在转动的容器或机械（如包衣锅或小丸连续成丸机）中将药材粉末与润湿剂经润湿、撒布、不断翻滚后逐渐增大而制成适宜大小丸剂的方法。泛制法适用水丸、水蜜丸、浓缩丸、糊丸等的制备，其制备工艺流程如图 16 – 1 所示。

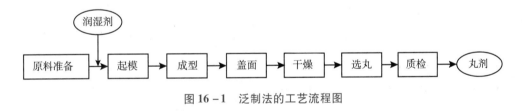

图 16 – 1　泛制法的工艺流程图

泛制法制备操作流程及注意事项：

（1）原料准备　将饮片粉碎，过 5 ~ 6 号筛，混匀。如配方中有不易制粉的饮片，可煎取药汁作赋形剂用，既有利于保存其药性、提高疗效，也方便泛丸操作。

（2）起模　系将部分药粉制成丸模（俗称模子或称母子）的操作，是泛丸法操作的关键。在不断翻滚中利用水等润湿剂诱导出药粉的黏性，使药粉之间相互粘连，并逐渐增大至大小适宜（直径 0.5 ~ 1mm 的球型小颗粒），过筛分等，即得丸模。

（3）成型　系将筛选均匀丸模逐渐增大至近成品的操作。其方法和起模一样，即在丸模上反复加水润湿、撒粉、滚圆和筛选。

（4）盖面　系指将筛选合格的丸粒，用饮片细粉或清水继续在泛丸匾或泛丸锅内翻滚，至丸粒表面致密、光滑、色泽一致的操作。

（5）干燥　泛制丸因含水量大，易发霉，盖面后应及时干燥。干燥温度一般在80℃

以下，含芳香挥发性成分或热敏性成分的丸剂应控制在60℃以下。

（6）选丸　系指丸粒干燥后通过筛选获得丸粒圆整、大小均匀成品的操作。

（7）包衣　系在干燥的丸粒上喷入黏合剂，撒上极细的包衣药粉（如朱砂粉、滑石粉、雄黄粉、百草粉等）或其他包衣材料（如糖衣、薄膜衣、肠溶衣等），在不断翻滚中待全部细粉均匀粘附在丸面上，即得。包衣过程中通常撒入川蜡粉打光。

**2. 塑制法**　又称搓丸法，是丸剂最古老、最普遍使用的制备的方法，如蜜丸、糊丸、浓缩丸的制备，其制备工艺流程如图16－2所示。

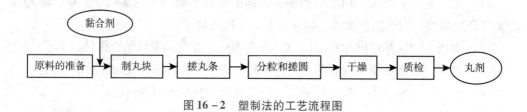

图16－2　塑制法的工艺流程图

塑制法制备操作流程及注意事项：

（1）原料准备　将饮片粉碎，过5～6号筛，混匀。蜂蜜等黏合剂按适当方法处理后备用。为防止粘连并使制成的丸剂表面光滑，还可涂用适当的润滑剂。

（2）制丸块　又称合药或合坨。系将混匀的饮片粉末加入黏合剂，手工搓捏或放入捏合机中制成不粘手、不粘器壁、不松散、湿度适宜的可塑性丸块。合药是搓丸法制备丸剂的关键工序，丸块的软硬程度及黏稠度会直接影响到丸剂制备的质量。

## 你知道吗

### 影响丸块质量的因素

在制丸块的工序中，炼蜜的规格、用量及合药时的蜜温均能影响丸块的质量。一般可根据所制备蜜丸的品种、气候的具体情况选用炼蜜规格、合药蜜温及用蜜量。

**1. 炼蜜的程度**　应根据药粉的性质、粉末粗细、含水量等选择不同程度的炼蜜。蜜过嫩则粉末黏合不好，丸粒表面不光滑；蜜过老则丸块发硬，难以搓圆。

**2. 合药蜜温**　应根据药粉的性质而定。除另有规定外，炼蜜应趁热加入药粉中，以60～80℃为宜；处方中含有树脂类、胶类及挥发性成分药物时，炼蜜应在60℃左右加入。

**3. 用蜜量**　药粉与蜜的比例一般为（1：1）～（1：1.5），但也有偏高或偏低的，主要取决于下列因素。①药粉的性质：黏性强的药粉用蜜量宜少；含纤维较多，黏性差的药粉，用蜜量宜多。②季节：夏季用蜜量应少，冬季用蜜量宜多。③合药方法：手工合药用蜜量较多，机械合药用蜜量较少。

（3）制丸条　用螺旋丸条机和挤压式出条机将丸块挤出成条。要求粗细均匀，内部充实无空隙，表面光滑无裂缝。

（4）分粒和搓圆　手工制丸可用搓丸板切割分粒并搓圆成型。大量生产时用双滚筒或三滚筒轧丸机将丸条按丸重等量切割成"毛丸"并搓圆。目前药厂生产多采用全自动速控中药制丸机（图16-3），这是一种联合制丸设备，将制条、切割和搓圆等工序一次性完成。

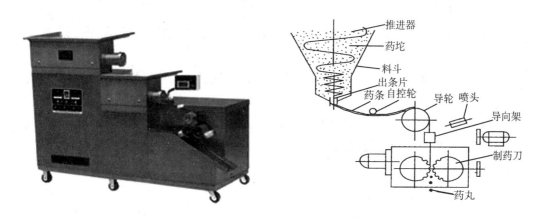

图 16 - 3　全自动速控中药制丸机及其工作原理

（5）干燥　根据丸剂性质选择不同温度、不同方法进行干燥。一般丸剂可在80℃以下干燥，如含有芳香挥发性成分应在60℃以下干燥，蜜丸一般不干燥，直接用消毒蜡纸包装。为使制成的丸剂大小均匀，可人工挑选或用筛丸机、选丸机进行筛选整理。整理工序可在丸粒干燥前进行，以便及时将过大或过小的丸粒返工。

**你知道吗**

本工艺适用于丸剂车间制丸岗位操作人员，主要负责丸剂车间丸剂生产的全过程及质量监控。

工艺管理要点：

（1）蜂蜜质量：炼蜜程度、合药蜜温、加入量均应掌握恰当。

（2）药粉与炼蜜应充分混合均匀，以保证搓条、制丸的顺利进行。

（3）搓条、制丸过程中应注意加入适当润滑剂，以保证成品外观圆整、平滑。

**[制备实例解析]**

### 牛黄解毒丸

**【处方】**

| | | | |
|---|---|---|---|
| 人工牛黄 | 5g | 雄黄 | 50g |
| 石膏 | 200g | 大黄 | 200g |
| 黄芩 | 150g | 桔梗 | 100g |
| 冰片 | 25g | 甘草 | 10g |

**【制法】**以上八味，除人工牛黄、冰片外，雄黄水飞成极细粉；其余石膏等五味粉碎成细粉；将冰片、人工牛黄研细，与上述粉末配研，过筛，混匀。每100g粉末加炼

蜜 26 ~ 36g 与适量水，泛丸，制成水蜜丸，低温干燥；或每 100g 粉末加炼蜜 100 ~ 110g 制成大蜜丸，即得。

【作用与用途】 清热解毒。用于火热内盛，咽喉肿痛，牙龈肿痛，口舌生疮，目赤肿痛。

【处方解析】

（1）本品为棕黄色的大蜜丸或水蜜丸；有冰片香气，味微甜而后苦、辛。

（2）药粉与炼蜜应充分混合均匀。

（3）为避免丸块、丸条粘着搓条、搓丸工具及双手，操作前可在手掌和工具上涂擦少量润滑剂。

（4）雄黄中含硫化砷，在体内有很强的蓄积作用，如长期或大量服用，即产生中毒，故在用药时一定不能超量服用，更不能久服或滥用，以确保用药安全。孕妇禁用。

## 三、丸剂的质量检查

《中国药典》（2020 年版）丸剂项下检查项目包括外观、水分、重量差异、装量差异、装量、溶散时限及微生物限度检查。

**1. 外观**　除另有规定外，丸剂外观应圆整，大小、色泽应均匀，无粘连现象。蜡丸表面应光滑无裂纹，丸内不得有蜡点和颗粒。

**2. 水分**　除另有规定外，蜜丸和浓缩蜜丸中所含水分不得过 15.0%；水蜜丸和浓缩水蜜丸不得过 12.0%；水丸、糊丸、浓缩水丸不得过 9.0%。

**3. 重量差异**　除另有规定外，滴丸、糖丸照《中国药典》（2020 年版）进行检查，应符合规定。其他丸剂以 10 丸为 1 份（丸重 1.5g 及 1.5g 以上的以 1 丸为 1 份），取供试品 10 份，分别称定重量，再与每份标示重量（每丸标示量×称取丸数）相比较（无标示重量的丸剂，与平均重量比较），按表 16 - 2 规定，超出重量差异限度的不得多于 2 份，并不得有 1 份超出限度 1 倍。凡进行装量差异检查的单剂量包装丸剂及进行含量均匀度检查的丸剂，一般不再进行重量差异检查。

表 16 - 2　丸剂的重量差异限度

| 标示重量或平均重量 | 重量差异限度 | 标示重量或平均重量 | 重量差异限度 |
| --- | --- | --- | --- |
| 0.05g 及 0.05g 以下 | ±12% | 1.5g 以上至 3g | ±8% |
| 0.05g 以上至 0.1g | ±11% | 3g 以上至 6g | ±7% |
| 0.1g 以上至 0.3g | ±10% | 6g 以上至 9g | ±6% |
| 0.3g 以上至 1.5g | ±9% | 9g 以上 | ±5% |

**4. 装量差异**　除糖丸外，单剂量包装的丸剂，取供试品 10 袋（瓶），分别称定每袋（瓶）内容物的重量，每袋（瓶）装量与标示装量相比较，按表 16 - 3 规定，超出装量差异限度的不得多于 2 袋（瓶），并不得有 1 袋（瓶）超出限度 1 倍。

表 16 - 3  单剂量包装丸剂装量差异限度

| 标示装量 | 装量差异限度 | 标示装量 | 装量差异限度 |
|---|---|---|---|
| 0.5g 及 0.5g 以下 | ±12% | 3g 以上至 6g | ±6% |
| 0.5g 以上至 1g | ±11% | 6g 以上至 9g | ±5% |
| 1g 以上至 2g | ±10% | 9g 以上 | ±4% |
| 2g 以上至 3g | ±8% | | |

**5. 装量**  装量以重量标示的多剂量包装丸剂，照最低装量检查法，应符合规定。以丸数标示的多剂量包装丸剂，不检查装量。

**6. 溶散时限**  除另有规定外，小蜜丸、水蜜丸和水丸 1 小时内全部溶散；浓缩水丸、浓缩蜜丸、浓缩水蜜丸和糊丸应在 2 小时内全部溶散。蜡丸照崩解时限检查法片剂项下的肠溶衣片检查法检查，应符合规定。大蜜丸及研碎、嚼碎后用开水、黄酒等分散后服用的丸剂不检查溶散时限。

**7. 微生物限度**  以动物、植物、矿物质来源的非单体成分制成的丸剂，生物制品丸剂，照非无菌产品微生物限度检查，应符合规定。生物制品规定检查杂菌的，可不进行微生物限度检查。

## 四、包装与贮存

丸剂一般含较多的植物纤维、浸出物、蜂蜜或糖类，容易吸湿、发霉及虫蛀。除另有规定外，丸剂应密封贮存，防止受潮、发霉、虫蛀、变质。

丸剂常用的包装材料有玻璃瓶、塑料瓶、铝塑及蜡壳包装等（图 16 - 4）。

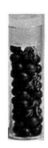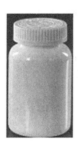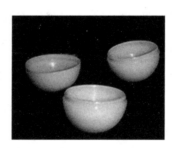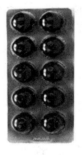

图 16 - 4

## 任务二  滴丸

### 一、滴丸的定义与特点

滴丸系指原料药物与适宜的基质加热熔融混匀，滴入不相混溶、互不作用的冷凝介质制成的球形或类球形制剂。滴丸主要供口服，亦可供局部使用（如眼、耳鼻、阴道、直肠用滴丸）及外用（如度米芬滴丸）。

你知道吗

### 滴丸的发展

1. 1933 年丹麦首次制成维生素 AD 滴丸后相继报道的有维生素 A 滴丸、维生素 AD 滴丸、维生素 $ADB_1$ 滴丸、维生素 $ADB_1C$ 滴丸、苯巴比妥滴丸及酒石酸锑钾等滴丸。由于制备工艺尚不十分成熟，无法保证产品质量。

2. 20 世纪 60 年代末我国药学工作者做了大量的研究工作后，使滴丸具备了工业化生产的条件。

3.《中国药典》（1977 年版）开始收载滴丸剂型，采用滴制法制备苏冰滴丸。目前复方丹参滴丸已投入国际市场。

## 二、滴丸的特点

滴丸是在中药丸剂的基础上发展起来的，具有传统丸剂所没有的多种优点，滴丸主要有以下特点。

**1. 加速药物溶出率、调节释药速度**　如用水溶性基质在骤冷条件下形成固体分散体的技术制成滴丸，药物以分子、微晶或亚稳态微粒等高能态形式存在，易于溶出，能提高难溶性药物的溶出速度及生物利用度（如速效救心丸、复方丹参滴丸等）。用非水溶性或肠溶性基质制成滴丸，可控制药物的释放，起缓释或控释作用（如盐酸利多卡因缓释滴丸、酒石酸锑钾肠溶滴丸等）。

**2. 增加药物稳定性**　利用包合技术将易水解、氧化和分解或易挥发的药物制成滴丸，可增加药物的稳定性。如舒胸片中川芎挥发油具行气活血、祛风止痛功效，制成滴丸后可减少长期存放过程中挥发油的挥发散失，从而提高了药物疗效。另外将某些油状液体药物制成固体滴丸也可增加药物稳定性，便于服用和运输，如满山红油滴丸、芸香油滴丸等。

**3. 剂量准确**　滴制工艺条件易控制，主药在基质中分散均匀，较一般丸剂或片剂重量差异小，因此剂量准确。

**4. 设备简单、生产率高**　制备滴丸的设备简单，工艺周期短，而且操作方便，无研磨粉碎过程，不产生粉尘，利于劳动保护，适合于工业化大生产，生产率较高。

目前可供使用的基质品种少，且一般仅适用于剂量小的药物，尚难滴制大丸（一般丸重不超过 100mg），因而滴丸的发展受到限制。

## 三、滴丸的制备及质量检查

### （一）滴丸的制备

**1. 基质与冷凝介质**　基质是指滴丸中除主药以外的赋形剂。基质应与主药不发生化学反应，不影响主药的疗效和检测，对人体无害且熔点较低，加热（60～100℃）能熔化成液体，遇冷又能立即凝成固体（室温下保持固体状态）。冷凝介质是指能使滴出的液滴冷却凝固成丸的液体。冷凝介质必须安全无害，且与原料药物不发生作用。

选用合适的基质和冷凝介质是滴制法制备滴丸成功的关键，常用的基质和冷凝介质均分为水溶性和非水溶性两类（表16-4）。

表16-4 常用基质和冷凝介质的分类

| 类型 | 水溶性 | 非水溶性 |
| --- | --- | --- |
| 基质 | 聚乙二醇类（如聚乙二醇6000、聚乙二醇4000）、泊洛沙姆、硬脂酸聚烃氧（40）酯、明胶等 | 硬脂酸、单硬脂酸甘油酯、氢化植物油等 |
| 冷凝介质 | 水或不同浓度的乙醇（适用于非水溶性基质的滴丸） | 液状石蜡、植物油、甲基硅油等（适用于水溶性基质的滴丸） |

**2. 滴丸的制备工艺** 滴丸的制备采用滴制法，即先将药物均匀分散在适当的熔融基质中，再滴入不相混溶的冷凝介质里，因冷凝收缩成丸的方法。其制备工艺流程如图16-5所示。

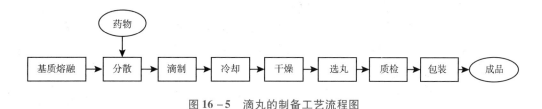

图16-5 滴丸的制备工艺流程图

滴制法制备滴丸的操作步骤：

（1）将主药溶解、混悬或乳化在适宜的基质内制成药液。

（2）将药液通过加料漏斗移入贮液瓶，保持温度80~90℃。

（3）选择合适的冷凝介质，加入滴丸机的冷凝柱中。

（4）打开滴管栓塞，将药液滴入冷凝介质中冷凝成型，收集，即得滴丸。滴管口与冷凝介质的距离宜控制在5cm以下，使液滴在滴下与液面接触时不易滴散而产生细粒。

（5）取出丸粒，清除其表面附着的冷凝介质，去除不合格产品。

（6）干燥、包装即得。根据药物的性质与使用、贮藏要求，滴丸亦可包糖衣或薄膜衣。

生产滴丸的设备主要是滴丸机。其主要部件有滴头和定量控制器（玻璃栓塞）、带加热恒温装置的贮液瓶、控制冷凝液温度的冷凝柱及滴丸收集器等（图16-6）。

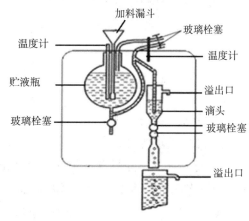

图16-6 滴丸机及其结构

[制备实例解析]

## 氯霉素滴丸

【处方】氯霉素　　　　　　　　5.0g

　　　　聚乙二醇6000　　　　　10.0g

【制法】取聚乙二醇6000置于烧杯中，加热熔融，加入氯霉素至全部溶解，搅匀，移入80℃保温的滴制系统中，滴入以冰盐冷却的液状石蜡冷凝液中，收集滴丸，沥净，擦干液状石蜡，即得。

【作用与用途】本品有抗菌消炎作用。用于治疗化脓性中耳炎。

## 你知道吗

### 影响滴丸质量的因素

**1. 影响滴丸丸重的因素**

（1）滴管口径　在一定范围内管径大则滴制的丸也大，反之则小。

（2）温度　温度上升表面张力下降，丸重减小，因此操作中要保持恒温。

（3）滴管口与冷凝介质液面的距离　两者之间距离过大时，液滴会因重力作用被滴散而产生细粒，因此两者距离不宜超过5cm。

**2. 影响滴丸圆整度的因素**

（1）液滴在冷凝介质中移动速率　液滴移动越快，受重力（或浮力）的影响越大，越容易成扁形。

（2）液滴的大小　小丸的圆整度比大丸好，在不影响主药含量的情况下应控制丸粒不要太大。

（3）冷凝介质的性质　适当增加冷凝介质和液滴亲和力，使液滴中空气尽早排出，保护凝固时丸的圆整度。

（4）冷凝介质的温度　冷凝介质上部温度太低，在液滴未完全收缩成圆形前就凝固则会导致丸粒不圆整。生产时最好是梯度冷却，有利于滴丸充分成型冷却，通常冷凝介质上部的温度宜控制在40℃左右。使用甲基硅油作冷凝介质则不必分步冷却。

### （二）滴丸的质量检查

**1. 外观**　除另有规定外，滴丸外观应圆整，大小、色泽应均匀，无粘连现象，表面应无冷凝介质黏附。

**2. 重量差异**　除另有规定外，取供试品20丸，精密称定总重量，求得平均丸重后，再分别称定每丸的重量。每丸重量与标示丸重相比较（无标示丸重的，与平均丸重比较），按下表中的规定（表16-5），超出重量差异限度不得多于2丸，并不得有1丸超出限度1倍。

表 16 - 5 滴丸重量差异限度

| 标示丸重或平均丸重 | 重量差异限度 |
|---|---|
| 0.03g 及 0.03g 以下 | ±15% |
| 0.03g 以上至 0.1g | ±12% |
| 0.1g 以上至 0.3g | ±10% |
| 0.3g 以上 | ±7.5% |

包糖衣滴丸应检查丸芯重量差异并符合规定，包糖衣后不再检查重量差异。

**3. 溶散时限** 除另有规定外，滴丸按崩解时限检查法不加挡板检查，应在 30 分钟内溶散，包衣滴丸应在 1 小时内全部溶散。

# 实训十三 丸剂的制备 微课

## 一、实训目的

1. 了解炼蜜的制备过程及特点。
2. 学会塑制法制备中药丸剂的操作方法。

## 二、实训药品与器材

**1. 药品** 熟地黄、山茱萸（制）、牡丹皮、山药、茯苓、泽泻、蜂蜜、麻油、蜂蜡。

**2. 器材** 天平、烧杯、温度计、药筛、白搪瓷盘、水浴锅（或电热套）、研钵、搓丸板、小型中药制丸机。

## 三、实训内容

### 六味地黄丸的制备

【处方】
| | | | |
|---|---|---|---|
| 熟地黄 | 160g | 酒萸肉 | 80g |
| 牡丹皮 | 60g | 山药 | 80g |
| 茯苓 | 60g | 泽泻 | 60g |

【制备步骤】

（1）备料 以上六味药，粉碎成细粉，过六号筛，混匀。

（2）炼蜜（中蜜） 取适量生蜂蜜置适宜容器中，加热，待融化后用三号筛过滤除去杂质，继续炼制至蜜表面起黄色细气泡，手试之有一定黏性，但两手指离开时无长丝出现（蜜温为116℃），即可。

（3）制丸块 每100g 药粉加炼蜜（70～80℃）80～110g 混合，反复揉搓，直到制成全部润湿、内外色泽均匀一致的丸块。

（4）搓条、制丸　将丸块在适宜规格的搓丸板上做前后滚动搓捏，搓成适宜长短粗细的丸条，再置于搓丸板的沟槽板上（需预先涂少量润滑剂），手持上板使两板对合，然后由轻至重前后搓动数次，直至丸条被切断，再搓圆成丸，每丸重 2g。

【注意事项】

（1）药粉与炼蜜应充分混合均匀，以保证搓条、制丸的顺利进行。如果制丸块和搓丸时揉搓不够，可能会造成蜜丸空心。

（2）由于本方既含有熟地黄等滋润性成分，又含有茯苓、山药等粉性较强的成分，所以宜用中蜜，下蜜温度约为 $70℃ \sim 80℃$。

（3）制丸条时应按每次所需切成丸粒数目称取一定重量再搓条。丸条的质量要求是：粗细均匀一致，表面光滑，内里充实而无空隙。

（4）为避免丸块、丸条黏着搓条、搓丸工具，操作前可在工具上涂擦少量润滑剂。润滑剂可用麻油 100g 加蜂蜡 $12 \sim 18g$ 熔融制成。

（5）本实训是采用搓丸法制备大蜜丸，亦可采用泛丸法（即将每 100g 药粉用炼蜜 $35 \sim 50g$ 和适量的水，泛丸，干燥）制成水蜜丸。

【质量检查】

（1）外观性状　本品为棕褐色至黑褐色大蜜丸。外观圆整均匀、色泽一致、细腻滋润、软硬适中。

（2）重量差异　取供试品 10 丸，分别称定重量，与标示重量比较，应符合 ±8% 的规定。超出重量差异限度的不得多于 2 丸，并不得有 1 丸超出限度一倍。

## 四、实训评价

| 评价项目 | 评分细则 | 分值 | 得分 |
|---|---|---|---|
| 职业素质 | （1）仪容仪表（统一穿好白大衣，服装整洁） | 5 | |
| | （2）实训态度认真负责，无大声喧哗，协作精神好 | 5 | |
| 原辅料准备 | （3）中药的称取 | 5 | |
| | （4）中药的粉碎、过筛、混合均匀 | 10 | |
| 制剂配制 | （5）蜂蜜的炼制 | 15 | |
| | （6）炼蜜的用量正确，温度适宜 | 15 | |
| | （7）制丸块 | 15 | |
| | （8）搓条、分粒与搓圆 | 15 | |
| 成品质量 | （9）外观性状 | 5 | |
| | （10）重量差异 | 5 | |
| 清场 | （11）清洗器具，整理台面卫生，将药品放回原位 | 5 | |
| 合计 | | 100 | |

## 目标检测

**一、A 型题（单项选择题）**

1. 下列不属于炼蜜的目的是（　　　）
   A. 增加黏性 　　　　　　　B. 除去杂质 　　　　　　　C. 减少水分
   D. 增加甜味 　　　　　　　E. 杀死微生物和灭活酶的活性

2. 每丸重量在（　　　）以下的称小蜜丸
   A. 2.5g 　　　　　　　　　B. 1.5g 　　　　　　　　　C. 0.5g
   D. 1.0g 　　　　　　　　　E. 2.0g

3. 塑制法制备蜜丸的关键工序是（　　　）
   A. 物料的准备 　　　　　　B. 制丸块 　　　　　　　　C. 制丸条
   D. 分割 　　　　　　　　　E. 干燥

4. 水泛丸的制备工艺流程是（　　　）
   A. 原料的准备→起模→泛制成型→盖面→干燥→选丸→质量检查→包装
   B. 原料的准备→泛制成型→起模→干燥→盖面→选丸→质量检查→包装
   C. 原料的准备→盖面→起模→泛制成型→干燥→选丸→质量检查→包装
   D. 原料的准备→起模→盖面→泛制成型→干燥→选丸→质量检查→包装
   E. 原料的准备→起模→泛制成型→选丸→盖面→干燥→质量检查→包装

5. 含有毒性及刺激性强的饮片宜制成（　　　）
   A. 水丸 　　　　　　　　　B. 蜜丸 　　　　　　　　　C. 水蜜丸
   D. 浓缩丸 　　　　　　　　E. 蜡丸

6. 关于嫩蜜的叙述错误的是（　　　）
   A. 蜜温 105～115℃ 　　　B. 含水量 12%～14% 　　　C. 相对密度 1.34 左右
   D. 色泽无明显变化 　　　　E. 略有黏性

7. 关于滴丸特点的叙述错误的是（　　　）
   A. 滴丸载药量小 　　　　　　　　　　　B. 滴丸可使液体药物固体化
   C. 滴丸生产效率高、成本相对较低 　　　D. 滴丸均为速效剂型
   E. 生产车间无粉尘、劳动保护好

8. 下列不属于滴丸基质要求的是（　　　）
   A. 不与主药作用 　　　　　B. 不影响主药的疗效 　　　C. 对人体无害
   D. 熔点较高 　　　　　　　E. 加热能熔化成液体

**二、B 型题（配伍选择题）**

【9～13 题共用备选答案】
   A. 水丸 　　　　　　　　　B. 蜜丸 　　　　　　　　　C. 水蜜丸

D. 糊丸          E. 蜡丸

9. 以稀药汁为黏合剂制成的丸剂称（　　　）

10. 以蜂蜡为黏合剂制成的丸剂称（　　　）

11. 以米粉、米糊或面糊等为黏合剂制成的丸剂称（　　　）

12. 以蜂蜜为黏合剂制成的丸剂称（　　　）

13. 以炼蜜和水为黏合剂制成的丸剂称（　　　）

【14 ~ 17 题共用备选答案】

A. 聚乙二醇      B. 水         C. 滑石粉

D. 液状石蜡      E. 硬脂酸

14. 制备水溶性滴丸时可选用的冷凝介质是（　　　）

15. 制备水不溶性滴丸时可选用的冷凝介质是（　　　）

16. 滴丸的水溶性基质是（　　　）

17. 滴丸的非水溶性基质是（　　　）

## 三、X 型题（多项选择题）

18. 滴制法制备滴丸的工艺流程有（　　　）

A. 粉碎过筛      B. 滴制         C. 冷却

D. 干燥         E. 选丸

19. 丸剂常用的制备方法有（　　　）

A. 泛制法      B. 渗漉法         C. 塑制法

D. 混合法      E. 制丸法

20. 塑制法制备丸剂的工艺流程有（　　　）

A. 原料准备      B. 制丸块         C. 制丸条

D. 分粒和搓圆      E. 干燥

微课              划重点              自测题

# 5
## 模块五

# 无菌制剂制备的
# 专业技能

# ▶▶ 项目十七　灭菌法与无菌操作法

学习目标

知识要求

1. **掌握**　灭菌、无菌操作法的定义和各种灭菌方法。
2. **熟悉**　热原的定义与特点、性质、污染途径、除去热原的方法和热原的检查方法。
3. **了解**　无菌操作和空气净化技术。

能力要求

　　学会热压灭菌法、干热灭菌法的基本操作技能。

## 📋 岗位情景模拟

　　**情景描述**　晚饭过后，小明的妈妈把碗筷洗好之后放水中煮沸30分钟。

　　**讨论**　1. 你知道小明的妈妈为什么要这样做吗？

　　　　　　2. 药品生产过程中需要用到这种方法吗？有没有更好的方法呢？

## 📖 任务一　灭菌法　 微课

　　灭菌系指用适当的物理或化学手段将物品中活的微生物杀灭或除去的过程。灭菌是药物制剂过程中一项重要的操作，是注射剂与眼用制剂等无菌制剂不可缺少的环节。一般来说，任何物品既无法保证绝对无菌也无法用实验证实无菌。所谓"无菌"只能通过物品中活微生物的存活率低至某个可接受的水平来描述，即无菌保证水平（简称SAL）。

　　微生物包括细菌、真菌、病毒等，微生物的种类不同、灭菌方法不同，灭菌效果也不同。细菌的芽孢具有很强的耐热性，不易杀灭，100℃也不能杀死芽孢，因此灭菌效果是以杀灭芽孢为准的。

　　药剂学中灭菌措施既要除去或杀灭微生物的繁殖体和芽孢，又要保证药物的安全性、稳定性和有效性，因此灭菌方法应根据药物的性质加以选择。灭菌法的研究对保证药品质量有着重要意义。药物制剂中常用的灭菌方法如下：

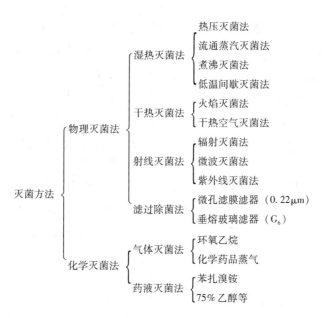

## 一、物理灭菌法

物理灭菌法是利用加热、射线等手段破坏蛋白质与核酸中的氢键，导致蛋白质变性或凝固，从而杀灭微生物的方法。物理灭菌法包括湿热灭菌法、干热灭菌法、射线灭菌法和滤过除菌法等。

（一）湿热灭菌法

本法系指将物品置于灭菌设备内利用饱和蒸汽、蒸汽－空气混合物、蒸汽－空气－水混合物、过热水等手段使微生物菌体中的蛋白质、核酸发生变性而杀灭微生物的方法。由于蒸汽热力高，穿透力大，因此该法灭菌能力强，为热力灭菌中最有效、应用最广泛的灭菌方法。药品、容器、培养基、无菌衣、胶塞，以及其他遇高温和潮湿不发生变化或损坏的物品，均可采用本法灭菌。湿热灭菌法可分类为：热压灭菌法、流通蒸汽灭菌法、煮沸灭菌法和低温间歇灭菌法。

**1. 热压灭菌法**　系指在密闭条件下，使用高压的饱和水蒸气杀灭微生物的方法。该法能杀灭所有细菌繁殖体和芽孢，灭菌效果强，是制剂生产中应用最广泛的一种灭菌方法。适用于耐高压蒸汽的药物制剂、玻璃容器、金属容器、瓷器、橡胶塞、膜滤器等，尤其是大容量注射液灭菌时应首选热压灭菌法。本法不适用于不耐热的灭菌制剂、密度较高的固体、半固体产品（如脂肪、植物油）等。

（1）灭菌设备　热压灭菌的设备主要有手提式热压灭菌器、卧式热压灭菌器、水浴式热压灭菌器、回转水浴式灭菌器。

（2）灭菌条件　常采用126℃，15分钟（表压139kPa）；121℃，30分钟（表压97kPa）；116℃，40分钟（表压69kPa）。也可采用其他温度和时间参数，但必须确保产品灭菌后的$SAL \leqslant 10^{-6}$。

（3）操作注意事项　①必须使用饱和蒸汽；②通入蒸汽前必须将灭菌柜内的空气

除尽；③灭菌时要有一定的预热时间，为确保灭菌效果，灭菌时间必须由全部药液温度达到所要求的温度时算起，而非灭菌柜内的温度；④灭菌完毕后停止加热，必须使压力逐渐降到"0"，才能放出锅内蒸汽，待柜内压力与大气压相等后，稍稍打开灭菌锅，待 10 ~ 15 分钟后再全部打开。以免锅内外压力差、温度差太大而使物品冲出或玻璃瓶炸裂而发生伤害事故。

> **请你想一想**
>
> 在热压灭菌时，如何确定全部药液温度已经达到所要求的温度便开始计时灭菌呢？

**2. 流通蒸汽灭菌法** 系指在非密闭设备中，常压条件下采用 100℃ 流通蒸汽加热杀灭微生物的方法。灭菌时间一般为 30 ~ 60 分钟。该法不能保证杀灭所有的芽孢，灭菌效果不可靠，故药液中还应考虑加抑菌剂，一般作为消毒或对不耐热制剂的辅助灭菌手段。

**3. 煮沸灭菌法** 系指将待灭菌物品置于沸水中加热灭菌的方法。通常煮沸 30 ~ 60 分钟。常用于注射器、注射针头等器皿的消毒。本法灭菌效果差，必要时可加入适当的抑菌剂（如甲酚、氯甲酚、苯酚、三氯叔丁醇等），以提高灭菌效果，同时应注意地理海拔高度的影响。

**4. 低温间歇灭菌法** 系指将待灭菌的物品，用 60 ~ 80℃ 水或流通蒸汽加热 1 小时，将其中的细胞繁殖体杀死，然后在室温下放置 24 小时，让其中的芽孢发育成为繁殖体，再次加热灭菌、放置，反复进行 3 ~ 5 次，直至消灭所有芽孢为止。该法费时，工效低，灭菌效果不理想，必要时另加抑菌剂，以提高灭菌效率。本法适用于不耐高温的制剂和热敏感物料的灭菌。

**（二）干热灭菌法**

干热灭菌法系指将物品置于干热灭菌柜、隧道灭菌器等设备中，利用干热空气达到杀灭微生物或消除热原物质的方法。由于干热空气潜热低，穿透力弱，使物料受热不均匀，所以干热灭菌需要更高的温度和时间才能达到灭菌目的。

**1. 灭菌设备** 干热灭菌可使用一般烘箱，针剂生产线安瓿的灭菌主要采用热层流式干热灭菌机和辐射式干热灭菌机。

**2. 灭菌条件** 干热灭菌条件一般为：160 ~ 170℃，120 分钟以上；170 ~ 180℃，60 分钟以上；250℃，45 分钟以上。250℃，45 分钟的干热灭菌还可除去无菌产品的包装容器及其生产灌装用具中的热原物质。

该法适用于耐高温的玻璃、金属制品，以及不允许湿气穿透的油脂类（如油性软膏基质、注射用油等）和耐高温的固体粉末药品的灭菌。本法灭菌温度较高，灭菌时间较长，不适于橡胶、塑料及大部分药品的灭菌。

你知道吗

### 热风循环式隧道式灭菌干燥机

目前制药行业公认的比较理想的灭菌干燥设备为隧道式灭菌干燥机，可分为热风循环式、远红外式、微波式、组合式等。热风循环式隧道式灭菌干燥机通常被简称为烘干机，热空气的温度和流速非常均匀、具有传热速度快、灭菌充分、无低温死角、无尘埃污染、灭菌时间短、效果好等优点。该设备构造简单，使用成本低廉，是各大、中、小型制药企业最基本的生产设备之一。常用于西林瓶、安瓿瓶、直管瓶等制药玻璃制品的干燥灭菌。

### （三）射线灭菌法

射线灭菌法包括采用辐射、微波和紫外线灭菌法。

**1. 辐射灭菌法**　本法系指利用电离辐射杀灭微生物的方法。常用的辐射射线有 $^{60}$Co 或 $^{137}$Cs 衰变产生的 γ 射线、电子加速器产生的电子束和 X 射线装置产生的 X 射线。射线可使有机化合物的分子直接发生电离，产生破坏正常代谢的自由基，导致微生物体内的大分子化合物分解。

辐射灭菌的特点是不升高灭菌产品的温度，穿透性强，适合于医疗器械、容器、生产辅助用品、包装材料、不受辐射破坏的原料药及成品等的灭菌。但设备费用高，对某些药品可能导致药效降低、产生毒性物质或发热物质，同时对操作人员存在潜在的风险，要注意安全防护等问题。

**2. 微波灭菌法**　本法系指用微波（频率在 300MHz 至 300kMHz 之间的电磁波）照射物品，由于极性水分子强烈吸收微波产热，从而杀灭微生物的方法。微波灭菌穿透力强，受热均匀，该法适用于溶液型注射液的灭菌。

**3. 紫外线灭菌法**　本法系指用紫外线（灭菌的紫外线波长为 200～300nm，灭菌力最强的波长是 254nm）照射杀灭微生物的方法。紫外线能使核酸蛋白变性，同时空气受紫外线照射后产生微量臭氧，从而起共同杀菌作用。紫外线是以直线进行传播，会被不同的表面反射，穿透力弱，因此本法仅适用于物体表面及无菌室空气的灭菌，不适用于药液及固体物料深部的灭菌。

紫外线对人体照射过久会发生结膜炎、红斑及皮肤烧灼等现象，一般操作前应先开启 1～2 小时，操作时关闭。如必须在操作中照射，则操作者应作好对皮肤和眼睛的防护措施。

### （四）滤过除菌法

本法系指采用物理截留去除气体或液体中微生物的方法。主要适用于对热不稳定的药液、气体、水等的除菌。供除菌用的滤器，常用的有孔径 0.22μm 的微孔薄膜滤器或 $G_6$ 垂熔玻璃漏斗。滤过除菌应在无菌环境下操作，而且对成品必须进行无菌检查，以保证除菌效果。

## 二、化学灭菌法

化学灭菌法系指用化学药品作用于微生物将其杀灭的方法。化学杀菌剂不能杀死芽孢，仅对繁殖体有效。其目的在于减少微生物的数目，以控制无菌状况至一定水平。

### （一）气体灭菌法

本法系指用化学灭菌剂形成的气体杀灭微生物的方法，包括环氧乙烷灭菌法和化学药品蒸气灭菌法。

**1. 环氧乙烷气体灭菌法**　是指将待灭菌物暴露在环氧乙烷的环境中，利用环氧乙烷杀灭微生物的方法。主要适用于不耐热医用器具（如塑料、橡胶制品、注射器、照射针头等）及对热敏感的固体药物的灭菌。环氧乙烷具有遗传毒性、致癌作用，与一定比例的空气混合时有爆炸的危险，因此操作过程有一定难度，应在技术熟练人员的监督下完成操作，灭菌完毕后应采取适当措施除去残留的环氧乙烷。

**2. 化学药品蒸气灭菌法**　是利用化学药品的蒸气熏蒸进行灭菌的方法。常用的化学药品有甲醛、乳酸、丙二醇、过氧乙酸等。主要适用于操作室内的空气及设备灭菌，灭菌后应注意残留气体的处理。

### （二）药液灭菌法

药液灭菌法又称化学消毒剂灭菌法，系指用化学消毒剂杀灭微生物的方法。常用的有 0.1%～0.2% 苯扎溴铵溶液、2% 左右的酚或甲酚皂溶液、75% 乙醇、1% 聚维酮碘溶液等。该法适用于无菌室内的墙壁、地面、操作台面、设备、器具及操作人员的手等的消毒，是其他灭菌法的辅助措施。

## 任务二　无菌操作法

无菌操作法系指将整个过程控制在无菌条件下进行的一种操作方法。主要适用于不耐热药物注射剂、眼用制剂和创伤制剂等的制备。无菌操作所用的一切器具、环境，均需采用适当的灭菌法灭菌，操作必须在无菌操作室或无菌柜内进行。通过无菌操作法制备的产品，最后一般不再灭菌，可直接使用，故无菌操作法对于保证不耐热制剂的质量起着重要的作用。

### 一、无菌操作室的灭菌

无菌操作室的灭菌需要几种灭菌方法同时使用。首先用气体灭菌法对无菌室进行灭菌，常用甲醛溶液加热熏蒸、丙二醇蒸气熏蒸、过氧乙酸熏蒸等。近年来，已经广泛地使用臭氧灭菌和戊二醛喷洒消毒。操作前或中午休息时用紫外线灭菌 1 小时，以保持无菌状态。此外，还要定期用 3% 酚溶液、2% 煤酚皂溶液、0.2% 苯扎溴铵或 75% 乙醇等化学消毒剂喷洒或擦拭无菌室内的用具、地面与墙壁等。

### 二、无菌操作

无菌操作应在无菌操作室或无菌操作柜内进行，操作人员进入洁净室之前要换上与生产操作和空气洁净度级别要求相适应的服装，并穿戴严密，不得露出头发与口鼻，不得化妆和佩戴饰物，不得裸手接触药品。严格遵守无菌操作规程完成操作，其注意事项为：①严密控制操作环境的洁净度；②无菌室内所有设备及用具均应采用适当的方法灭菌，物料传送或传递应在无菌状态下进行，以防止再次污染；③操作过程的无菌保证应通过培养基无菌灌装模拟实验验证；④无菌室内操作人员不宜过多，尽量减少人员流动；⑤无菌操作工艺应定期进行验证。

### 三、空气净化技术

空气净化技术是采取各种措施创造洁净的空气环境，以保证产品质量的一门技术。空气中悬浮着各种微粒，是由粉尘、纤维、毛发、煤烟、花粉、细菌、真菌等组成的混合物。微粒轻，能长期悬浮于大气中，对药物产生污染，影响药品的质量。空气净化技术能除去环境中的尘埃和微生物，使之达到一定的洁净度，因此在药物制剂中采用空气净化技术，对药品质量的提高发挥着重要意义。

#### （一）空气净化系统

空气净化是保证洁净室洁净度的关键，该系统的优劣能直接影响产品质量。高效空气净化系统应采用三级过滤装置（初效过滤、中效过滤和高效过滤）。中效空气净化系统应采用二级过滤装置（初效过滤、中效过滤）。

洁净室的造价很高，还无法彻底消除室内操作人员活动带来的污染，为此经常采用局部净化的措施来解决这一问题。即在 B 级的洁净室内，使用单向流洁净台就可以达到局部 A 级的洁净度。

#### （二）洁净区空气洁净度分级

药品生产环境分为一般生产区和洁净区，洁净区系指需要对空气中的尘粒及微生物数量进行控制的房间（区域）。我国 GMP 把药品生产洁净区划分为 4 个空气洁净度级别，由高到低的顺序为：A 级、B 级、C 级和 D 级。A 级为高风险操作区，如灌装区、放置胶塞桶和与无菌制剂直接接触的敞口包装容器（安瓿瓶、西林瓶）的区域及无菌装配或连接操作的区域。B 级为无菌配制和灌装等高风险操作 A 级洁净区所处的背景区域。C 级和 D 级为生产无菌药品过程中重要程度较低的洁净操作区。各级别空气洁净度标准规定见表 17 - 1。

表 17 - 1　洁净区（室）空气洁净度级别标准

| 洁净度级别 | 尘粒 | | | | 微生物 | | | |
|---|---|---|---|---|---|---|---|---|
| | 悬浮粒子最大允许数/立方米 | | | | 浮游菌 cfu/m³ | 沉降菌（φ90mm）cfu/4 小时 | 表面微生物 | |
| | 静态 | | 动态 | | | | 接触碟（φ55mm）cfu/碟 | 5 指手套 cfu/手套 |
| | ≥0.5μm | ≥5.0μm | ≥0.5μm | ≥5.0μm | | | | |
| A 级 | 3520 | 20 | 3520 | 20 | <1 | <1 | <1 | <1 |
| B 级 | 3520 | 29 | 352000 | 2900 | 10 | 5 | 5 | 5 |
| C 级 | 352000 | 2900 | 3520000 | 29000 | 100 | 50 | 25 | — |
| D 级 | 3520000 | 29000 | 不作规定 | 不作规定 | 200 | 100 | 50 | — |

你知道吗

## 洁净区管理要求

1. 洁净区与非洁净区之间必须设置缓冲设施，人流和物流严格分开。

2. 洁净区内表面应平整光滑、无裂缝、接口严密、无颗粒物脱落，耐受清洗和消毒，墙壁与地面的交界处宜成弧形，以减少积灰和便于清洁。

3. 在 A 级、B 级洁净区不得设置水池、地漏。C 级、D 级洁净区内水池、地漏设计要合理，有防止倒灌的装置。

4. 洁净区内应有适当的照明、温度、湿度和通风。不同级别洁净区之间的压差应不低于 10 帕。产尘操作间应保持相对负压或采取专门的措施，防止粉尘扩散。

5. 与药品直接接触的生产设备表面应光洁、平整、易清洗或消毒、耐腐蚀，不得与药品发生化学反应、吸附药品或向药品中释放物质。

6. 操作人员进入洁净区之前要严格执行更衣规程（洗澡、更换无菌工作服和专用鞋帽等），并不得化妆和佩戴饰物。

7. 洁净区工作人员（包括维修、辅助人员）应定期进行卫生和微生物学基础知识、净化技术等方面的培训及考核，对临时外来人员应进行指导和监督。

# 任务三 热原

## 一、热原的定义与特点

热原系指能引起人体和恒温动物体温异常升高的物质，是微生物代谢产生的一种内毒素。热原存在于细菌的细胞膜和固体膜之间，是由磷脂、脂多糖和蛋白质组成的复合物，其中脂多糖是内毒素的主要成分，具有特别强的致热活性，大致可认为热原 = 内毒素 = 脂多糖。脂多糖的组成因菌种不同而不同，分子量一般为 $1 \times 10^6$ 左右，分子量越大致热作用越强。

大多数细菌都能产生内毒素，致热能力最强的是革兰阴性杆菌产生的内毒素，其次是革兰阳性杆菌、革兰阳性球菌产生的内毒素，真菌及病毒也能产生热原。含有热原的注射液注入人体后，大约半小时后可出现发冷、寒战、体温升高、恶心呕吐等现象，严重者出现高热、昏迷、虚脱，甚至危及生命，这种现象在临床上称为"热原反应"。

## 二、热原的性质

**1. 耐热性** 热原在 60℃ 加热 1 小时不受影响，100℃ 加热也不会降解，但在 180 ~ 200℃ 加热 3 ~ 4 小时，250℃ 加热 30 ~ 45 分钟或 650℃ 加热 1 分钟可使热原彻底破坏。通常注射剂在热压灭菌法条件下，热原不易被破坏，这点必须引起注意。

**2. 水溶性** 由于热原中的磷脂结构上连接有多糖，所以热原能溶于水。

**3. 不挥发性**　热原本身不挥发，但在蒸馏时，可随水蒸气中的雾滴带入蒸馏水中，故应设法防止。

**4. 滤过性**　热原体积小，约为 $1 \sim 5nm$，一般的滤器均可通过，无法截留除去。

**5. 可吸附性**　热原能被药用炭、硅藻土、白陶土等吸附，也可被离子交换树脂交换吸附去除。

**6. 其他**　热原能被强酸强碱破坏，也能被强氧化剂，如高锰酸钾或过氧化氢等破坏，超声波及某些表面活性剂（如去氧胆酸钠）也能使之失活。

> **请你想一想**
>
> 我们学过的滤过除菌法能否滤除热原呢？

### 三、热原的污染途径

**1. 注射用水**　是注射剂污染热原的主要因素。注射用水易被微生物污染，若蒸馏设备结构不合理，操作不当，接收容器不洁，贮藏时间过长都会产生热原。故注射剂应使用新鲜的注射用水配制。

**2. 原辅料**　容易滋生微生物的药物和辅料，如右旋糖苷、水解蛋白或抗生素等药物，葡萄糖、乳糖等辅料，在贮藏过程中因包装损坏而造成污染。

**3. 容器、用具、管道与设备等**　生产中这些器具及设备均会带来热原污染，故应按 GMP 要求严格清洗处理，经检验合格后方能使用。

**4. 制备过程与生产环境**　制备过程中室内卫生条件差，空气洁净度过低，操作时间过长，产品灭菌不及时或不合格，均易增加微生物污染的机会而生成热原。

**5. 输液器具**　有时输液剂本身不含热原，但是由于输液器具（输液瓶，乳胶管、针头与针筒等）污染而引起热原反应。

### 四、热原的去除方法

**1. 高温法**　对耐高温的容器与用具，可在洗净后于 250℃ 加热 30 分钟以上破坏热原。

**2. 酸碱法**　玻璃容器、用具可用重铬酸钾硫酸清洁液或稀氢氧化钠液处理破坏热原。

**3. 吸附法**　常用的吸附剂有活性炭，活性炭对热原有较强的吸附作用，同时有助滤脱色作用，所以在注射剂的制备中使用广泛。常用量为 $0.1\% \sim 0.5\%$。此外也可用活性炭与白陶土合用除去热原。

**4. 超滤法**　一般用 $3 \sim 15nm$ 超滤膜除去热原。如超滤膜过滤 $10\% \sim 15\%$ 的葡萄糖注射液可除去热原。

**5. 离子交换法**　离子交换树脂具有较大表面积和表面电荷，具有较强的吸附和交换作用。采用 10% 的 301 型弱碱性阴离子交换树脂与 8% 的 122 型弱酸性阳离子交换树脂，可成功除去丙种胎盘球蛋白注射液中的热原。

**6. 凝胶过滤法**　又称分子筛滤过法。此法是利用二乙氨基乙基葡聚糖等凝胶物质作为滤过介质，制备无热原去离子水。凝胶可再生，能反复使用。

**7. 反渗透法** 在反渗透法中用三醋酸纤维膜除去热原，是近几年发展起来的有使用价值的新方法。

## 五、热原的检查方法

### （一）热原检查法

热原检查法又称家兔实验法，系将一定剂量的供试品，静脉注入家兔体内，在规定时间内观察家兔体温升高的情况，以判定供试品中所含热原的限度是否符合规定。由于家兔对热原的反应与人基本相似，目前家兔法仍为各国药典规定的检查热原的法定方法。对供试用家兔的要求，试验前的准备，检查法，结果判断等可具体参阅《中国药典》（2020 年版）。

家兔法检测内毒素的实验结果接近人体真实情况，但操作繁琐费时，不能用于注射剂生产过程中的质量监控，且不适用于放射性药物、肿瘤抑制剂等细胞毒性药物制剂。本法检查结果的准确性和一致性取决于实验动物的状况、试验室条件和操作的规范性。

### （二）细菌内毒素检查法

细菌内毒素检查法又称鲎实验法，是利用鲎试剂来检测或量化由革兰阴性菌产生的细菌内毒素，以判断供试品中细菌内毒素的限量是否符合规定的一种方法。检查方法具体参阅《中国药典》（2020 年版）。

鲎实验法检查内毒素的灵敏度为 $0.0001\mu g/ml$，比家兔法灵敏 10 倍，操作简单易行，实验费用低，结果迅速可靠，适用于注射剂生产过程中的热原控制和某些不能用家兔进行的热原检测的品种（如放射性制剂、肿瘤抑制剂等），但其对革兰阴性菌以外的内毒素不灵敏，目前尚不能完全代替家兔法。

你知道吗

#### 鲎试剂

鲎试剂是用海洋生物鲎的血细胞溶解物制得的，其与细菌内毒素产生凝胶反应。鲎的血细胞中含有两种物质，即凝固蛋白原和凝固酶原。凝固酶原由内毒素激活，转化成具有活性的凝固酶；凝固酶分解凝固蛋白原，转变成凝固蛋白；凝固蛋白又在交联酶的作用下凝集而形成凝胶。

## 目标检测

### 一、A 型题（单项选择题）

1. 下列属于湿热灭菌法的是（　　）

A. 滤过除菌法　　　　　　B. 紫外灭菌法　　　　　　C. 流通蒸汽灭菌法

    D. 苯扎溴铵溶液灭菌　　　　　E. 干热空气灭菌法

2. 热压灭菌所用的蒸汽是（　　　）

    A. 饱和蒸汽　　　　　B. 过热蒸汽　　　　　C. 过饱和蒸汽

    D. 不饱和蒸汽　　　　E. 流通蒸汽

3. 属于气体灭菌剂的是（　　　）

    A. 苯甲酸　　　　　B. 尼泊金甲酯　　　　　C. 甲醛

    D. 75% 乙醇　　　　E. 山梨酸

4. 必须采用加热灭菌而又不耐高温的制剂应选用（　　　）

    A. 煮沸灭菌法　　　　　B. 流通蒸汽灭菌法　　　　　C. 热压灭菌法

    D. 化学灭菌法　　　　　E. 低温间歇灭菌法

5. 将整个过程控制在无菌条件下进行的一种操作方法是（　　　）

    A. 干热灭菌法　　　　　B. 热压灭菌法　　　　　C. 滤过除菌法

    D. 紫外线灭菌法　　　　E. 无菌操作法

6. 热压灭菌法操作注意事项中错误的是（　　　）

    A. 必须使用饱和蒸汽

    B. 通入蒸汽前必须将灭菌柜内的空气除尽

    C. 灭菌时从关闭柜门开始计时

    D. 灭菌时间必须由全部药液温度达到所要求的温度时算起，而非灭菌柜内的温度

    E. 灭菌完毕后停止加热，必须使压力逐渐降到"0"，才能放出锅内蒸汽

7. 用适当的物理或化学手段将物品中活的微生物杀灭或除去的过程为（　　　）

    A. 无菌操作　　　　　B. 防腐　　　　　C. 灭菌

    D. 抑菌　　　　　E. 消毒

8. 能够彻底破坏热原的温度是（　　　）

    A. 250℃，30min　　　　　B. 120℃，30min　　　　　C. 150℃，1h

    D. 100℃，1h　　　　　E. 120℃，1h

9. 热原的主要成分是（　　　）

    A. 胆固醇　　　　　B. 生物激素　　　　　C. 磷脂

    D. 蛋白质　　　　　E. 脂多糖

10. 下列关于热原性质的叙述错误的是（　　　）

    A. 可被高温破坏　　　　　B. 具有挥发性　　　　　C. 具有水溶性

    D. 可被强酸、强碱破坏　　　E. 易被吸附

## 二、B 型题（配伍选择题）

【11～15 题共用备选答案】

    A. $^{60}$Co 放射的 γ 射线灭菌法　　　　　B. 环氧乙烷灭菌法

    C. 用 G$_6$垂熔玻璃滤器　　　　　D. 低温间歇灭菌法

    E. 火焰灭菌法

11. 属于干热灭菌法的是（　　　）

12. 属于湿热灭菌法的是（　　　）

13. 属于辐射灭菌法的是（　　　）

14. 属于滤过除菌法的是（　　　）

15. 属于化学灭菌法的是（　　　）

三、X 型题（多项选择题）

16. 下列关于无菌操作叙述中正确的是（　　　）

  A. 是整个过程控制在无菌条件下进行的一种操作方法

  B. 所有用具、材料及环境均应用前灭菌

  C. 适用于注射剂、滴眼剂等制备

  D. 所得制品必须再行灭菌

  E. 无菌操作须在无菌操作室或无菌柜内进行

17. 热原的污染途径有（　　　）

  A. 注射用水      B. 原辅料

  C. 容器、用具、管道与设备等  D. 制备过程与生产环境

  E. 输液器具

18. 我国《药品生产质量管理规范》（2010 年版）把空气洁净度分为哪几个等级（　　　）

  A. A 级     B. B 级     C. C 级

  D. D 级     E. E 级

19. 下列哪几种药物为气体杀菌剂（　　　）

  A. 过氧醋酸    B. 尼泊金乙酯   C. 甲醛

  D. 75% 乙醇    E. 环氧乙烷

20. 下列对热原的叙述正确的有（　　　）

  A. 热原是一种能引起恒温动物体温异常升高的物质

  B. 热原为由磷脂、脂多糖、蛋白质组成的高分子复合物

  C. 磷脂是热原的主要活性成分

  D. 热原主要由革兰阴性杆菌产生，且致热活性最强

  E. 活的细菌并不能将热原排出体外

微课    划重点    自测题

# 项目十八 注射剂

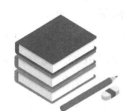

学习目标

**知识要求**

1. **掌握** 注射剂的定义、常用的溶剂与附加剂、制备工艺和质量要求。
2. **熟悉** 注射剂的分类、特点、给药途径及质量检查。
3. **了解** 注射剂印字和包装。

**能力要求**

1. 学会注射剂制备的基本操作技能。
2. 学会注射剂的处方分析。

## 岗位情景模拟

**情景描述** 2006 年 7 月，原国家食品药品监督管理局接到青海、黑龙江、山东、浙江、广西等地食品药品监管部门报告，本地部分患者在使用某企业生产的"欣弗"注射液后，先后出现胸闷、心悸、肾部疼痛、寒战、腹泻等临床症状，最后致使 11 人死亡。

经查，该公司 2006 年 6 ~ 7 月生产的"欣弗"未按标准的工艺参数灭菌，擅自将灭菌时间缩短到 1 ~ 4 分钟，降低灭菌温度，此外，还增加了灭菌柜的载装量，明显违反规定，影响了灭菌效果。经原中国药品生物制品检定所对相关样品进行检验，结果表明，无菌检查和热原检查不符合规定。

"欣弗"事件给公众的健康和生命安全带来了危害，并造成恶劣的社会影响。可见，注射剂的生产是必须严格按照 GMP 要求进行的。

**讨论** 1. 注射剂的生产工艺流程是怎么样的呢？

2. 注射剂有哪些质量要求呢？

## 任务一 注射剂概述

### 一、注射剂的定义

注射剂系指原料药物或与适宜的辅料制成的供注入体内的无菌制剂（图 18 - 1）。

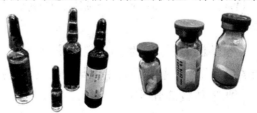

图 18 - 1 注射剂

## 二、注射剂的分类

《中国药典》（2020 版）把注射剂分为注射液、注射用无菌粉末与注射用浓溶液三类；按分散系统分类，注射剂可分为四种类型。

### （一）溶液型注射剂

对于易溶于水而且在水溶液中稳定的药物，可制成水溶液型注射剂，如氯化钠注射液、葡萄糖注射液等。在水中不溶或不稳定的药物，可制成油溶液型注射液，如黄体酮注射液，也可用复合溶剂制成溶液型注射剂，如氢化可的松注射液等。此外，根据分子量的大小又可将其分为低分子溶液型注射液（如盐酸普鲁卡因注射液）和高分子溶液型注射液（如右旋糖酐注射液）。

### （二）乳剂型注射剂

水不溶性液体药物或油性液体药物，可根据医疗需要制成乳剂型注射剂，例如静脉注射脂肪乳剂等。

### （三）混悬型注射剂

水难溶性药物或注射后要求延长药效作用的药物，可制成水或油混悬液，如醋酸可的松注射液。混悬型注射剂一般仅供肌内注射，不得用于静脉注射与椎管注射。溶剂可以是水，也可以是油或其他非水溶剂。

### （四）注射用无菌粉末

注射用无菌粉末又称粉针剂，青霉素 G 钠、门冬酰胺酶等遇水不稳定的药物适合制成粉针剂。

## 三、注射剂的特点

注射剂是目前应用最广泛的剂型之一，其优点有：

**1. 药效迅速可靠、剂量准确**　注射剂不经过消化系统和肝脏而直接注入人体组织或血管，不用受到消化液破坏和食物的影响，剂量准确、吸收快、作用迅速。特别是静脉注射，无须经过吸收阶段，适用于抢救危重病人。如尼可刹米用于中枢性呼吸抑制、吗啡中毒及新生儿窒息的急救，氯解磷定静脉注射用于解救有机磷农药中毒等。

**2. 适用于不宜口服的药物**　某些药物，如青霉素或胰岛素容易被消化液破坏，庆大霉素口服不易吸收。所以这些药物只能制成注射剂，才能发挥应有的疗效。

**3. 适用于不能口服给药的病人**　如昏迷、肠梗阻、严重呕吐不能口服的患者，可以通过注射给药补充营养。

**4. 可产生局部作用**　有些注射剂能产生局部定位作用、延长药效的作用或用于疾病诊断。如局部麻醉药的局麻作用，盐酸普鲁卡因与强的松用于封闭疗法。

**5. 可产生定向作用**　脂质体或静脉乳剂注射后，在肝、肺、脾等器官药物分布较多，具有靶向作用。

注射剂也存在一定的缺点：

**1. 使用不便** 注射剂一般不能自行使用，应由专门技术人员注射，以保证安全。

**2. 注射时疼痛** 注射剂注射时引起疼痛，药液的刺激性会引起疼痛。

**3. 安全性不及口服制剂** 注射剂注入人体后作用迅速，不良反应发生快且严重，安全性不如口服制剂。

**4. 制备过程复杂** 质量要求高，工艺复杂，生产条件和设备成本高。

### 四、注射剂的给药途径

注射剂的给药途径主要有静脉注射、皮内注射、皮下注射、肌内注射和脊椎腔注射等五种。

#### （一）静脉注射

静脉注射分静脉推注和静脉滴注（图 18-2），前者用量小，一般 5~50ml，后者用量大，除另有规定外，一般不小于 100ml，多至数千毫升。静脉注射药效最快，常作急救、补充体液和供营养之用。静脉注射剂多为水溶液，非水溶液、混悬型注射液一般不能作静脉注射。静脉给药与脑池内、硬膜外、椎管内用的注射液不得添加任何抑菌剂。

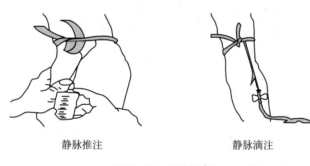

静脉推注　　　　　　　　　　静脉滴注

图 18-2　静脉注射

#### （二）皮内注射

皮内注射系指注射于表皮和真皮之间，一次注射剂量在 0.2ml 以下，常用于过敏性试验或疾病诊断，如青霉素皮试。

#### （三）皮下注射

皮下注射系指注射于真皮和肌肉之间的软组织内，注射剂量通常为 1~2ml，皮下注射剂主要是水溶液，药物吸收速度较慢，由于皮下感受器官较多，具有刺激性药物应尽量避免皮下注射。

#### （四）肌内注射

肌内注射系指注射于肌肉组织内，一次注射剂量一般在 1~5ml，除水溶液外，油溶液、混悬液、乳浊液均可作肌内注射，但刺激性太大的药物不宜肌内注射。

#### （五）椎管注射

椎管注射系指将药液注入脊椎四周蛛网膜下腔内，一次剂量不超过 10ml。供椎管注射的产品质量及纯度应严格控制，必须是水溶液，乳状液型注射液，混悬型注射液不得用于椎管内注射。其渗透压及 pH 应与脊髓液相等，不得含微粒等异物。

此外，尚有穴位注射、腹腔注射、关节腔注射、心内注射、脑池内注射等。近年来一些抗肿瘤药物采用动脉内注入，直接进入靶组织，提高了药物疗效。

你知道吗

### 注射剂市场发展趋势

注射给药是目前制剂中不可替代的一种给药途径，因此研究和开发注射剂制剂技术很重要。其中对水不溶性或难溶性药物的可注射给药系统的研究及靶向给药是研究的热点。目前研究的有毫微粒（纳米粒）及 IDD 技术（微粒及微滴技术）的制剂，给药装置研究及相应的制剂研究，如无针头注射液。

IDD 技术（又称为微粒或微滴技术）是目前处于研究中的新型注射剂制剂技术，它结合了乳剂和混悬剂的特点，将超微型固体或液体药物颗粒包裹在磷脂中形成分散体系。采用 IDD 技术研究的药物注射剂有：丹曲林、地塞米松、吲哚美辛、伊曲康唑、吡罗昔康、白消安、氟比洛芬、甲氧氟烷等。

无针头注射剂一直是人们希望开发的一种新型释药系统，它助于病人克服恐针感，使医务人员和病人均能迅速学会使用并实现自我给药，以适应今后广泛的自我医疗。无针头注射剂现已有三种形式的制剂即将上市，分别为粉末喷射剂、内针头喷射器及生物喷射器。

### 五、注射剂的质量要求 e 微课

（1）无菌注射剂均应无菌。按《中国药典》（2020 年版）无菌检查法检查应符合规定。

（2）无热原注射剂均应无热原。供静脉用注射剂按照《中国药典》（2020 年版）细菌内毒素检查法或热原检查法检查，应符合规定。

（3）pH 要求与血液相等或接近，一般控制在 4~9 的范围。

（4）渗透压要求与血浆的渗透压相等或接近，静脉输液应尽可能与血液等渗。

（5）可见异物要求在规定条件下使用灯检法（如伞棚式灯检机）或光散射法检查，不得有肉眼可见的混浊或异物。对溶液型静脉用注射液、注射用无菌粉末及注射用浓溶液，除另有规定外，必须做不溶性微粒检查，均应符合规定。

（6）安全性注射剂所用的溶剂和附加剂均不应引起毒性反应或对组织发生过度的刺激。特别是非水溶剂等附加剂，必须安全无害，不得影响疗效和注射剂的质量，并避免对检验产生干扰。有些注射剂还要检查降压物质，必须符合规定以保证用药安全。

（7）稳定性注射剂应具有一定的物理、化学与生物学稳定性，确保在有效期内药效不发生变化。

（8）其他注射剂中有效成分含量、杂质限度和装量差异限度检查等，均应符合药品标准。混悬型注射液对药物的粒度有规定，并不得用于静脉注射或椎管注射。静脉用乳剂型注射液对分散相的粒度应符合规定，乳剂型注射液不得用于椎管注射等。

## 任务二 注射剂的溶剂与附加剂

### 一、注射剂的溶剂

#### （一）注射用水

**1. 制药用水的种类及其应用范围** 《中国药典》（2020 年版）四部所收载的制药用水根据使用范围不同分为饮用水、纯化水、注射用水和灭菌注射用水。制药用水的原水通常为饮用水，即天然水经净化处理所得的水。

饮用水为天然水经净化处理所得的水，其质量必须符合现行中华人民共和国国家标准《生活饮用水卫生标准》。

（1）纯化水 为饮用水经蒸馏法、离子交换法、反渗透法、电渗析或其他适宜方法制得的制药用水，不含任何附加剂。

（2）注射用水 为纯化水经蒸馏所得的水。应符合细菌内毒素试验要求。注射用水必须在防止细菌内毒素产生的设计条件下生产、贮藏及分装。

（3）灭菌注射用水 为注射用水按注射剂生产工艺制备所得，不含任何添加剂。灭菌注射用水灌装规格应适应临床需要，避免大规格、多次使用造成污染。

各种制药用水的应用范围见表 18 - 1。

表 18 - 1 制药用水的应用范围

| 制药用水 | 应用范围 |
| --- | --- |
| 饮用水 | 1. 药材净制时的漂洗<br>2. 制药器具的粗洗<br>3. 除另有规定外，也可作为饮片的提取溶剂 |
| 纯化水 | 1. 配制普通药物制剂用的溶剂或试验用水<br>2. 中药注射剂、中药滴眼剂等灭菌制剂所用的饮片提取溶剂<br>3. 口服、外用制剂配制用溶剂<br>4. 非灭菌制剂器具的精洗用水<br>5. 非灭菌制剂所用饮片的提取溶剂 |
| 注射用水 | 1. 注射剂、滴眼剂等的溶剂或稀释剂及容器的精洗<br>2. 无菌原料药精制 |
| 灭菌注射用水 | 注射用灭菌粉末的溶剂或注射液的稀释剂 |

**2. 制药用水的制备**

（1）纯化水的制备 常用制备方法有离子交换法、电渗析法及反渗透法等。目前，国内常采用电渗析法与反渗透法进行原水的预处理，再使用离子交换法，以减轻离子交换树脂的负担。

1）离子交换法：指利用阳、阴离子交换树脂上的 H⁺ 或 OH⁻ 分别与水中存在的阳离子和阴离子交换，除去这些离子，达到纯化水的目的。该法工艺流程如图 18 – 3 所示。

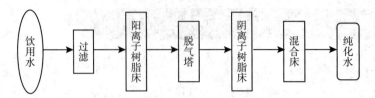

图 18 – 3　离子交换法制备纯化水工艺流程

2）电渗析法：指在特制的电渗析器中，水中的阴、阳离子在直流电场的作用下，分别通过具有选择透过性及良好导电性的阴、阳离子交换膜（阴离子交换膜显示强烈正电场，排斥阳离子，只允许阴离子透过；而阳离子交换膜则显示强烈的负电场，排斥阴离子，只允许阳离子透过），从而使水得到纯化。在原水含盐量高时可采用本法去除较多的盐分。

3）反渗透法：于 U 型管内用一个半透膜将纯水和盐溶液分隔开，则纯水就会透过半透膜扩散到盐溶液一侧，这就是渗透过程。两侧液柱产生的高度差，即此溶液所具有的渗透压。反渗透是渗透的逆过程，若开始时就在溶液上施加一个大于此溶液渗透压的压力，则盐溶液中的水将向纯水一侧渗透，结果水就从盐溶液中分离出来，从而得到纯水，我们把这一过程称作反渗透。常用的反渗透膜有醋酸纤维膜和聚酰胺膜。

（2）注射用水的制备　注射用水系将纯化水经蒸馏所得的水。

注射用水的制备常在饮用水基础上，综合应用电渗析、反渗透、离子交换树脂等方法先制得纯化水，纯化水再经蒸馏法制备成注射用水。蒸馏法常用多效蒸馏水器，其出水温度在 80℃ 以上，有利于注射用水的保存，符合注射用水标准，且制备过程中不断进行热交换，可连续操作，热能利用率高。

注射用水的制备工艺流程为：饮用水→细过滤器→电渗析装置或反渗透装置→阳离子树脂床→脱气塔→阴离子树脂床→混合树脂床→纯化水→多效蒸馏水器→热贮水器（80℃）→注射用水。

（3）灭菌注射用水的制备　灭菌注射用水由注射用水按照注射剂的生产工艺制备所得，其制备方法应参照注射剂的生产工艺。

**3. 注射用水的收集和保存**　接收蒸馏水时，初馏液应弃去一部分，检查合格后，方可收集，收集时应注意防止空气中灰尘及其他污物落入。应采用带有无菌过滤装置的密闭收集系统，且每隔 2 小时检查一次氯化物，每天检查一次氨。

为保证注射用水的质量，应监控蒸馏法制备注射用水的各生产环节，并防止微生物的污染。应定期清洗与消毒注射用水系统。注射用水的储存方式和静态储存期限应经过验证确保水质符合质量要求，注射用水应在 80℃ 以上保温、70℃ 以上保温循环或 4℃ 以下的状态下存放，并在 12 小时内使用。

**4. 注射用水的质量要求**　注射用水的质量要求在《中国药典》（2020 年版）二部

中有严格规定，除一般蒸馏水的检查项目如 pH、氨、氯化物、硫酸盐与钙盐、硝酸盐与亚硝酸盐、二氧化碳、易氧化物、不挥发物及重金属等均应符合规定外，还必须通过细菌内毒素（热原）检查和无菌检查。

### （二）注射用油

注射用油常用的有大豆油、芝麻油、茶油等。碘值、酸值、皂化值是评价注射用油的重要指标（表 18 - 2）。注射用油应无异臭、酸败味，还应检查过氧化物、碱性杂质、重金属及微生物限度等。

表 18 - 2　注射用油的重要质量指标及其意义

| 指标 | 含义 | 要求 | 意义 |
|---|---|---|---|
| 碘值 | 表示油中不饱和键的多少 | 126 ~ 140 | 碘值高，则不饱和键多，易氧化酸败 |
| 酸值 | 表示油中游离脂肪酸的多少 | 不大于 0.1 | 反映油脂酸败的程度。酸值高表明油脂酸败严重。不仅影响药物稳定性且有刺激作用 |
| 皂化值 | 表示油中游离脂肪酸和结合成酯的脂肪酸的总量 | 188 ~ 195 | 反映油的种类和纯度。皂化值过低表明含杂质较多；过高则表示脂肪酸分子量较小，亲水性强，失去油脂性质 |

注射用油贮存时，若与空气、阳光接触时间较长易发生化学反应，产生酸败臭味，因此应避光、密闭贮存，还可适当添加抗氧剂（如没食子酸丙酯、维生素 E 等）。

### （三）其他注射用溶剂

根据药物理化性质选用其他溶剂或复合溶剂来增加药物溶解度、防止水解及增加稳定性，主要有下列几种。

**1. 乙醇**　适用于在水中溶解度小或不稳定，而在稀醇中稳定的药物。本品与水、甘油可任意混合。采用乙醇为注射用溶剂时浓度可高达 50%（如氢化可的松注射液），可供肌内或静脉注射，但浓度超过 10% 肌内注射就有疼痛感。

**2. 甘油**　本品黏度和刺激性均较大，不宜单独作为注射用溶剂，甘油与水或醇可任意混合。利用其对许多药物具有较大溶解性的特点，常与乙醇、丙二醇、水等混合应用。常用浓度为 1% ~ 50%。

**3. 丙二醇（1，2 - 丙二醇）**　本品与水、乙醇、甘油相混溶，能溶解多种挥发油，由于具一定刺激性，临床上常用作肌内、静脉等注射用溶剂（如地西泮注射液）。

你知道吗

#### "齐二药"假药事件

2006 年 4 月，广东某医院多名患者使用齐齐哈尔第二制药厂生产的"亮菌甲素注射液"后，引起急性肾功能衰竭，甚至死亡。经原国家食品药品监督管理局调查得知，亮菌甲素注射液所用溶剂应是"丙二醇"，但由于齐二药在购销、生产及检验等多个环节中的管理混乱，有关人员违反 GMP 的有关规定，将"二甘醇"代替"丙二醇"投料生产，导致"二甘醇"在患者体内转化成草酸，引发急性肾功能衰竭甚至死亡。最终

"药贩子"及相关人员均受到应有的法律制裁。（注：二甘醇与丙二醇的溶解性极为相似，但具有很强的肾毒性，不可作为药用溶剂。）

**4. 聚乙二醇（PEG）**　PEG300~400为无色，略微臭，能与水、乙醇混合，化学性质稳定，常用浓度为1%~50%。

**5. 苯甲酸苄酯**　本品不溶于水和甘油，能与95%乙醇、脂肪油相混溶，为水不溶性溶剂。苯甲酸苄酯不仅作为助溶剂，而且能够增加二巯基丙醇的稳定性，如二巯基丙醇油注射液。

**6. $N,N$-二甲基乙酰胺**　本品为澄明的中性液体，能与水、乙醇任意混合，极易溶于有机溶剂和矿物油中。但连续使用时，应注意其慢性毒性。

**请你想一想**

分析讨论盐酸普鲁卡因注射液处方中各组分的作用：

| ［处方］盐酸普鲁卡因 | 5.0g |
| 氯化钠 | 8.0g |
| 0.1mol/L 盐酸 | 适量 |
| 注射用水 | 加至 1000ml |

## 二、注射剂的附加剂

制备注射剂时，根据药物的性质和临床需要可加入适宜的附加剂。其目的是增加药物的溶解度、稳定性，减轻注射时的刺激性及疼痛感等以提高临床用药的安全性。注射用附加剂应符合《中国药典》（2020年版）或《部颁药品标准》的质量要求。常用的附加剂主要有以下几种。

### （一）pH 调节剂

药物发生氧化、降解与脱羧等不稳定现象通常与溶液的pH有关，因此，调节注射剂的pH在适宜范围可提高注射剂的稳定性，同时可增加药物溶解度，减少对机体的刺激性。人体血液pH约为7.4，只要不超过血液的缓冲极限，人体可自行调节pH。一般注射剂溶液的pH控制为4~9，椎管注射用注射剂及大输液应尽量接近人体血液的pH。

常用pH调节剂有：盐酸、氢氧化钠、醋酸、醋酸钠、枸橼酸及其盐、酒石酸、酒石酸钠、磷酸氢二钠、磷酸二氢钠等。

### （二）渗透压调节剂

**1. 等渗溶液**　等渗溶液系指与血浆具有相等渗透压的溶液。两种不同浓度的溶液被一理想的半透膜（溶剂分子可通过而溶质分子不能通过）隔开，溶剂从低浓度一侧向高浓度一侧转移，此动力即为渗透压，溶液中质点数相等者为等渗。注入机体内的注射液一般要求等渗，否则易产生刺激性或溶血等。

**2. 等渗调节**　肌内注射可耐受0.5~3个等渗度的溶液（相当于0.45%~2.7%的

氯化钠溶液）。但对于静脉注射，维持血浆正常的渗透压关系到红细胞得以生存和保持体内水分的平衡，如果血液中注入大量的低渗溶液，水分子可透过细胞膜进入红细胞内，使之膨胀破裂而产生溶血现象（此时人会感到头胀、胸闷，严重的可发生麻木、寒战、高烧，甚至尿血）。反之注入高渗溶液时，红细胞内水分会渗出而发生细胞萎缩，有形成血栓的可能。一般情况下，注入略高渗的注射液，只要注射速度不太快，人体可自行调节使渗透压很快恢复正常，避免产生不良反应，但不允许静脉注射低渗溶液。椎管用注射剂必须调节至等渗。

**3. 等渗调节的计算方法** 常用的渗透压调节剂有氯化钠、葡萄糖等。常用渗透压调整的方法有：冰点降低数据法和氯化钠等渗当量法。一些药物水溶液的冰点降低值与氯化钠等渗当量值见表18－3。

表18－3 一些药物水溶液的冰点降低值与氯化钠等渗当量值

| 药物名称 | 1%（g/mL）水溶液的冰点降低值（℃） | 1g药物的氯化钠等渗当量值（E） |
| --- | --- | --- |
| 硼酸 | 0.28 | 0.47 |
| 硫酸阿托品 | 0.08 | 0.10 |
| 盐酸可卡因 | 0.09 | 0.14 |
| 盐酸麻黄碱 | 0.16 | 0.28 |
| 甘露醇 | 0.10 | 0.18 |
| 吐温80 | 0.01 | 0.02 |
| 硝酸毛果芸香碱 | 0.133 | 0.22 |
| 盐酸吗啡 | 0.086 | 0.15 |
| 维生素C | 0.105 | 0.18 |
| 盐酸丁卡因 | 0.109 | 0.18 |
| 盐酸普鲁卡因 | 0.122 | 0.18 |
| 盐酸肾上腺素 | 0.165 | 0.26 |
| 氯化钾 | 0.439 | 0.76 |
| 葡萄糖（$H_2O$） | 0.091 | 0.16 |
| 无水葡萄糖 | 0.10 | 0.18 |
| 氯化钠 | 0.578 | |

（1）冰点降低数据法 一般情况下，人体的血浆和泪液的冰点值为 -0.52℃，依据物理化学原理研究得出，任何溶液其冰点调整到 -0.52℃时，即与血浆等渗，冰点相同的稀溶液具有相等的渗透压。根据公式可以计算所需要加入等渗调节剂的量，计算公式如下：

$$W = \frac{0.52 - a}{b}$$

式中，$W$ 为配制100ml等渗溶液需加入的等渗调节剂的克数；$a$ 为药物溶液的冰点降低值，若溶液中含有两种以上的物质时，则 $a$ 为各物质冰点降低值的总和；$b$ 为 1%（g/ml）等渗调节剂的冰点降低值。

例1：配制2%盐酸普鲁卡因溶液200ml，需加入氯化钠多少克，使其成等渗溶液？

解：查表，得 $a = 0.122 \times 2$（1%盐酸普鲁卡因溶液的冰点降低值为0.122），$b = 0.578℃$（1%氯化钠溶液的冰点降低值），代入公式得：

$$W = (0.52 - 0.122 \times 2)/0.578 = 0.48g$$

$$总量 = 0.48 \times 2 = 0.96g$$

配制2%盐酸普鲁卡因溶液200ml，可加入氯化钠0.96克调剂成等渗溶液。

（2）氯化钠等渗当量法　药物的氯化钠等渗当量法是指与1g药物呈等渗效应的氯化钠的量，用 $E$ 表示。计算公式如下：

$$X = 0.009V - EW$$

式中，$X$ 为配成 $V$ml等渗溶液需加入的氯化钠克数；$V$ 为欲配制溶液的体积；$E$ 为药物的氯化钠等渗当量；$W$ 为 $V$ 毫升溶液内所含药物的重量；0.009为每1毫升等渗氯化钠溶液中所含氯化钠的克数。

例2：配制2%盐酸麻黄碱溶液200ml，需加入多少克氯化钠，使其成等渗溶液？

解：查表，得 $E = 0.28$，$W = 200 \times 2\%$，$V = 200$ml，代入公式得：

$$X = 0.009V - EW = 0.009 \times 200 - 0.28 \times 2\% \times 200 = 0.68g$$

配制2%盐酸麻黄碱溶液200ml，加入氯化钠0.68g可使成等渗溶液。

（三）抑菌剂

凡是采用低温灭菌、滤过除菌或无菌操作法制备的注射剂和多剂量装的注射剂，均应加入适量抑菌剂以确保用药安全。加有抑菌剂的注射剂，仍应采用适宜的方法灭菌，并应在标签或说明书上注明抑菌剂的名称和用量。注射剂中常用的抑菌剂及其应用见表18-4。

表18-4　常用的抑菌剂及其应用

| 抑菌剂 | 常用浓度（%） | 应用范围 |
| --- | --- | --- |
| 苯酚 | 0.5 | 适用于偏酸性药液 |
| 甲酚 | 0.3 | 适用于偏酸性药性 |
| 三氯叔丁醇 | 0.5 | 适用于偏酸性药液 |
| 硫柳汞 | 0.01 | 适用于偏碱性药液 |

（四）抗氧剂、金属离子螯合剂与惰性气体

**1. 抗氧剂**　制备注射剂时，为防止药物氧化常添加抗氧剂、金属离子螯合剂及通入惰性气体。常用的抗氧剂有亚硫酸钠、亚硫酸氢钠、焦亚硫酸钠、维生素C、硫代硫酸钠等。

**2. 金属离子螯合剂**　微量金属离子对药物氧化反应有显著的催化作用，它们主要是缩短氧化作用的诱导期，提高游离基生成的速度。金属离子螯合剂可与注射液中的微量金属离子形成稳定的螯合物，消除金属离子对药物氧化的催化作用。常用的金属离子螯合剂有依地酸钙钠、依地酸二钠、枸橼酸、酒石酸、二巯乙基甘氨酸等。实际工作中通常将螯合剂与亚硫酸盐抗氧剂合用，效果更佳。

**3. 惰性气体** 注射剂灌封时通入惰性气体以驱除溶液中溶解的氧和容器空间的氧气，防止药物氧化。常用的惰性气体有 $N_2$ 和 $CO_2$，使用 $CO_2$ 时应注意可能改变某些药液的 pH，还易使安瓿破裂，惰性气体须净化后使用。

（五）增溶剂、乳化剂与助悬剂

注射剂中常用的增溶剂有聚山梨酯80，主要用于小剂量注射剂和中药注射剂，用于静脉注射剂的增溶剂有卵磷脂、泊洛沙姆等。

注射剂中常用的乳化剂有卵磷脂、豆磷脂、泊洛沙姆 F-68 等。

助悬剂在混悬型注射剂中是不可缺少的，常用0.5%的羧甲基纤维素钠，起到助悬和分散作用，提高质量稳定性。

（六）局部止痛剂

有些注射剂用于皮下或肌内注射时，对组织产生刺激而引起剧痛，可考虑加入适量的局部止痛剂。常用的局部止痛剂有 0.3%~0.5% 三氯叔丁醇、0.25%~0.2% 盐酸普鲁卡因、0.25% 利多卡因等。

## 任务三 注射剂的制备及质量检查

### 一、注射剂的制备工艺流程

装量小于50ml 的小容量注射剂又称水针剂（或安瓿剂），是临床上应用广泛，种类较多的注射剂。下面以水针剂为例讲述注射剂的生产工艺。整个流程包括：①注射用水的制备；②安瓿的前处理；③原辅料的处理、配液、滤过、灌封；④灭菌、质检、印字与包装等步骤。

注射剂的制备工艺流程如图18-4所示。

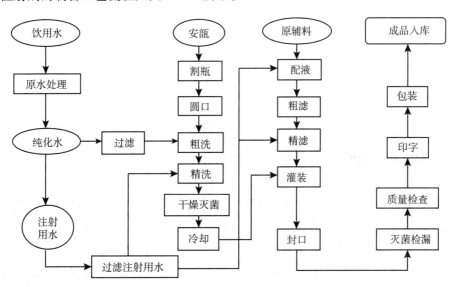

图18-4 注射剂的制备工艺流程图

## 二、注射剂的生产管理

按 GMP 规定，注射剂生产的环境分四个区域：一般生产区、控制区、洁净区和无菌区。注射剂生产区域与洁净度要求见表 18 – 5。

表 18 – 5　注射剂生产区域的划分及洁净度要求

| 生产区域 | 洁净度级别 | 适用工序 |
|---|---|---|
| 一般生产区 | D 级 | 容器的粗洗、半成品灭菌和检漏、异物检查、印字、包装等 |
| 控制区 | C 级 | 物料称量、浓配液、安瓿的洗涤与烘干、粗滤等 |
| 洁净区 | B 级 | 稀配液、精滤、灌封（灌封机自带局部 A 级层流）等 |
| 无菌区 | A 级 | 粉针剂的分装等 |

你知道吗

### 注射剂的生产管理

我国 GMP 规定：注射剂生产车间一般温度为 18 ~ 26℃，相对湿度为 45% ~ 65%。洁净级别高的区域相对于洁净级别低的要保持 10Pa 的正压差。

**1. 洁净室的管理**　洁净室每日要清洁消毒，以消毒清洁剂擦拭门窗、地面、墙面、用具、设备等，每周进行室内空气消毒。洁净室要定期检测菌落数、微粒数、气压、温度、湿度等。物料、操作人员经过净化后才能进入洁净室。注意人流、物流分开。

**2. 工艺规程**　每种产品必须制定工艺规程，产品的工艺规程应明确处方、工艺操作、质量标准、注意事项等。严格遵守操作规程，保证注射剂的质量。

**3. 生产记录**　注射剂的生产记录本设计有品名、操作程序、操作要点、技术参数、操作者签名等。操作人员在填写记录时，要态度严谨，内容真实可靠、及时完整、签名负责，并保存备查。不得擅改数据或让人代签名。保证注射剂生产的规范性，以确保质量。

## 三、注射剂的容器和处理方法

### （一）注射剂容器

注射剂常用容器有玻璃安瓿、玻璃瓶、塑料安瓿、塑料瓶（袋）、预装式注射器等。

国家规定标准水针剂使用的玻璃安瓿为曲颈易折安瓿，有点刻痕易折安瓿和色环易折安瓿两种，其容积通常为 1ml、2ml、5ml、10ml、20ml 等几种规格（图 18 – 5）。安瓿颜色有无色透明和琥珀色两种，无色安瓿有利于药液澄明度检查。琥珀色安瓿可滤除紫外线，适用于对盛装光敏性药物，但由于含有氧化铁，应注意与所灌装药物发生配伍变化。

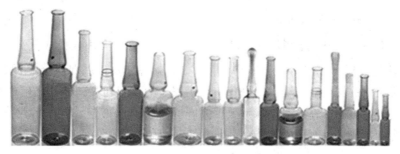

图 18 –5 各种不同规格的安瓿

目前制造安瓿的玻璃主要有中性玻璃、含钡玻璃和含锆玻璃。中性玻璃化学稳定性好，适用于近中性或弱酸性注射剂；含钡玻璃耐碱性好，适用于碱性较强的注射剂；含锆玻璃耐酸碱性能好，不易受药液侵蚀，适用于酸碱性强药液和钠盐类的注射剂等。

（二）安瓿的洗涤

安瓿的洗涤方法通常有甩水洗涤法、加压喷射气水洗涤法和超声波洗涤法。

**1. 甩水洗涤法** 甩水洗涤法将安瓿灌满滤净的水，再将水甩出，如此反复三次，以达到清洗的目的。此法洗涤的安瓿清洁度一般可达到要求，生产效率高，劳动强度较低，符合大生产的需要。但洗涤质量不如加压喷射气水洗涤法好，一般适用于5ml 以下的安瓿。

**2. 加压喷射气水洗涤法** 是利用滤过的纯化水和压缩空气多次交替喷入安瓿的洗涤方法，其设备为气水喷射式洗瓶机组。洗瓶原理是采用滤过的压缩空气及洗涤用水经过针头注入待洗安瓿进行逐支单个清洗，冲洗顺序为气→水→气→水→气，一般4 ~ 8 次，然后再通过高温烘干灭菌从而达到质量要求。是目前认为最有效的洗瓶方法，特别适用于大安瓿的洗涤。该设备较复杂，但洗涤效果好，符合GMP 要求。

**3. 超声波洗涤法** 系利用超声波技术清洗安瓿的一种方法，是符合GMP 管理要求的最佳方法。超声波安瓿洗瓶机是实现联动化生产的安瓿清洗设备。其作用原理是将浸没在洗液中的安瓿在超声波发生器的作用下，使安瓿与液体接触的界面处于强烈的超声振动状态时将安瓿内外表面的污垢冲击剥落，从而达到清洗的目的。如转盘式超声波安瓿洗瓶机（图 18 –6）。

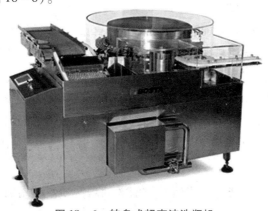

图 18 –6 转盘式超声波洗瓶机

### （三）安瓿的干燥和灭菌

安瓿洗涤后，一般置于烘箱内 120～140℃ 干燥。盛装无菌操作或低温灭菌注射液的安瓿则须用 180℃ 干热灭菌 1.5 小时。大量生产，则采用由红外线发射装置与安瓿自动传送装置组成的隧道式烘箱，此设备有利于安瓿的烘干和灭菌连续化生产。近年来，安瓿的干燥广泛采用远红外线加热技术，温度可达 250～350℃，一般 350℃ 经 5 分钟即可达到灭菌的目的。具有效率高、速度快和节约能源等特点。

灭菌后的空安瓿存放于柜内，并应有净化空气保护，存放时间不应超过 24 小时。

## 四、注射剂的制备

供注射用的原料药必须达到注射用规格，符合《中国药典》（2020 年版）规定的各项杂质检查与含量限度。辅料也应符合药典规定的药用标准，若有注射用规格，应选用注射用规格。注射用原辅料，生产前需作小样试制，检验合格后方可使用。

### （一）注射剂的配制

**1. 投料计算和称量** 注射液配制时，应按处方规定正确计算原辅料的用量，含有结晶水的药物应注意换算，若某些产品在生产中因药用炭吸附或灭菌后主药含量有所下降，可适当酌情增加投料量。原辅料须准确称量，并经两人核对无误后方可投料生产。投料量可按下列公式计算：

$$实际配液量 = 实际灌注量 + 实际灌注时损耗量$$
$$原料理论用量 = 实际配液量 × 成品百分含量$$
$$原料实际用量 = 原料理论用量/原料实际含量$$

例：配制 10000 支 2ml 的 2% 盐酸普鲁卡因注射液，需要原料实际用量多少克？

已知盐酸普鲁卡因注射液装量增加量为 0.15ml，其中实际灌注时损耗量为 8%，盐酸普鲁卡因注射液原料实际含量为 98%。

解：实际灌注量 = (2 + 0.15)ml × 10000 支 = 21500ml

实际配液量 = 实际灌注量 + 实际灌注时损耗量 = 21500ml + 21500ml × 8%

　　　　　 = 23220ml

原料理论用量 = 实际配液量 × 成品百分含量 = 23220ml × 2% = 464.4g

原料实际用量 = 原料理论用量/原料实际含量 = 464.4g ÷ 98% = 473.88g

答：需要原料盐酸普鲁卡因实际用量 473.88g。

**2. 配制用具的选择与处理** 大量生产用夹层配液锅，同时应装配轻便式搅拌器，夹层锅既可以通蒸汽加热也可通冷水冷却。配液用具和容器的材料宜采用不锈钢、玻璃、搪瓷、耐酸耐碱陶瓷和无毒聚氯乙烯、聚乙烯塑料等，不宜采用铝、铁、铜质器具。

配制器具使用前应用洗涤剂或硫酸清洁液处理洗净。临用前用新鲜注射用水荡洗或灭菌后备用。每次配液后，一定要立即刷洗干净，玻璃容器可加入少量硫酸清洁液或75%乙醇放置，以免滋生细菌，使用时再按照规程洗净；橡皮管道应在纯化水中蒸煮搓洗后再用注射用水反复冲洗。

**3. 配液方法** 配液有稀配法和浓配法两种。配液所用注射用水的贮存时间不得超过12小时。

（1）稀配法 系将原料加入所需的溶剂中一次配成所需浓度的操作方法。适用于优质原料和不易产生杂质的原料。

（2）浓配法 系将全部原料药物加入部分溶剂中配成浓溶液，加热滤过，必要时也可冷藏后再滤过，然后稀释至所需浓度的方法。

**4. 配液注意事项**

（1）原料不易溶解带来可见异物的可用稀配法。

（2）对不易滤清的药液可加0.1%～0.3%的药用活性炭或通过铺有炭层的布氏漏斗，也可加入纸浆或纸浆混炭滤过，效果较好。但使用活性炭时要注意其对药物的吸附作用所造成的含量下降。

> **请你想一想**
>
> 配液时，如果处方中含有两种或多种药物时，应该如何处理？ 对于易氧化的药物需加抗氧剂时，又该如何处理？

（3）配制油性注射液一般先将注射用油在150～160℃，1～2小时灭菌，冷却后进行配制。

**（二）注射剂的过滤**

过滤系指固液混合物通过多孔性介质时，固体物质被截留在多孔性介质上，而液体通过，从而达到固－液分离的操作。通常，将待滤清的悬浮液称为滤浆（料浆），采用的多孔介质称为过滤介质或滤材，被截留的固体颗粒层称为滤饼，通过过滤介质流出的液体称为滤液，洗涤滤饼所得的溶液称为洗涤液。

**1. 常用滤器** 常用滤器有垂熔玻璃滤器、微孔膜滤器、砂滤棒、板框压滤器等，滤材有滤纸、脱脂棉、绢布、纱布等。

（1）普通漏斗 常用的有玻璃漏斗和布氏漏斗，常用滤纸、长纤维的脱脂棉及绢布等作为过滤介质。适用于少量液体制剂的预滤。

（2）砂滤棒 砂滤棒（又称砂芯）（图18－7）主要有二种，一种是硅藻土滤棒（主要成分为$SiO_2$），质地较松散，一般适用于黏度高，浓度较大滤液的滤过。另一种是多孔素瓷滤棒，系白陶土烧结而成，质地致密，滤速慢，特别适用于低黏度液体的滤过。相同尺寸的砂滤棒依微孔直径的不同，可分为细号、中号、粗号几种规格。

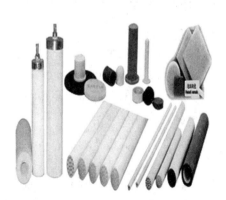

图18－7 砂滤棒

砂滤棒价廉易得、滤速快，但易于脱砂，对药液吸附性强，吸留药液多，难清洗，且会影响药液pH等。本品主要用于大生产时的粗滤。

（3）**板框压滤机**　系由多个滤板和滤框交替排列组成，滤框的作用为积集滤渣和承挂滤布，滤板表面制成各种凸凹形，以支撑滤布和有利于滤液的排除。此滤器滤过面积大，截流固体多，经济耐用，滤材可以任意选择，适用于大生产。主要缺点是装备、清洁较麻烦。本品适用于粗滤或注射剂生产的预滤。

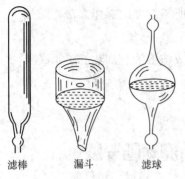

滤棒　　　漏斗　　　滤球

图18－8　垂熔玻璃滤器

（4）**垂熔玻璃滤器**　系用硬质玻璃细粉烧结而成。通常有垂熔玻璃滤棒、垂熔玻璃漏斗和垂熔玻璃滤球三种（图18－8）。根据滤板孔径大小制成1～6号。在注射剂生产中，作精滤或膜滤前的预滤。3号和G2号多用于常压滤过，4号和G3号多用于减压和加压滤过，6号和G5、G6号常用于无菌滤过。垂熔玻璃滤器的化学性质稳定、过滤时无碎渣脱落，吸附性小，不影响药液的pH，可以热压灭菌。

（5）**微孔滤膜滤器**　微孔滤膜是用高分子材料制成的薄膜过滤介质。在薄膜上分布大量的穿透性微孔，孔径为0.025～14μm，分成多种规格。微孔总面积占薄膜总面积的80%，孔径大小均匀。0.45μm的滤膜，孔径范围为0.45μm±0.02μm，滤膜厚0.12～0.15mm，常用于注射液的精滤和除菌。微孔滤膜滤器的截留能力强，滤速快，滤过时无介质脱落，不滞留药液，不影响药液pH，滤膜用后弃去，药液之间不会产生交叉污染等优点，因此广泛应用于注射剂生产中。缺点是易堵塞，部分纤维素类滤膜稳定性不理想。

在注射剂生产中，一般采用粗滤与精滤相结合，即先将药液用常规的滤器如砂滤棒、板框压滤机、垂熔玻璃滤器等进行预滤后再使用微孔滤膜过滤的方法。可将膜滤器串联在常规滤器后作末端过滤之用。过滤后的注射液还不能达到完全除菌的目的，还需进一步灭菌。

### 你知道吗

#### 微孔滤膜在医药方面的应用

1. 滤除药液中污染的少量微粒，提高澄明度合格率。适用于需要热压灭菌的水针剂、大输液生产中的终端过滤。如葡萄糖输液剂、维生素C注射液等。

2. 用于对热敏感药物的除菌过滤，如胰岛素、辅酶A、血清蛋白、丙种球蛋白等。滤膜的孔径为0.22μm。

3. 微孔滤膜针头滤器，防止静脉注射时细菌和微粒注入人体内产生的不良反应。

**2. 助滤剂**　为了提高过滤效率，防止孔隙被堵塞，通常可加入助滤剂。常用的助滤剂有硅藻土、活性炭、滑石粉、纸浆等。

**3. 过滤方法**　注射液的过滤方法见表18－6。

表 18 - 6 常用的过滤方法

| 方法 | 原理 | 特点 |
| --- | --- | --- |
| 高位静压过滤 | 借助药液高位产生的静压力进行过滤 | 压力稳定，质量好，但滤速稍慢，已趋淘汰 |
| 减压过滤 | 对过滤系统造成负压状态而进行抽滤 | 过滤速度快，但压力不够稳定，易使滤层松动，影响质量，只适合小量生产 |
| 加压过滤 | 对药液加压通过滤器而过滤 | 压力稳定，滤速快、质量好、产量高，适于大生产 |

### （三）注射剂的灌封

灌封是注射剂生产的关键工序，包括灌液和封口两个步骤，灌液后立即封口，以免污染。目前使用较多的是安瓿自动灌封机（图 18 - 9），将灌液和封口在一台设备中完成。

灌封中可能出现的问题主要有：剂量不准确、封口不严、出现大头（鼓泡）、瘪头、焦头等。因此，灌封操作时必须注意以下几个事项。

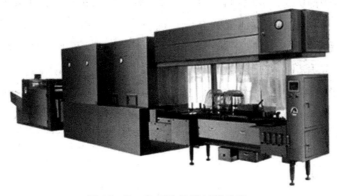

图 18 - 9 安瓿洗烘灌封联动机

**1. 调整装量** 按《中国药典》（2020 年版）规定，灌装标示装量为不大于 50ml 的注射剂，应适当增加装量，以补偿使用时，安瓿瓶壁粘附药液及注射器与针头吸留药液所造成的损失。注射剂增加装量见表 18 - 7。

表 18 - 7 注射剂装量增加量

| 标示装量（ml） | 增加量（ml） | |
| --- | --- | --- |
| | 易流动液 | 黏稠液 |
| 0.5 | 0.10 | 0.12 |
| 1 | 0.10 | 0.15 |
| 2 | 0.15 | 0.25 |
| 5 | 0.30 | 0.50 |
| 10 | 0.50 | 0.70 |
| 20 | 0.60 | 0.90 |
| 50 | 1.00 | 1.50 |

**2. 通入惰性气体**　对易氧化的药物，灌装时应通入惰性气体以除尽安瓿中的空气，常用的有氮气和二氧化碳气体。惰性气体的选择，要根据品种决定，如碱性药液或钙制剂不能使用二氧化碳。

**3. 封口技术**　安瓿封口要求严密不漏气，颈端圆整光滑，无尖头和小泡。封口的技术有拉封和顶封两种。由于拉封封口严密，不像顶封那样易出现毛细孔，故目前规定用拉封。

### （四）注射剂的灭菌和检漏

注射液灌封后，为保证成品无菌，应根据药物性质选用适宜的方法进行灭菌及检漏。

**1. 灭菌**　除采用无菌操作法制备的注射剂，一般注射剂灌封后必须尽快灭菌，按规定，从配液到灭菌的时间不得超过 8 小时。为保证灭菌效果，又不影响成品的稳定性及疗效，应根据具体品种选用适宜的灭菌方法和时间。凡能耐热的产品，一般采用热压灭菌；对于不耐热产品，1～5ml 安瓿剂可用流通蒸汽100℃，30 分钟灭菌，10～20ml 安瓿剂可使用100℃，45 分钟灭菌；对某些特殊产品，可根据具体情况适当延长或缩短灭菌时间，也可采用其他灭菌方法。

**2. 检漏**　灭菌后的安瓿应立即进行漏气检查。一般应用灭菌、检漏两用灭菌器。在灭菌完毕后，先开门使安瓿温度降低，然后关闭箱门，将箱内空气抽出至真空度达85.3～90.6kPa 时，保持 15 分钟以上。然后，打开有色水管，使色水（常用 0.05% 亚甲基蓝或曙红溶液）将安瓿全部浸没，色水在压力作用下很容易渗入封口不严的安瓿内，使药液染色而被检出。

## 五、注射剂的质量检查

《中国药典》（2020 年版）规定注射剂质量检查的项目有装量、装量差异（注射用无菌粉末需进行该项检查）、渗透压摩尔浓度（静脉输液及椎管注射液需进行该项检查）、可见异物、不溶性微粒、中药注射剂有关物质（中药注射剂需进行该项检查）、重金属及有害元素残留量（中药注射剂需进行该项检查）、无菌、细菌内毒素或热原。

**1. 装量**　注射液及注射用浓溶液的装量，应符合下列规定。

标示装量为不大于2ml 者取供试品 5 支，2ml 以上至 50ml 者取供试品 3 支；开启时注意避免损失，将内容物分别用相应体积的干燥注射器及注射针头抽尽，然后注入经标化的量具内（量具的大小应使待测体积至少占其额定体积的40%），在室温下检视。测定油溶液或混悬液的装量时，应先加温摇匀，再用干燥注射器及注射针头抽尽后，同前法操作，放冷，检视，每支的装量均不得少于其标示装量。

标示装量为 50ml 以上的注射液及注射用浓溶液照《中国药典》（2020 年版）最低装量检查法检查，应符合规定。

**2. 渗透压摩尔浓度**　除另有规定外，静脉输液及椎管注射用注射液按各品种项下的规定，照渗透压摩尔浓度测定法测定，应符合规定。

**3. 可见异物**　可见异物是指存在于注射剂和滴眼剂中，在规定条件下目视可以观测到的任何不溶性物质，其粒径和长度通常大于 $50\mu m$。除另有规定外，照可见异物检查法检查，应符合规定。

**4. 不溶性微粒**　除另有规定外，用于静脉注射、静脉滴注、鞘内注射、椎管内注射的溶液型注射液、注射用无菌粉末及注射用浓溶液照不溶性微粒检查法检查，均应符合规定。

**5. 无菌**　照无菌检查法应符合规定。

**6. 细菌内毒素或热原**　除另有规定外，静脉用注射剂按各种品种项下的规定，照细菌内毒素检查法或热原检查法检查，应符合规定。

## 六、注射剂的印字和包装

包装对保证注射剂在贮存期内的质量，具有重要作用。整个过程包括安瓿印字、装盒、加说明书、贴标签等步骤。安瓿印字内容包括注射剂的名称、规格及批号等。目前广泛应用的将印字、装盒、贴签及包装等联成一体的印包装联动机，大大提高了安瓿的印字和包装效率。

[制备实例解析 1]

醋酸可的松注射液

【处方】
| | |
|---|---|
| 醋酸可的松微晶 | 25g |
| 硫柳汞 | 0.01g |
| 氯化钠 | 3g |
| 聚山梨酯 80 | 1.5g |
| 羧甲基纤维素钠 | 5g |
| 注射用水 | 加至 1000ml |

【制法】

（1）硫柳汞加于 50% 量的注射用水中，再加羧甲基纤维素钠，搅匀，过夜溶解后，用 200 目尼龙布滤过，密闭备用。

（2）氯化钠溶于适量注射用水中，经垂熔玻璃漏斗滤过。

（3）将（1）步骤溶液置水浴中加热，加（2）步骤溶液及聚山梨酯 80 搅匀，沸腾后加醋酸可的松，搅匀，继续加热 30 分钟。取出冷至室温，加注射用水调至总体积，用 200 目尼龙布过筛两次，于搅拌下分装于瓶内，扎口密封，灭菌。

【作用与用途】用于治疗原发性或继发性肾上腺皮质功能减退症、合成糖皮质激素所需酶系缺陷所致的各型先天性肾上腺增生症、自身免疫性疾病、过敏性疾病、血液病等。

【处方分析】

（1）混悬液型注射剂除无菌、pH、安全性、稳定性等与溶液型注射剂相同外，还应有良好的"适针性"和"通针性"。"适针性"是指产品从容器抽入针筒时不易堵塞与发泡，保证剂量正确的特性；"通针性"是指注射时能顺利进入体内。混悬粒子在运输、贮存后不应增大，粒子沉降不能太快，沉降物易分散；在振摇和抽取时，药液无持久的泡沫。

（2）将固体药物分散成粒度大小适宜、分散性良好的颗粒是制备混悬型注射剂的关键；为防止微粒沉降、凝固、结块，常加入助悬剂、润湿剂，如羧甲基纤维素钠、聚山梨酯 80 等。

（3）本处方中羧甲基纤维素钠作为助悬剂，聚山梨酯 80 作为润湿剂，氯化钠作为渗透压调节剂。

[制备实例解析 2]

### 盐酸普鲁卡因注射液

【处方】

| | |
|---|---|
| 盐酸普鲁卡因 | 20.0g |
| 氯化钠 | 4.0g |
| 0.1mol/L 盐酸 | 适量 |
| 注射用水 | 加至 1000ml |

【制法】

（1）取注射用水约 800ml，加入氯化钠，搅拌溶解。

（2）加入盐酸普鲁卡因，加入 0.1mol/L 的盐酸溶液调节 pH 4.0~4.5。

（3）加注射用水至全量，搅匀，滤过。

（4）灌封于中性安瓿中，用流通蒸汽 100℃，30 分钟灭菌。印字，包装，即得。

【作用与用途】本品为局部麻醉药，用于封闭疗法、浸润麻醉和传导麻醉。

【处方分析】

（1）本品为酯类结构，易水解，水解产物无明显麻醉作用，并继续脱羧、氧化形成有色物。保证本品稳定性的关键是调节 pH，0.1mol/L 盐酸作为 pH 调节剂，本品 pH 应控制在 4.0~4.5。灭菌温度不宜过高，时间不宜过长。

（2）氯化钠作为等渗调节剂，能抑制盐酸普鲁卡因水解，有稳定本品的作用。未加氯化钠的处方，一个月分解 1.23%，加 0.85% 氯化钠的仅分解 0.4%。

（3）光、空气及铜、铁等金属离子均能加速本品分解。

# 实训十四　10% 葡萄糖注射剂的制备

## 一、实训目的

1. 学会注射剂的配制、滤过、灌封、灭菌等基本操作。

2. 学习澄明度测试仪的使用，能够正确判断注射剂可见异物检查结果。

## 二、实训药品与器材

**1. 药品**　葡萄糖、1% 盐酸、注射用水等。

**2. 器材**　无菌制剂实训室、微孔滤膜、安瓿、pH 精密试纸、pH 广泛试纸、安瓿熔封机、澄明度测试仪、超声波清洗仪等。

## 三、实训内容

### (一) 10%葡萄糖注射剂的制备

【处方】

| | |
|---|---|
| 葡萄糖 | 100g |
| 1%盐酸 | 适量 |
| 注射用水 | 适量 |
| 共制 | 1000ml |

【制备步骤】

**1. 生产前准备** 根据注射剂生产工序，分别拟定容器处理、配液、灌封、灭菌与检漏、灯检及印字与包装等岗位标准操作规程。

**2. 制备方法**

(1) 取注射用水适量，加热煮沸，分次加入葡萄糖，不断搅拌配成50%～70%浓溶液，用1%盐酸溶液调整pH至3.8～4.0，加入配液量0.1%～1.0%的注射用活性炭，在搅拌下煮沸30分钟，放冷至45～50℃时滤除活性炭，滤液中加注射用水至全量，测定pH及含量，精滤至澄明，灌封于115℃热压灭菌30分钟。

(2) 根据标准操作规程分别进行容器处理、灌封、灭菌与捡漏、灯检、印字与包装等操作。

【注意事项】

(1) 选择符合注射用规格的原料。

(2) 灭菌温度超过120℃，时间超过30分钟溶液变黄，故应注意灭菌温度和时间。灭菌完毕，要特别注意降温、降压后才能启盖。

(3) 葡萄糖溶液在灭菌后，常使pH下降，故经验认为先调节至5左右再加热灭菌较为稳定，变色较浅，且能使pH符合药典规定。

### (二) 可见异物检测

**1. 检测前准备** 澄明度检测仪为伞棚式，单面或双面结构，由灯管、照度调节器、检测时限装置、黑白两色背景组成。灯管采用可见异物检测专用荧光灯管（用三基色荧光粉制成），根据《中国药典》(2020年版) 四部可见异物检查法第一法（灯检法）进行检查，检测时应避免引入异物。

**2. 可见异物检查** 按注射剂的要求，取20支注射剂供试品，擦净安瓿外壁，必要时将药液转移至洁净透明的适宜容器内，每次检查可手持2支，置遮光板边缘处，在明视距离（指供试品至人眼的清晰观测距离，通常为25cm），手持容器颈部，轻轻旋转和翻转容器（但应避免产生气泡），使药液中可能存在的可见异物悬浮，分别在黑色和白色背景下目视检查，重复观察，总检查时限为20秒。若溶液中有大量气泡产生影响观察时，需静置足够时间至气泡消失后检查。注射液中不得检出金属屑、玻璃屑、长度超过2mm的纤维、最大粒径超过2mm的块状物及静置一定时间后轻轻旋转时肉眼可见的烟雾状微粒沉淀物、无法计数的微粒群或摇不散的沉淀，以及在规定时间内较难计数的蛋白质絮状物等明显可见异物。详细判断标准见《中国药典》（2020 年版）四部通则可见异物检查项下规定。

**3. 记录检查结果** 将可见异物检查结果记录在表 18 – 8 中。

表 18 – 8　可见异物检查结果记录表

| 检查总数 | 废品数（支） | | | | | | 合格数（支） | 合格率（%） |
| --- | --- | --- | --- | --- | --- | --- | --- | --- |
| | 玻屑 | 纤维 | 白点 | 焦头 | 其他 | 总数 | | |

**4. 澄明度检测仪的使用注意事项**

（1）应确保仪器的光照度指标，黑色背景及检测白色均应符合《中国药典》（2020 年版）的规定。

（2）灯检过程中应消除荧光灯的频闪，提高目检分辨率，减小视觉疲劳。

（3）确保检测时限装置的灵敏及设定准确，便于严格执行标准中的时限要求，避免因检查时限不一致造成的误差。

（4）被检品与灯检者眼睛的距离通常为 25cm，灯检过程中每工作两小时休息半小时，并作记录。

## 四、实训评价

| 评价项目 | 评分细则 | 分值 | 得分 |
| --- | --- | --- | --- |
| 职业素质 | （1）仪容仪表（统一穿白大衣，服装整洁）、实训态度认真负责，无大声喧哗 | 10 | |
| 注射剂制备 | （2）容器处理操作 | 10 | |
| | （3）配液操作 | 10 | |
| | （4）灌封操作 | 10 | |
| | （5）灭菌与捡漏操作 | 10 | |
| | （6）可见异物检查 | 10 | |
| | （7）印字与包装操作 | 10 | |
| | （8）结果判断 | 10 | |
| 清场 | （9）清洗器具，整理台面卫生，将药品放回原位 | 10 | |
| 其他 | | 10 | |
| 合计 | | 100 | |

## 目标检测

### 一、A 型题（单项选择题）

1. 对于易溶于水，在水溶液中不稳定的药物，可制成注射剂的类型是（　　　）

　　A. 混悬型注射剂　　　　　B. 溶液型注射剂　　　　　C. 注射用无菌粉末

　　D. 乳剂型注射剂　　　　　E. 溶胶型注射剂

2. 注射剂的质量要求不包括（    ）

    A. 无菌　　　　　　　　　　　　B. 无热原

    C. 无色　　　　　　　　　　　　D. 渗透压与血浆的渗透压相等或接近

    E. pH 与血液相等或接近

3. 滤过是制备注射剂的关键步骤之一，起精滤作用的滤器是（    ）

    A. 砂滤棒　　　　　　　B. 板框过滤器　　　　　　C. 钛滤器

    D. 压滤器　　　　　　　E. 微孔滤膜滤器

4. 一般注射液的 pH 应为（    ）

    A. 3 ~ 8　　　　　　　　B. 4 ~ 9　　　　　　　　C. 3 ~ 10

    D. 4 ~ 10　　　　　　　E. 5 ~ 10

5. 要求注射剂必须等渗的给药途径是（    ）

    A. 皮下注射　　　　　　B. 穴位注射　　　　　　C. 静脉注射

    D. 肌内注射　　　　　　E. 脊椎腔注射

6. 注射用水是由纯化水采取（    ）法制备

    A. 离子交换　　　　　　B. 反渗透　　　　　　　C. 蒸馏

    D. 电渗析　　　　　　　E. 电去离子

7. 注射用水从制备到使用不得超过（    ）

    A. 12h　　　　　　　　　B. 10h　　　　　　　　　C. 5h

    D. 8h　　　　　　　　　E. 4h

8. 制备注射剂可加入的抗氧剂是（    ）

    A. 碳酸氢钠　　　　　　B. 依地酸钠　　　　　　C. 氯化钠

    D. 枸橼酸钠　　　　　　E. 焦亚硫酸钠

## 二、B 型题（配伍选择题）

【9 ~ 13 题共用备选答案】

    A. 纯化水　　　　　　　B. 饮用水　　　　　　　C. 注射用水

    D. 灭菌注射用水　　　　E. 制药用水

9. 作为配制普通药物制剂的溶剂或试验用水（    ）

10. 可作为药材净制时的漂洗和制药用具的粗洗用水（    ）

11. 主要用于注射用灭菌粉末的溶剂或注射液的稀释剂（    ）

12. 包括饮用水、纯化水、注射用水与灭菌注射用水的是（    ）

13. 经蒸馏所得的无热原水，为配制注射剂用的溶剂（    ）

【14 ~ 17 题共用备选答案】

    A. 亚硫酸钠　　　　　　B. 磷酸二氢钠　　　　　C. 苯甲酸

    D. 葡萄糖　　　　　　　E. 卵磷脂

14. 属于抗氧剂的是（    ）

15. 属于 pH 调节剂的是（    ）

16. 属于抑菌剂的是 （　　　）

17. 属于渗透压调节剂的是 （　　　）

### 三、X 型题（多项选择题）

18. 可作为注射剂抑菌剂的有 （　　　）

　　A. 苯甲酸　　　　　　　　B. 苯酚　　　　　　　　C. 聚山梨酯 40

　　D. 亚硫酸钠　　　　　　　E. 硫柳汞

19. 注射剂的附加剂作用有 （　　　）

　　A. 帮助主药溶解　　　　　B. 着色　　　　　　　　C. 抑制微生物生长

　　D. 调节渗透压　　　　　　E. 防止主药氧化

20. 用饮用水制备纯化水的方法有 （　　　）

　　A. 蒸馏法　　　　　　　　B. 离子交换法　　　　　C. 反渗透法

　　D. 滤过澄清法　　　　　　E. 电渗析法

 微课　　　　　　划重点　　　　　　自测题

## 项目十九 输 液

学习目标

**知识要求**

1. **掌握** 输液的定义与制备工艺。
2. **熟悉** 输液的分类与质量要求。
3. **了解** 输液生产中存在的问题及解决方法。

**能力要求**

1. 学会输液各生产工序的基本操作技能。
2. 学会解决输液生产过程中存在的问题。

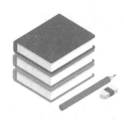

### 岗位情景模拟

**情景描述** 患者，男，62岁，头痛、眩晕十余天就诊，查体：血压125/72mmHg，P 68次/分，心肺听诊未见异常，神经系统检查未见阳性体征，拟诊：脑动脉硬化。处方：1. 川芎嗪氯化钠注射100ml + 5%葡萄糖注射液250ml + 丹参注射液20ml；2. 5%葡萄糖注射液250ml + 参麦40ml。

**讨论** 1. 处方中出现的注射剂有哪些类型呢？

2. 这些注射剂应该采取哪种给药途径呢？

## 任务一 输液概述

### 一、输液的定义

输液系指供静脉滴注用的大容量注射液（除另有规定外，一般不小于100ml，生物制品一般不小于50ml），又称静脉输液（图19-1）。一般包装在玻璃或塑料的输液瓶或输液袋中，通过输液器持续而稳定地进入静脉，以补充体液、电解质或提供营养物质。由于其用量和给药方式与普通注射剂不同，故质量要求、生产工艺等均有一定特点。

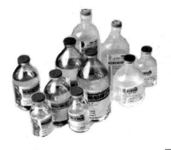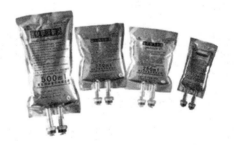

图 19-1 输液

## 二、输液的种类 🅔 微课

**请你想一想**

　　人体需要的三大营养成分是什么？为了维持人体的正常生理功能还需要哪些物质？

　　输液可分为电解质输液、营养输液、血浆代用液和含药输液四种类型。

### （一）电解质输液

　　电解质输液用于补充体内水分、电解质，纠正身体酸碱平衡等。如氯化钠注射液、碳酸氢钠注射液、复方乳酸钠注射液等。

### （二）营养输液

　　营养输液分为氨基酸注射液、糖类及多元醇类注射液、静脉注射脂肪乳剂、维生素和微量元素类注射液等。氨基酸注射液主要用于维持危重患者的营养、补充机体内的蛋白质，如复方氨基酸注射液等。糖类及多元醇类注射液主要用于供给机体能量、补充体液，如葡萄糖注射液、甘露醇注射液等。静脉注射脂肪乳剂为一种高能输液，对不能口服食物而营养缺乏的患者可补充机体必需的脂肪酸并提供大量热量。

### （三）血浆代用液

　　血浆代用液又称胶体输液，由于胶体溶液中的高分子物质不易透过血管壁，可使水分较长时间地保持血液循环，增加血容量和维持血压，防止休克，但不能代替全血。常用胶体输液有多糖类、明胶类、高分子聚合物类等，如右旋糖酐、淀粉衍生物、明胶、聚乙烯吡咯烷酮（PVP）等。

### （四）含药输液

　　含药输液即临床广泛应用的各种药物的输液，如甲硝唑注射液、环丙沙星注射液、洛美沙星注射液等。

## 三、输液的质量要求

　　输液的质量要求除符合注射剂质量要求外，应无菌，无热原，pH 应力求接近人体血液的 pH，渗透压应为等渗或偏高渗，不能为低渗溶液，不得添加任何抑菌剂，输入体内后不引起血象的异常反应。

## 📋 任务二　输液的制备工艺

## 一、输液制备工艺流程

　　输液的生产工艺流程（以玻璃瓶输液为例）如图 19 - 2 所示。

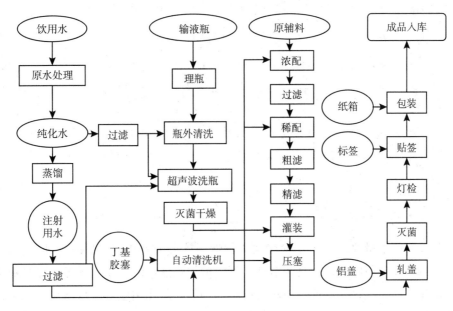

图 19 - 2　输液的生产工艺流程图

## 二、输液包装材料的质量要求及清洁处理

输液的包装材料包括输液包装容器、丁基胶塞、铝塑盖等。包装材料的选择、质量及清洁处理，均会影响输液的质量。

### （一）输液包装容器的质量要求

输液包装容器有玻璃瓶、塑料瓶和软袋三种。常用中性硬质玻璃制成的输液瓶、聚丙烯塑料瓶或由无毒聚氯乙烯制成的输液袋。

**1. 玻璃瓶**　一般由硬质中性玻璃制成，理化性质稳定，其质量应符合药用输液标准。缺点是量重、易脆、有无机物溶出、运输成本较高等。

**2. 塑料瓶**　有无毒塑料聚丙烯（PP）瓶及聚乙烯（PE）瓶，具有耐水耐腐蚀、无毒、质轻、耐热性好、机械强度高、化学稳定性强等特点，可热压灭菌。

**3. 软袋**　软袋又可分为 PVC 材质与非 PVC 材质两类。

（1）PVC 材质输液用软袋　由无毒聚氯乙烯制成。具有质轻、运输方便、不易破损、耐压等优点。但也存在湿气和空气可透过塑料袋、透明性和耐热性差，强烈振荡，可产生轻度乳光等缺点。

（2）非 PVC 材质输液用软袋　由生物惰性好、透水性的材料多层交联挤出的筒式薄膜在 A 级环境下热合制成。有透明性佳、抗低温性能强、韧性好、可热压消毒、无增塑剂、易回收处理等优点，是目前较为高档的输液包装。

你知道吗

### 输液包装形式演变

输液产品包装容器经历了 3 代变化。

第1代容器为全开放式输液容器，即广口玻璃瓶，现已完全淘汰；第2代为半开放式输液容器，即玻璃瓶、塑料瓶（PP/PE）；第3代为封闭式输液容器，即全封闭塑料软袋，按发展顺序又可分为PVC输液袋和非PVC多层共挤复合膜输液袋。PVC包材作为过渡品种短暂存在；非PVC软袋大输液具有无须空气回路，避免二次污染，便于运输的优点，但由于核心的制膜技术外资垄断，材料成本过高，未能在国内推广。2000年9月，我国基本停止了PVC输液袋的注册，使非PVC软袋迎来了发展良机。

2007年，我国自主研发了直立式软袋，该产品吸收了软袋与塑料瓶各自的优点，并且在制造成本上具有明显优势。

### （二）丁基胶塞的质量要求

丁基胶塞的质量要求：①富弹性及柔软性，针头刺入和拔出后应立即闭合，能耐受多次穿刺且无碎屑脱落；②具耐溶性，不致增加药液中的杂质；③可耐受高温灭菌；④有高度化学稳定性；⑤对药液中药物或附加剂的吸附作用应达最低限度；⑥无毒性，无溶血作用。

你知道吗

#### 丁基胶塞的发展现状

丁基胶塞具有吸水性低、化学及物理稳定性能好、洁净度高、气密性强、分子柔顺性小、堆积度高等优点，取代了天然橡胶用于生产药用瓶塞。日本1957年开始生产丁基药用瓶塞，1965年实现了药用瓶塞丁基化，欧美经济发达国家也于20世纪70年代淘汰了天然橡胶塞，实现了药用橡胶瓶塞丁基化。目前世界上90%以上的医药包装用橡胶瓶塞是以丁基橡胶为基材生产的。

我国1994年首次发布了丁基胶塞产品标准；2002年发布了药用氯化丁基橡胶塞、药用溴化丁基橡胶塞标准。目前，我国制定的丁基胶塞标准还需要不断修改和完善，如炽灼残渣水平、硅油含量等指标尚需进一步科学化。

### （三）输液包装材料的洗涤

**1. 输液玻璃容器**　一般有直接水洗、酸洗、碱洗等方法。酸洗法是用硫酸重铬酸钾清洁液洗涤；碱洗法是用水温为50~60℃的2%氢氧化钠溶液冲洗，也可用1%~3%碳酸钠溶液，但应注意碱对玻璃有腐蚀作用，用碱液洗涤玻璃瓶的时间不宜过长，间歇冲喷4~5次，每次数秒钟即可。软袋一般不洗涤，直接采用无菌材料压制。

**2. 丁基胶塞**　目前市场上提供的丁基胶塞都是经过清洗的产品，在使用前，只需将胶塞适当漂洗即可，目的是清除运输、储存过程中摩擦产生的微粒、胶屑。

### 三、输液的配制

输液的配制一般多采用浓配法，必须用新鲜注射用水，并注意控制注射用水的质量，特别是热原、pH 与铝盐，原料应选用优质注射用原料。输液配制时通常加入 0.01% ~0.5% 的药用活性炭，具体用量，视品种而异，活性炭有吸附热原、杂质和色素的作用，并可作助滤剂。

### 四、输液的过滤

按 GMP 要求，输液的过滤操作环境的洁净度为 C 级。输液过滤方法、过滤装置与注射剂基本相同，多采用加压过滤法，先粗滤，再精滤。一般用陶瓷滤棒、垂熔玻璃滤棒或板框式压滤机进行预滤，也可用微孔钛滤棒或滤片，还可用由超细玻璃纤维或超细聚丙烯纤维加工制成的预滤膜预滤。在预滤时，滤棒上应先吸附一层活性炭，并从滤过开始反复进行循环回滤至滤液澄明合格为止。

### 五、输液的灌封

灌封是输液制备的重要环节，按 GMP 要求，输液灌封区的洁净度为 B 级，必须严格按照操作规程完成。目前药厂多采用回转式的自动灌注机、自动加塞机、自动翻塞机、自动落盖轧口机等完成联动化灌封过程。

软袋（塑料瓶）输液的封口质量要求：软袋周边和口管（瓶口与组合盖）的焊接要牢固，严实、美观，灭菌后经外力挤压后焊接部位不得出现撕裂和渗漏。

### 六、输液的灭菌

输液灌封后，应立即进行热压灭菌，为了减少微生物的污染，输液从配制到灭菌，以不超过 4 小时为宜。目前最常用的灭菌设备是全自动水浴式灭菌器。

灭菌操作时，为防止因温度骤升导致输液瓶或软袋膨胀爆裂，灭菌操作开始时应逐渐升温预热；灭菌结束后，应通入压缩空气驱逐锅内蒸汽，待冷却后，再缓慢打开灭菌器柜门。

灭菌条件：玻璃瓶包装输液一般采用 116℃，40 分钟灭菌，塑料包装输液常采用 109℃，45 分钟灭菌。

### 七、输液的质量检查

输液剂的质量检查项目与一般注射液基本相同，其含量、pH、可见异物、无菌检查、细菌内毒素或热原检查、不溶性微粒检查及各产品的特殊检查项目，均应符合药品标准。

在可见异物检查过程中，同时挑出崩盖、歪盖、松盖、漏气的产品，质量检查合格后，贴签、包装、入库。

# 任务三　输液生产中存在的问题及解决方法

## 一、微粒的影响

输液中存在微粒，可造成局部循环障碍，导致供血不足、组织缺氧，从而引起血管栓塞、水肿和静脉炎等。微粒产生的原因是多方面的，主要有以下几方面。

**1. 原、辅料质量的影响**　原辅料中的某些杂质，在过滤时未能被滤去，导致输液产品中存在微粒。如葡萄糖注射液中未完全水解的糊精在灭菌后析出不溶性微粒。药用炭如果杂质含量多，也会带来不溶性微粒，导致制剂可见异物检查不合格。

**2. 工艺操作中的问题**　如容器及附件洗涤不净，空气洁净度差，滤器的选择不恰当，过滤与灌封操作不符合要求，管道处理不合理等都会增加澄明度的不合格率。

**3. 胶塞与输液容器质量不好，在贮存期间污染药液**　输液容器会在高温灭菌及贮藏过程中产生微粒，输液中发现的小白点主要是钙、镁、铁、硅酸盐等物质，这些物质主要来自丁基胶塞和玻璃容器。

**4. 来自于使用过程**　输液时与配伍的药物发生配伍变化，针刺胶塞时产生新的微粒污染等。因此应合理配伍用药，可采用 $0.8\mu m$ 的薄膜做终端滤过的一次性输液器。

## 二、细菌污染

输液染菌后有些可出现霉团、云雾状、浑浊、产气等现象，也有些即使含菌数很多，但外观上没有任何变化。使用染菌后的输液，可引起脓毒症、败血病、内毒素中毒甚至死亡。输液染菌的原因，主要是由于生产过程中严重污染、灭菌不彻底、瓶塞不严松动、漏气等造成。同时，输液剂多为营养物质，细菌易于滋生繁殖，即使最后经过灭菌，但大量细菌尸体存在，也能引起热原反应。故应尽量减少生产过程中的污染，同时要严格灭菌，严密包装。

## 三、热原反应

输液引发的热原反应，临床上时常发生，尤其使用过程中的污染必须引起重视，多见为输液器和输液管质量问题引起。因此，一方面要严格生产过程的监控，同时也要重视使用过程中的污染。国内现已规定使用一次性全套输液器，包括插管、导管、调速、加药装置、末端滤过、排除气泡及针头等，并在出厂前进行了严格灭菌，可有效降低使用过程中的热原反应。

［制备实例解析］

### 葡萄糖注射液

【处方】注射用葡萄糖　　　　　　　50g

　　　　1% 盐酸　　　　　　　　　适量

　　　　注射用水　　　　　　　　　加至 1000ml

【制法】

（1）按处方量将葡萄糖投入煮沸的注射用水中，使成 50%～60% 的浓溶液。

（2）加适量 1% 盐酸溶液调节溶液的 pH 为 3.8～4.0，同时加浓溶液量的 0.1%（g/ml）的药用活性炭，混匀，加热煮沸约 20 分钟，待温度降至 45～50℃ 趁热滤过脱炭。

（3）滤液加注射用水稀释至全量，测定 pH 及含量，合格后精滤至澄明，灌封。

（4）116℃ 热压灭菌 30 分钟，即得。

【作用与用途】本品为营养药，维持体液平衡，能增加人体能量，补充体液，具有利尿、解毒作用，用于大量失水、血糖过低、高热、中毒等。

【处方解析】

（1）葡萄糖注射液有时产生云雾状沉淀，一般是由于原料不纯或滤过时漏炭等原因造成，解决办法一般采用浓配法，滤膜滤过，并加入适量 1% 盐酸，中和胶粒上的电荷，加热煮沸使糊精水解，蛋白质凝聚，同时加入活性炭吸附滤过除去。

（2）颜色变黄和 pH 下降。葡萄糖在酸性溶液中降解生成酸性聚合物而显黄色。影响本品稳定性的主要因素是灭菌温度和溶液的 pH。因此，为避免溶液变色，一方面要严格控制灭菌温度与时间，同时调节溶液的 pH 在 3.8～4.0 较为稳定。

## 目标检测

### 一、A 型题（单项选择题）

1. 以下关于输液的叙述错误的是（　　）

　　A. 输液灭菌时间应在药液达到灭菌温度后计算

　　B. 输液灭菌时一般应预热 20～30min

　　C. 输液澄明度合格后检查不溶性微粒

　　D. 输液从配制到灭菌以不超过 12h 为宜

　　E. 输液中不得添加任何抑菌剂

2. 输液配制通常加入 0.1%～1% 的药用炭，药用炭的作用不包括（　　）

　　A. 吸附热原　　　　　　　B. 吸附杂质　　　　　　　C. 吸附色素

　　D. 稳定剂　　　　　　　　E. 助滤剂

3. 大容量注射剂（输液）过滤时，要求的洁净度是（　　）

　　A. A 级　　　　　　　　　B. B 级　　　　　　　　　C. C 级

　　D. D 级　　　　　　　　　E. C 级背景下的局部 A 级

4. 输液的灭菌通常采用（　　）

　　A. 紫外线灭菌法　　　　　B. 热压灭菌法　　　　　　C. 火焰灭菌法

　　D. 干热空气灭菌法　　　　E. 煮沸灭菌法

5. 关于输液的叙述错误的是（　　）

　　A. 输液是指由静脉滴注输入体内的大剂量注射液

　　B. 渗透压可为等渗或偏高渗

　　C. 输液应特别注意无菌、无热原及澄明度

　　D. 输液 pH 宜接近人体 pH

　　E. 为保证无菌，输液中应加入抑菌剂

6. 对血浆代用液的叙述错误的是 （　　）

　　A. 渗透压与血浆相近　　　B. 可用于暂时维持血压　　C. 可以代替全血

　　D. 可增加血容量　　　　　E. 是胶体溶液

二、B 型题（配伍选择题）

【7～10 题共用备选答案】

　　A. 电解质输液　　　　　　B. 营养输液　　　　　C. 混悬型注射剂

　　D. 血浆代用液　　　　　　E. 含药输液

7. 脂肪乳剂注射液属于 （　　）

8. 甲硝唑注射液属于 （　　）

9. 碳酸氢钠注射液属于 （　　）

10. 右旋糖酐注射液属于 （　　）

微课　　　　　　　划重点　　　　　　　自测题

PPT

# 项目二十　注射用无菌粉末

学习目标

**知识要求**

1. **掌握**　注射用无菌粉末的定义及制备工艺。
2. **熟悉**　注射用无菌粉末的分类、生产工艺中存在的问题及解决方法。
3. **了解**　注射用无菌粉末的质量要求及生产各工序特点。

**能力要求**

　　学会注射用无菌粉末生产基本操作技能。

## 岗位情景模拟

　　**情景描述**　患者，女，37岁，寒战、高热、咳嗽、胸痛三日，查体后诊断为大叶性肺炎。青霉素皮试阴性后，医生给予注射用青霉素钠400万U，加入5%葡萄糖250ml中静滴。注射用青霉素钠是无菌白色结晶性粉末。

　　**讨论**　1. 青霉素钠的作用是什么？为什么注射用青霉素钠要做成粉末？

　　　　　　2. 你会制备注射用青霉素钠吗？

## 任务一　注射用无菌粉末概述

### 一、注射用无菌粉末的定义

　　注射用无菌粉末又称粉针剂，系指原料药物或与适宜辅料制成的供临用前用无菌溶液配制成注射液的无菌粉末或无菌块状物，可用适宜的注射用溶剂配制后注射，也可用静脉输液配制后静脉滴注。注射用无菌粉末配制成注射液后应符合注射剂的要求。

你知道吗

需制成注射用无菌粉末的药物

　　凡是在水溶液中不稳定、不能制成液体注射剂、更不能在溶液中加热灭菌的药物，如青霉素类、头孢菌素类、某些酶、蛋白质等生物制品，均需制成注射用无菌粉末。

### 二、注射用无菌粉末的分类

注射用无菌粉末分类，依据生产工艺不同，分为两种。

**1. 注射用冻干制品**　指将药物制成灭菌水溶液或混悬液，无菌分装后再进行冷冻干燥，并于无菌条件下密封制得的粉末。常见于生物制品，如辅酶类。

**2. 注射用无菌分装制品**　指将原料精制成无菌粉末，在无菌条件下直接分装者。常见于抗生素药品，如青霉素。

### 三、注射用无菌粉末的质量要求

**请你想一想**

注射用青霉素钠为什么要现配现用？正确使用粉针剂还需要注意什么？

除应符合《中国药典》（2020 年版）对注射用原料药物的各项规定外，注射用无菌粉末还应符合下列要求：①粉末无异物，配成溶液或混悬液后澄明度检查合格；②粉末细度或结晶度应适宜，便于分装；③无菌、无热原。

## 任务二　注射用冻干制品的制备工艺

### 一、注射用冻干制品的生产工艺流程

注射用冻干制品生产工艺流程如图 20 – 1 所示。

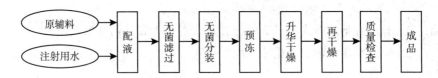

图 20 – 1　注射用冻干制品的生产工艺流程图

### 二、注射用冻干制品的制备工艺　⬛微课

由冷冻干燥原理可知，冻干粉末的制备工艺可以分为预冻、升华干燥、再干燥等几个过程。

**（一）准备**

按照注射剂生产工艺在冻干前进行配液、过滤和分装等操作。分装时溶液厚度要薄些，目的是增加蒸发表面积。

**（二）预冻**

预冻是恒压降温过程，随着温度下降药液形成固体，预冻温度应降至产品共熔点10～20℃以下，以保证冷冻完全。如果预冻温度不在低共熔点以下，抽真空时则有少量液体"沸腾"而使制品表面凹凸不平。新产品在确定冻干工艺时，应先测定产品的低共熔点。

**（三）升华干燥**

在低温低压条件下加热，水分由冻结状态不经液态直接升华变成气体除去。升华

干燥法分为一次升华法和反复预冻升华法两种。一次升华法适用于共熔点为 -10 ~ -20℃ 且溶液黏度不大的制品。反复冷冻升华法适用于结构较复杂、稠度大及熔点较低的制品，如蜂蜜、蜂王浆等。此法可缩短冷冻干燥周期，处理一些难于冻干的产品。

### （四）再干燥

升华干燥完成后，为尽可能除去残余的水分，继续升高温度，并保持一段时间，进行再干燥。再干燥的温度可根据制品性质确定，如0℃或25℃等。

### （五）密封

干燥后制品极易吸潮，应迅速加塞密封。有些设备已设计自动加塞装置，广口小玻璃瓶从冻干机中取出之前，能自动压塞，避免污染。

你知道吗

#### 冷冻干燥的特点

冷冻干燥的优点是：①不耐热药物可避免因高热而分解变质，如酶、激素、核酸、血液和免疫产品。②产品质地疏松多孔，呈海绵状，加水后迅速溶解恢复药液原有的特性。③产品中的微粒物质比用其他方法生产者少，因为污染机会相对减少。④含水量低，经真空干燥、密封，稳定性好，不易氧化，有利于产品长期贮存。⑤液体定量分装，剂量准确，外观优良。缺点是：溶剂不能随意选择，需特殊设备，成本较高，能源消耗大，生产时间和工艺控制要求高。

## 三、冷冻干燥过程中存在的问题及处理方法

表 20 - 1　冷冻干燥过程中存在的问题及处理方法

| 问题 | 原因 | 处理方法 |
| --- | --- | --- |
| 含水量偏高 | 装入容器药液过厚，干燥过程中热量供给不足，使蒸发量减少；冷凝器温度偏高或真空度不够 | 可采用旋转冷冻机及其他相应的方法解决 |
| 喷瓶 | 预冻不完全，或升华时供热太快，受热不均匀，部分制品熔化为液体，在高真空条件下，少量液体从已干燥的固体界面下喷出而形成喷瓶 | 控制预冻温度在共熔点以下10 ~ 20℃，同时加热升华，温度不宜超过共熔点 |
| 产品外形不饱满或萎缩成团粒 | 冻干时，黏度较大的药液开始形成的已干外壳结构致密，升华的水蒸气穿过阻力大，水蒸气在已干层停滞时间较长，使部分药品逐渐潮解，以致体积收缩，外形不饱满或成团粒 | 主要从配制处方和冻干工艺两方面考虑，可以加入适量甘露醇、氯化钠等填充剂，并采用反复预冻法，改善结晶状态和制品的通气性，使水蒸气顺利逸出 |

[ 制备实例解析 ]

#### 注射用阿糖胞苷（冷冻干燥制品）

【处方】盐酸阿糖胞苷　　　　　　　　　　　500g

　　　　5%氢氧化钠溶液　　　　　　　　　适量

| | |
|---|---|
| 注射用水 | 加至 1000ml |

**【制法】**

（1）在无菌操作室内称取阿糖胞苷 500g，置适当无菌容器中，加无菌注射用水约 900ml，搅拌使溶解。

（2）加 50%氢氧化钠溶液调节 pH 至 6.3～6.7，添加无菌注射用水至足量。

（3）加配制量 0.02%的药用活性炭，搅拌 5～10 分钟，用无菌抽滤漏斗铺二层灭菌滤纸滤过，再用垂熔玻璃漏斗精滤，滤液检查合格后，分装于 2ml 安瓿中，低温冷冻干燥约 26 小时后无菌熔封即得。

**请你想一想**

根据注射用冻干制品生产工艺的学习，注射用无菌分装制品的制备工艺又会有哪些工序？

**【作用与用途】**阿糖胞苷可以单用或联合其他化疗药物，适用于白血病的诱导缓解，尤其适用于成人或儿童的急性粒细胞性白血病。也可用于急性淋巴细胞性白血病、慢性粒细胞性白血病及红白血病的诱导缓解，也可用于脑膜白血病及其他脑膜恶性肿瘤的治疗和维持治疗。

# 任务三　注射用无菌分装制品的制备工艺

## 一、注射用无菌分装制品的生产工艺流程

注射用无菌分装制品生产工艺流程如图 20 - 2 所示。

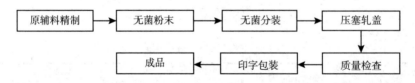

图 20 - 2　注射用无菌分装制品的生产工艺流程图

## 二、注射用无菌分装制品的制备工艺

### （一）注射用无菌粉末物理化学性质的测定

为了制定合理的生产工艺，首先对药物的物理化学性质进行研究，主要测定物料的热稳定性、临界相对湿度、粉末的晶型和粉末松密度（比容）。

### （二）容器的处理

安瓿或西林瓶及丁基胶塞按规定的方法处理，但均需进行灭菌处理。西林瓶可用电烘箱 180℃干热灭菌 1.5 小时，丁基胶塞洗净后要用硅油进行处理，再于 125℃干热灭菌 2.5 小时，灭菌好的西林瓶存放柜应有净化空气保护，西林瓶存放时间不超过 24 小时。灭菌后的瓶子和胶塞应在 A 级层流下存放或存放在专用容器中。

### （三）原料药准备

无菌原料药的粉碎、过筛、混合和精制过程必须在 B 级背景下局部 A 级洁净度环境下进行。无菌原料可用无菌过滤、灭菌结晶法、喷雾干燥法制备，必要时需进行粉碎、过筛等操作，在无菌条件下制得符合注射用的灭菌粉末。

### （四）无菌分装与压塞轧盖

无菌分装必须在高度洁净的 A 级洁净度无菌室中按无菌操作法进行分装，分装机宜有局部层流装置。除特殊规定外，分装室温度为 18~26℃，相对湿度应控制在分装产品的临界相对湿度以下。目前分装的机械设备有插管分装机、螺旋自动分装机、真空吸粉分装机等。方法是采用容积定量方式，按规定粉剂的剂量，通过装粉机等量地将无菌粉末分装在玻璃瓶内，并立即压塞、轧盖封口。压塞和轧盖封口过程也必须在同等洁净度环境下进行。

### （五）灭菌和半成品检查

一般情况下，经无菌分装的粉针剂不需再灭菌，但对于个别能耐热的品种如青霉素，为确保安全，可进行补充灭菌。

粉针剂生产过程中，在玻璃瓶轧盖封口后，即完成了基本生产过程，形成半成品。为保证粉针剂质量，在这一阶段要进行一次过程检验，其方式是目测，主要检查玻璃瓶有无破损、裂纹，瓶口是否盖好胶塞，铝盖是否包封严密，瓶内药粉剂量是否准确，以及瓶内有无异物等。

### （六）印字包装

目前生产上均已实现机械化、自动化。此外，青霉素类等 β-内酰胺类分装车间应与其他车间严格分隔并专用，防止交叉污染。

## 三、无菌分装工艺中存在的问题及解决办法

表 20-2 无菌分装工艺中存在的问题及解决办法

| 问题 | 原因 | 解决办法 |
|---|---|---|
| 装量差异 | 药粉因含水量和吸潮而黏性增加，导致物料流动性下降，药粉的物理性质如晶型、粒度、比容及机械设备性能等因素均能影响装量差异 | 根据具体情况采取措施。例如：气流式分装机中调节真空度到合适程度，及时添料，清理隔离塞和装盒孔 |
| 可见异物（澄明度）问题 | 药物粉末无菌分装制备工艺步骤复杂，污染机会多，粉末溶解后往往出现毛屑、小点，以致澄明度不合要求 | 严格控制原料质量及其处理方法，环境控制，严格防止污染 |
| 无菌问题 | 产品系无菌操作制备，稍有不慎就有可能受到污染，而且微生物在固体粉末中的繁殖慢，不易被肉眼所见，危险性大 | 一般采用层流净化装置 |
| 吸潮变质 | 由于胶塞透气性和铝盖松动所致 | 对所有橡胶塞要进行密封防潮性能测定，选择性能好的胶塞；铝盖压紧后瓶口应烫蜡，以防水气透入 |

**[制备实例解析]**

## 注射用普鲁卡因青霉素（注射用无菌分装制品）

**【处方】**

| | |
|---|---|
| 普鲁卡因青霉素 | 30 万 IU |
| 青霉素 G 钾（钠） | 10 万 U |
| 磷酸二氢钠 | 0.0036g |
| 磷酸氢二钠 | 0.0036g |
| 助悬剂 | 适量 |

**【制法】**

（1）取磷酸二氢钠与磷酸氢二钠分别加水溶解，过滤至澄明、浓缩，烘干，120℃灭菌1h，无菌条件下粉碎备用。

（2）按处方用量将灭菌的普鲁卡因青霉素、青霉素G钾（钠）盐、磷酸二氢钠与磷酸氢二钠等混合均匀，分装于灭菌小瓶中，加塞、轧盖，即得。

**【作用与用途】** 该粉针剂应用仅限于青霉素高度敏感病原体所致的轻、中度感染。本品尚可用于治疗钩端螺旋体病、回归热和早期梅毒。

**【处方解析】**

（1）青霉素钾（钠）盐类水溶液不稳定，普鲁卡因青霉素在水中比青霉素钾（钠）稳定，但对热不稳定，故制成无菌粉末。

（2）按GMP规定，青霉素类分装车间的车间空气净化系统必须与其他车间严格分开，分装室内必须保持相对负压。

（3）青霉素G原料经有机溶剂提取，用活性炭脱色，除菌过滤，滤液用无菌缓冲液提取，提取液加普鲁卡因形成结晶，经洗涤，真空干燥，气流粉碎，再经10%~20%的环氧乙烷和80%~90%二氧化碳混合气体灭菌，即得无菌普鲁卡因青霉素粉末。

（4）本品为白色粉末，临用前，加灭菌注射用水成混悬液使用。

## 目标检测

**一、A型题（单项选择题）**

1. 冷冻干燥的工艺流程正确的是（　　）

　　A. 预冻→升华干燥→测共熔点

　　B. 预冻→测共熔点→干燥→升华

　　C. 预冻→测共熔点→升华→干燥

　　D. 测共熔点→干燥→预冻→升华→再干燥

　　E. 测共熔点→预冻→升华干燥→再干燥

2. 应采用无菌操作法制备的是（　　）

  A. 口服液      B. 糖浆剂      C. 片剂

  D. 粉针剂      E. 颗粒剂

3. 无菌分装粉针剂灌封时，要求的洁净度级别是（   ）

  A. A 级          B. B 级

  C. C 级          D. B 级背景下的局部 A 级

  E. C 级背景下的局部 A 级

4. 对于易溶于水，在水溶液中不稳定的药物，可制成哪种类型注射剂（   ）

  A. 注射用无菌粉末   B. 溶液型注射剂   C. 混悬型注射剂

  D. 乳剂型注射剂    E. 溶胶型注射剂

5. 以下不是注射用冻干制品的制备工艺过程的是（   ）

  A. 预冻      B. 减压      C. 干燥

  D. 液化      E. 升华

6. 注射用无菌粉末物理化学性质的测定项目一般不包括（   ）

  A. 物料的热稳定性的测定   B. 临界相对湿度的测定   C. 粉末晶型的检查

  D. 粉末松密度的测定    E. 流变学的测定

7. 冷冻干燥法制备注射剂的优点是（   ）

  A. 可避免药品因高热而变质

  B. 无须特殊设备，成本较低

  C. 可选择多种溶剂来制备需要的不同晶型

  D. 含水量高，利于产品溶解

  E. 所得产品质地硬，溶解较慢

8. 下列关于冷冻干燥的正确表述是（   ）

  A. 冷冻干燥是利用水的升华性能

  B. 冷冻干燥是在真空条件下进行，所出产品不利于长期储存

  C. 冷冻干燥应在水的三相点以上的温度与压力下进行

  D. 冷冻干燥过程是水分由固变液而后由液变汽的过程

  E. 黏度大的样品较黏度小的样品容易进行冷冻干燥

## 二、B 型题（配伍选择题）

【9~11 题共用备选答案】

  A. 水中难溶且稳定的药物     B. 水中易溶且稳定的药物

  C. 油中易溶且稳定的药物     D. 水中易溶且不稳定的药物

  E. 油中不溶且不稳定的药物

9. 适合于制成注射用无菌粉末的是（   ）

10. 适合于制成溶液型注射剂的是（   ）

11. 适合于制成混悬型注射剂的是（   ）

三、X 型题（多项选择题）

12. 在生产注射用冻干制品时，其工艺过程包括（　　　）

    A. 预冻                     B. 粉碎                     C. 升华干燥

    D. 整理                     E. 再干燥

13. 以下关于冷冻干燥法制备注射用冻干制品的描述，错误的是（　　　）

    A. 干燥在低温下进行，适用于热敏性物质

    B. 所得产品质地疏松，加水后溶解迅速

    C. 含水量高，有利于产品长期储存

    D. 药液在冷冻干燥前，不必进行过滤、灌装等处理过程

    E. 制备过程中可能会出现喷瓶、产品外形不饱满等问题

14. 在生产注射用冻干制品时，常出现的异常现象是（　　　）

    A. 成品含水量偏高       B. 冻干物萎缩成团粒状    C. 喷瓶

    D. 冻干物不饱满         E. 絮凝

15. 无菌分装工艺中存在的问题包括（　　　）

    A. 渗透压问题            B. 装量差异             C. 无菌度问题

    D. 澄明度问题            E. 贮存过程中吸潮变质

      微课                划重点               自测题

# 项目二十一 滴眼剂 ⓔ 微课

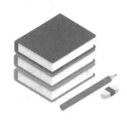

**学习目标**

**知识要求**

1. **掌握** 滴眼剂的概念、常用附加剂及其特性。
2. **熟悉** 滴眼液的制备方法和质量检查。
3. **了解** 影响滴眼剂疗效的因素。

**能力要求**

1. 学会滴眼剂的制备方法。
2. 学会滴眼剂的处方分析。

## 📋 岗位情景模拟

**情景描述** 患者，女，18 岁，高三学生，学习用眼过度，眼睛酸胀、疼痛、干涩，视力轻度下降。患者到药店买药，店员推荐了四味珍层冰硼滴眼液（珍视明滴眼液）。该滴眼液药物成分有珍珠层粉、天然冰片、硼砂、硼酸。辅料有氯化钠、乙醇、注射用水、苯氧乙醇。

**讨论** 珍视明滴眼液各成分的作用是什么？

## 📘 任务一 滴眼剂概述

### 一、滴眼剂的定义

滴眼剂系指由原料药物与适宜辅料制成的供滴入眼内的无菌液体制剂（图 21-1）。可分为溶液、混悬液或乳状液。临床上常用于杀菌、消炎、收敛、缩瞳、麻醉或诊断等，也可用于滑润或代替泪液使用，可在眼球内部或外部发挥作用。

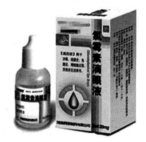

图 21-1 滴眼剂

### 二、影响滴眼剂疗效的因素

#### （一）滴眼剂中药物的吸收途径

滴眼剂滴入结膜内主要经过角膜和结膜两条途径吸收。角膜吸收是眼局部用药的有效吸收途径，即药物与角膜接触后，透过角膜进入房水并经前房至巩膜和睫状肌，药物主要被局部血管网吸收发挥局部治疗作用。药物经结膜吸收是药物进入体循环的主要途径，通过巩膜，可达到眼球后部，经吸收产生全身作用。

**请你想一想**

影响滴眼剂疗效的因素有哪些？

### （二）影响滴眼剂疗效的因素

**1. 滴眼的滴数或滴药次数**　正常泪液容量约 7μl，若不眨眼，可容纳 30μl 左右的液体。通常一滴滴眼液约 50~70μl，约 70% 的药液从眼部溢出而造成损失。若眨眼则有 90% 的药液损失，加之泪液对药液还有稀释作用，损失更大。溢出的药液大部分沿着面颊流下或经鼻泪管进入鼻腔或口腔中，然后入胃肠道。因而增加每次滴眼的滴数或滴药次数，可弥补药物从眼睑缝隙的损失，有利于提高主药的利用率。

**2. 药物从外周血管消除**　滴眼液中药物在进入眼睑和眼结膜的同时也通过外周血管从眼组织消除。眼结膜的血管和淋巴管很多，并且当有外来物引起刺激时，血管处于扩张状态，因而透入结膜的药物有很大比例将进入血液，并有可能引起全身性不良反应。

**3. 滴眼剂的脂溶性和解离常数（p$K_a$）**　药物的脂溶性与解离常数同药物透过角膜和结膜的吸收有关。角膜的外层为脂性上皮层，中间为水性基质层，最内为脂性内皮层，因而脂溶性物质（分子型药物）较易渗入角膜的上皮层和内皮层，水溶性物质（或离子型药物）则比较容易渗入基质层。具有两相溶解的药物，容易透过角膜。完全解离或完全不解离的药物则不能透过完整的角膜。而当角膜有某种程度的损伤时，药物的透过可发生很大的改变，通透性将大大增加。结膜下是巩膜，水溶性药物易通过，而脂溶性药物则不易渗入。

**4. 刺激性**　眼用制剂的刺激性较大时，不仅给眼部带来不适，而且由于局部刺激，能使结膜的血管和淋巴管扩张，增加了药物从外周血管的消除，并使泪液分泌增加而稀释药物，并溢出眼睛或进入鼻腔和口腔，影响药物的吸收与利用而降低药效。

**5. 表面张力**　滴眼剂的表面张力对其泪液的混合及对角膜的透过均有较大影响。表面张力愈小，越有利于滴眼剂与泪液的充分混合，也有利于药物与角膜的上皮层接触，使药物易于渗入。适量的表面活性剂有促进吸收的作用。

**6. 黏度**　增加黏度可延长滴眼剂中药物与角膜接触的时间，有利于药物的吸收。例如 0.5% 甲基纤维素溶液对角膜接触时间可延长 3 倍。增加黏度还可以降低药物的刺激性，如氯霉素滴眼液中加入玻璃酸钠。

## 任务二　滴眼剂的附加剂

**请你想一想**

滴眼剂常用的附加剂有哪些？

滴眼剂中可加入的附加剂不应降低药效或产生局部刺激性。滴眼剂常用的附加剂有以下几类。

## 一、pH 调节剂

人体正常的眼睛可耐受的 pH 范围为 5.0~9.0，pH 6.0~8.0 时无不适感，pH 小于 5.0 或大于 11.4 时有明显不适感。滴眼剂的 pH 应兼顾药物的刺激性、溶解度、稳定性及生理适应性，pH 应控制在 5.0~9.0 之间。pH 调节剂有一定的渗透压，在调节渗透压时应考虑此因素。滴眼剂 pH 调节剂多为缓冲液，常用的缓冲液如下。

**1. 磷酸盐缓冲液**　pH 在 5.9~8.0 范围，适用药物有阿托品、毛果芸香碱等。

**2. 硼酸盐缓冲液**　pH 在 6.7~9.1，可用于磺胺类药物。

## 二、渗透压调节剂

眼球能适应的渗透压范围相当于浓度为 0.6%~1.5% 的氯化钠溶液，超过耐受范围就有明显的不适，但不如对 pH 敏感。低渗溶液最好调至等渗，因治疗有时需要用高渗溶液。常用的渗透压调节剂有氯化钠、葡萄糖、硼酸、硼砂等。

## 三、抑菌剂

滴眼剂是多剂量制剂，在使用过程中无法始终保持无菌，必须添加适当的抑菌剂。常用抑菌剂如下。

**1. 有机汞类**　硝酸苯汞（0.002%~0.005%）、硫柳汞（0.005%~0.01%）。

**2. 季铵盐类**　苯扎氯铵（0.001%~0.002%）。

**3. 醇类**　苯乙醇（0.5%）、苯氧乙醇（0.3%~0.6%）、三氯叔丁醇（0.35%~0.5%）。

**4. 酯类**　羟苯酯类，即尼泊金类，包括羟苯甲酯、羟苯乙酯和羟苯丙酯。

单一的抑菌剂有时达不到理想的效果，采用复合成分可发挥协同作用，如羟苯酯类加苯氧乙醇、苯扎氯铵加三氯叔丁醇，再加依地酸二钠等。

## 四、黏度调节剂

适当增加滴眼剂的黏度，既可延长药物与作用部位的接触时间，又能降低药物对眼的刺激性，有利于发挥药物的作用。常用的黏度调节剂有甲基纤维素、聚乙烯醇、聚维酮、聚乙二醇等。

## 五、稳定剂、增溶剂、助溶剂

为增加药物的溶解度，或解决制剂的稳定性问题，滴眼液中还可加入适当的稳定剂、增溶剂等。对于不稳定药物，需加抗氧剂和金属离子螯合剂；溶解度小的药物需加增溶剂或助溶剂；大分子药物吸收不佳时可加吸收促进剂。

你知道吗

### 眼用凝胶制剂

近年来开发的眼用凝胶制剂，可以显著地延长药物的作用，提高生物利用度。凝胶中含有高分子聚合物，常用卡波姆可以增加药液的黏度，具有延长药物作用时间和最适的流变学性质。临床研究证明，睡时用4%的盐酸毛果芸香碱的卡波姆凝胶，可以降低眼内压力，维持作用24小时。用于治疗青光眼取得较好的疗效，每天一次可以起到一般眼药水每天四次的作用。

## 任务三 滴眼剂的制备

### 一、滴眼剂的制备工艺

#### （一）滴眼剂的制备工艺流程

滴眼剂的制备工艺流程如图21-2所示。

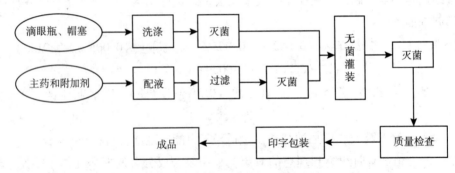

图21-2 滴眼剂的生产工艺流程图

此法适用于药物性质稳定的滴眼剂的制备，对主药不耐热的品种，制备过程需采用无菌操作法。用于眼部手术或眼外伤的眼用滴眼剂，应单剂量包装，保证无菌，不加抑菌剂，用一次后弃去，保证无污染。洗眼液按输液生产工艺制备，用输液瓶包装。

#### （二）滴眼剂的制备

**1. 容器处理** 滴眼液的容器包括玻璃瓶和塑料瓶两种。过去滴眼瓶多由玻璃制成，现在药厂生产的滴眼剂大多用塑料制的，由吹塑制成，当时封口，不易污染，且价廉，质轻，不易破碎。塑料滴眼瓶可按下法清洗处理：切开封口，用真空灌装器将滤过灭菌蒸馏水灌入滴眼瓶中，然后用甩水机将瓶中的水甩干，如此反复3次，洗涤液经检查澄明度符合要求，甩干，必要时用气体灭菌。然后避菌存放备用。

**2. 药液的配制与过滤** 滴眼剂要求无菌，小量配制可在避菌柜中进行，工厂大量生产，要按注射剂生产工艺要求进行。所用器具洗净后干热灭菌，或用杀菌剂（用

75%乙醇配制的0.5%度米芬溶液）浸泡灭菌，用前再用新鲜蒸馏水洗净。操作者的手宜用75%乙醇消毒，或戴灭菌手套，以避免细菌污染。

滴眼剂的配制与注射剂工艺过程几乎相同。对热稳定的药物，配制和过滤后应装入适宜的容器中，灭菌后进行无菌灌装。对热不稳定的药物可用已灭菌的溶剂和用具在无菌柜中配制，操作中应避免细菌的污染。

**3. 药液的灌封**　滴眼剂的大生产多用减压灌装法。即将滴眼瓶的瓶口向下，排在一平底盘中，将盘放入真空箱内，并在盘中定量加入药液，关闭真空箱门，抽真空，瓶中空气逸出，然后再通入洁净空气，恢复常压，药液则灌入滴眼瓶中，开箱门，取出盘子，将滴眼瓶立即封口。灌装方法要随瓶的类型和生产量的大小而改变。

［制备实例解析1］

氯霉素滴眼液

【处方】

| | |
|---|---|
| 氯霉素 | 2.5g |
| 氯化钠 | 9.0g |
| 羟苯甲酯 | 0.23g |
| 羟苯丙酯 | 0.11g |
| 蒸馏水 | 加至1000ml |

【制法】取蒸馏水适量加热近沸，加入羟苯甲酯、羟苯丙酯搅拌使溶解，加入60℃左右的蒸馏水，使总量为约900ml，加入氯霉素搅拌使溶，过滤，自滤器上添加蒸馏水至足量，100℃、30分钟灭菌，无菌操作精滤至澄明度合格，分装于滴眼瓶中。

【作用与用途】本品用于治疗沙眼、急慢性结膜炎、眼睑缘炎、麦粒肿、角膜炎等。

【处方解析】

（1）氯霉素溶解度为1：400，0.25%已达饱和，因此溶解时用60℃的水加速溶解，但温度不宜过高，以免分解。

（2）用氯化钠调节渗透压较硼酸盐缓冲体系稳定性好，且刺激性小。羟苯甲酯和羟苯丙酯是抑菌剂。

（3）羟苯酯类水中溶解度小，溶解速度慢，因此用近沸水溶解，使能迅速溶解。

［制备实例解析2］

醋酸可的松滴眼液（混悬液）

【处方】

| | |
|---|---|
| 醋酸可的松（微晶） | 5.0g |
| 聚山梨酯80 | 0.8g |
| 硝酸苯汞 | 0.02g |
| 硼酸 | 20.0g |
| 羧甲基纤维素钠 | 2.0g |
| 注射用水 | 加至1000ml |

【制法】取硝酸苯汞溶于处方量 50% 的注射用水中，加热至 40~50℃，加入硼酸，吐温 80 使溶解，用 3 号垂熔漏斗过滤待用；另将羧甲基纤维素钠溶于处方量 30% 的蒸馏水中，用垫有 200 目尼龙布的布氏漏斗过滤，加热至 80~90℃，加醋酸可的松微晶搅匀，保温 30 分钟，冷至 40~50℃，再与硝酸苯汞等溶液合并，加蒸馏水至足量，200 目尼龙筛过滤两次，分装，封口，100℃流通蒸汽灭菌 30 分钟。

【作用与用途】本品用于治疗急性和亚急性虹膜炎、交感性眼炎、小泡性角膜炎、角膜炎等。

【处方解析】

（1）醋酸可的松微晶难溶于水，故制成混悬液，微粒径应在 5~20μm 之间，过粗易产生刺激性，降低疗效，甚至会损伤角膜。

（2）羧甲基纤维素钠为助悬剂，能增加溶液黏度以延长药效，配液前需精制；硝酸苯汞为抑菌剂；硼酸为等渗调节剂，因氯化钠能使羧甲基纤维素钠黏度显著下降，促使结块沉降，故不能使用。使用 2% 的硼酸既能克服降低黏度的缺点，又能减轻药液对眼黏膜的刺激性。

（3）为防止结块，灭菌过程中应振摇，或采用旋转无菌设备，灭菌前后均应检查有无结块。

（4）本滴眼液中不能加入阳离子型表面活性剂，因羧甲基纤维素钠有配伍禁忌。本品 pH 为 4.5~7.0。

## 二、滴眼剂的质量检查

**1. 装量** 除另有规定外，每个容器的装量应不超过 10ml。单剂量包装的眼用液体制剂照下述方法检查，应符合规定。

检查法：取供试品 10 个，将内容物分别倒入经标化的量入式量筒（或适宜容器）内，检视，每个装量与标示装量相比较，均不得少于其标示量。

多剂量包装的眼用制剂，照最低装量检查法检查，应符合规定。

**2. 粒度** 除另有规定外，含饮片原粉的眼用制剂和混悬型眼用制剂照下述方法检查，粒度应符合规定。

检查法：取液体型供试品强烈振摇，立即量取适量置于载玻片上，照《中国药典》（2020 年版）粒度和粒度分布测定法检查，大于 50μm 的粒子不得多于两个，且不得检出大于 90μm 的粒子。

**3. 沉降体积比** 混悬型滴眼剂的沉降物不应结块或聚集，经振摇应易再分散，并应检查沉降体积比。除另有规定外，混悬型滴眼剂沉降体积比应不低于 0.90。

**4. 可见异物** 除另有规定外，滴眼剂照可见异物检查法中滴眼剂项下的方法检查，应符合规定。

**5. 渗透压摩尔浓度** 除另有规定外，滴眼剂应与泪液等渗。

**6. 无菌** 除另有规定外，按《中国药典》（2020 年版）无菌检查法检查，应符合规定。

你知道吗

## 眼用制剂

眼用制剂是指直接用于眼部发挥治疗作用的无菌制剂，可分为眼用液体制剂（滴眼剂、洗眼剂、眼内注射溶液等）、眼用半固体制剂（眼膏剂、眼用乳膏剂、眼用凝胶剂等）、眼用固体制剂（眼膜剂、眼丸剂、眼内插入剂等）。眼用液体制剂也可以固态形式包装，另备溶剂，在临用前配成溶液或混悬液。

## 目标检测

### 一、A 型题（单项选择题）

1. 下列不属于滴眼剂附加剂的是（     ）
   A. 抑菌剂            B. 崩解剂            C. pH 调整剂
   D. 渗透压调整剂      E. 增稠剂

2. 滴眼剂的质量要求中，哪一项与注射剂的质量要求不同（     ）
   A. 有一定的 pH      B. 无菌             C. 无热原
   D. 澄明度符合要求   E. 与泪液等渗

3. 硝酸苯汞、硫柳汞、苯乙醇、三氯叔丁醇是（     ）
   A. 滴眼剂的 pH 调节剂            B. 滴眼剂的渗透压调节剂
   C. 滴眼剂的抑菌剂                D. 滴眼剂的黏度调节剂
   E. 滴眼剂的抗氧剂

4. 滴眼剂的抑菌剂不宜选用下列哪个品种（     ）
   A. 尼泊金类        B. 三氯叔丁醇        C. 碘仿
   D. 苯氧乙醇        E. 羟苯乙酯

5. 氯霉素眼药水中加入氯化钠的主要作用是（     ）
   A. 增溶            B. 调节渗透压        C. 防腐
   D. 增加疗效        E. 助溶

6. 可用于滴眼液中增加黏度的黏度调节剂是（     ）
   A. 苯乙醇          B. 尼泊金            C. 苯扎氯铵
   D. 三氯叔丁醇      E. 甲基纤维素

### 二、B 型题（配伍选择题）

【7~11 题共用备选答案】
   A. 调节渗透压      B. 调节 pH          C. 调剂黏度
   D. 抑制防腐        E. 稳定剂

7. 滴眼剂中加入亚硫酸氢钠的作用是（     ）

8. 滴眼剂中加入山梨酸的作用是（　　　）

9. 滴眼剂中加入氯化钠的作用是（　　　）

10. 滴眼剂中加入甲基纤维素的作用是（　　　）

11. 滴眼剂中加入磷酸盐缓冲溶液的作用是（　　　）

三、X 型题（多项选择题）

12. 关于滴眼剂的描述正确的是（　　　）

    A. 滴眼剂可以是溶液、混悬液或乳状液

    B. 滴眼剂中的药物可通过角膜和结膜吸收

    C. 用于眼外伤及眼内注射的滴眼剂要求无菌

    D. 用于眼外伤及眼内注射的滴眼剂不得添加抑菌剂

    E. 眼结膜血管丰富，滴眼剂中的药物结膜吸收有利于药物发挥疗效

微课　　　　　　划重点　　　　　　自测题

# 模块六

# 其他剂型制备的专业技能

# ▷▷ 项目二十二 软膏剂

学习目标

**知识要求**

1. **掌握** 软膏剂和眼膏剂常用的基质、制备方法。
2. **熟悉** 软膏剂、乳膏剂、眼膏剂的概念与特点；软膏剂的质量检查。
3. **了解** 眼膏剂的质量检查。

**能力要求**

1. 学会制备软膏剂。
2. 学会软膏剂的处方分析。

## 📋 岗位情景模拟

**情景描述** 患者，女，38岁，因吃了海鲜后皮肤出现红肿斑点，瘙痒难受，到药店买药，店员推荐了复方醋酸地塞米松乳膏。复方醋酸地塞米松乳膏的成分有：醋酸地塞米松、樟脑、薄荷脑、羟苯乙酯、香精、十六醇、液状石蜡等。

**讨论** 1. 复方醋酸地塞米松乳膏各成分的作用是什么？你知道复方醋酸地塞米松乳膏的适应证吗？

2. 你会制备复方醋酸地塞米松乳膏吗？

## 📑 任务一 软膏剂概述

### 一、软膏剂的定义与作用

软膏剂系指原料药物与油脂性或水溶性基质混合制成的均匀的半固体外用制剂（图22-1）。因原料药物在基质中分散状态不同，分为溶液型软膏剂和混悬型软膏剂。溶液型软膏剂为原料药物溶解（或共熔）于基质或基质组分中制成的软膏剂。混悬型软膏剂为原料药物细粉均匀分散于基质中制成的软膏剂。

乳膏剂系指原料药物溶解或分散于乳状液型基质中形成的均匀半固体制剂（图22-2）。由于基质不同，可分为水包油型乳膏剂和油包水型乳膏剂。

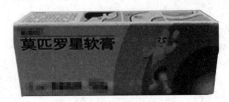

图22-1 软膏剂

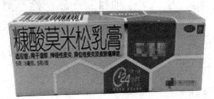

图22-2 乳膏剂

软膏剂主要起保护、润滑和局部治疗作用，某些药物透皮吸收后，亦能产生全身治疗作用。根据软膏剂中药物作用的深度，大体上可分成三大类：①在皮肤表面起局部作用的软膏，如防裂软膏；②透过皮肤表层，在皮肤深层发挥作用的软膏，如癣净软膏；③通过透皮吸收产生全身治疗作用的软膏，如硝酸甘油软膏（治疗心绞痛）。

## 二、软膏剂的质量要求

了解软膏剂的质量要求，对指导处方设计、基质选择和工艺条件的制订均有积极意义。

（1）软膏剂、乳膏剂基质应均匀、细腻，涂于皮肤或黏膜上应无刺激性。

（2）软膏剂、乳膏剂应具有适当的黏稠度，应易涂布于皮肤或黏膜上，不融化，黏稠度随季节变化应很小。

（3）软膏剂、乳膏剂应无酸败、异臭、变色、变硬等变质现象。乳膏剂不得有油水分离及胀气现象。

（4）除另有规定外，软膏剂应避光密封贮存。乳膏剂应避光密封置25℃以下贮存，不得冷冻。

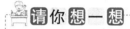

请你想一想

软膏剂是由哪些成分组成的？

## 任务二　软膏剂的基质与附加剂　🎬 微课

### 一、软膏基质的要求

软膏剂主要由药物和基质组成，基质是软膏剂的重要组成部分，它既是软膏剂的赋形剂，也作为药物的载体，对软膏剂的质量影响很大，如直接影响药效的发挥、释放度、外观等。

理想的软膏剂基质应符合下列要求：①性质稳定，与主药和附加剂不发生配伍变化；②无刺激性、过敏性、生理活性；③稠度适宜，易涂布、易洗除，不污染衣服；④有一定的吸水性，能吸收伤口分泌物；⑤具有良好释药性能。目前还没有一种基质能同时完全符合以上要求，实际工作中应根据治疗目的、药物性质和基质性质具体分析，合理选择基质。

### 二、软膏基质的类型

常用的软膏基质分为油脂性基质、水溶性基质和乳剂型基质三类。

#### （一）油脂性基质

油脂性基质包括动植物油脂、类脂类、烃类及硅酮类等疏水性物质。这类基质的特点是润滑、无刺激性，涂于皮肤能形成封闭性油膜，促进皮肤水合作用，对皮肤有保护、软化作用。但释药性能差，不适用有渗出液的创面、脂溢性皮炎等，不易用水洗除。油脂性基质一般不单独用于制备软膏剂，主要用于遇水不稳定的药物，加入表面活性剂可增加吸水性，常用作乳剂型基质中的油相。

**1. 烃类** 系石油蒸馏后得到的多种烃的混合物，其中大部分属于饱和烃。

（1）凡士林 又称软石蜡，是由多种分子量烃类组成的半固体混合物，有黄、白两种，后者为前者漂白而成。凡士林无臭味，熔程为 38~60℃，凝固点 48~51℃。性质稳定，无刺激性，能与多数药物配伍，特别适用于遇水不稳定的药物。凡士林有适宜的黏稠性和涂展性，可单独用作软膏基质。凡士林吸水性差（仅能吸收约 5% 的水），故不适用于有多量渗出液的患处，但加入适量羊毛脂、胆固醇或某些高级醇类可提高其吸水性能。

（2）固体石蜡与液状石蜡 石蜡为固体饱和烃混合物，熔程为 50~65℃。液状石蜡为各种液体饱和烃的混合物。两者主要用于调节软膏的稠度，液状石蜡亦常用作乳剂型基质的油相。

**2. 类脂类** 系指高级脂肪酸与高级脂肪醇化合而成的酯及其混合物，有类似脂肪的物理性质，但化学性质较脂肪稳定，多与油脂类基质合用，可以增加油脂性基质的吸水性。

（1）羊毛脂 一般是指无水羊毛脂。系羊毛上的脂肪性物质的混合物，主要成分是胆固醇类的棕榈酸酯及游离的胆固醇类。羊毛脂具有良好的吸水性，可吸收约 2 倍的水而形成乳剂型基质。由于本品黏性太大而很少单用作基质，常与凡士林合用，以改善凡士林的吸水性与穿透性。

（2）蜂蜡与鲸蜡 蜂蜡有黄、白之分，后者是由前者精制而得。蜂蜡的主要成分为棕榈酸蜂蜡醇酯，鲸蜡主要成分为棕榈酸鲸蜡醇酯，两者均含有少量游离高级脂肪醇而具有一定的表面活性作用，属较弱的 W/O 型乳化剂，在 O/W 型乳剂型基质中起增加稳定性和调节稠度的作用。

**3. 油脂类** 来源于动物和植物。从动物中得到的脂肪油现在很少应用。植物油是不饱和脂肪酸甘油酯，因含有不饱和双键结构，在长期贮存过程中易氧化和酸败，可适当加入抗氧剂和防腐剂控制。常用的植物油如花生油、麻油等常温下为液体，常与熔点较高的蜡类等固体油脂性基质熔合制成稠度适宜的基质，如单软膏就是蜂蜡和植物油以 1:2 的比例组成。

将植物油在催化作用下加氢而成的饱和或近饱和的脂肪酸甘油酯称为氢化植物油，根据氢化的程度不同，其性状可为固体或半固体。性质较植物油稳定，不易酸败，可作软膏基质。

**4. 硅酮** 或称硅油或二甲基硅油，为一种无色或淡黄色的透明油状液体，一系列不同分子量的聚二甲硅氧烷的总称，黏度随分子量的增大而增加。本品化学性质稳定，疏水性强，不溶于水，溶于汽

---

**请你想一想**

**老鹳草软膏**

处方：老鹳草提取物、羊毛脂、凡士林、羟苯乙酯。

老鹳草软膏提取物处方中的各组分分别有什么作用？

油、甲苯等非极性溶剂。对皮肤无毒、无刺激性，润滑且易于涂布，不妨碍皮肤的正常功能、不污染衣物，为较理想的疏水性基质。常用于乳膏中作润滑剂，最大用量可达10%～30%，也常与其他油脂性原料合用制成防护性软膏，用于防止亲水性物质如酸、碱液等对皮肤的刺激或腐蚀。本品对眼睛有刺激性，不宜作眼膏基质。

### （二）水溶性基质

水溶性基质由天然或合成的水溶性高分子物质组成，常用的有甘油明胶、淀粉甘油、纤维素衍生物（如甲基纤维素、羧甲纤维素钠）等。目前最常用的水溶性基质是聚乙二醇（PEG）类高分子化合物，此类基质易溶于水，能与渗出液混合，容易洗除。本品化学性质不活泼，可作为抗生素软膏的基质。不同分子量的聚乙二醇为液体、半固体与固体，以适当的比例混合可制得稠度适宜的基质。这类基质有较强的吸水性，用于皮肤常有刺激感，久用可引起皮肤脱水产生干燥感，保护、润滑作用差。

> **请你想一想**
>
> 莫匹罗星软膏
> 处方：莫匹罗星、聚乙二醇400、聚乙二醇3350。
> 莫匹罗星软膏处方中的各组分分别有什么作用？

### （三）乳剂型基质

乳剂型基质是水相和油相在一定温度下借乳化剂的作用混合乳化，最后在室温下形成的半固体基质。主要用于制备乳膏。常用的油相成分有硬脂酸、石蜡、蜂蜡、高级醇（如十八醇），以及用于调节稠度的液状石蜡、凡士林或植物油等。水相主要是纯化水，或者药物的水溶液、保湿剂（5%～20%甘油、丙二醇、山梨醇等）、防腐剂等。常用的乳化剂有皂类、月桂醇硫酸钠、聚山梨酯类、脂肪醇等。

**1. 特点**　乳剂型基质油腻性小或无油腻性，稠度适宜，容易涂布，容易洗除；乳化剂有利于药物与皮肤的接触，促进药物的渗透，不妨碍皮肤的正常功能。因含有水，不适合遇水不稳定的药物。

> **请你想一想**
>
> 乳剂由哪三部分组成？其类型由什么决定？

**2. 分类**　乳剂型基质分为油包水（W/O）型与水包油（O/W）型两类。W/O型基质与冷霜类护肤品相似，O/W型基质与雪花膏类护肤品相似。O/W型基质的药物释放度和穿透皮肤的性能较W/O型基质好，临床使用较多，例如复方醋酸地塞米松乳膏等。但应注意，当O/W型基质用于分泌物较多的皮肤病，基质所吸收的分泌物可重新进入皮肤导致炎症恶化（反向吸收），因此，乳膏剂一般适用于亚急性、慢性、无渗出液的皮损和皮肤瘙痒症，而忌用于糜烂、溃疡、水疱、脓疱症。

O/W型乳剂基质外相是水，稳定性较差，常须加入羟苯酯类、三氯叔丁醇等防腐剂。同时水分也易蒸发失散而使软膏变硬，故常需加入甘油、丙二醇、山梨醇等作保湿剂，一般用量为5%～20%。

> **请你想一想**
>
> 某患者患有脓疱疹，患处己破溃，可否用复方醋酸地塞米松乳膏？

**3. 常用的乳化剂**

（1）皂类　分为一价皂和多价皂。一价皂常为一价金属离子钠、钾、铵的氢氧化物、硼酸盐或三乙醇胺、三异丙胺等的有机碱与脂肪酸（如硬脂酸或油酸）作用生成的一价新生皂，为 O/W 型乳剂型基质。以新生皂作为乳化剂形成的基质应避免用于酸、碱类药物，不能与含钙、镁离子药物配伍。多价皂是由二、三价的金属（钙、镁、锌、铝）氢氧化物与脂肪酸作用形成的多价皂，属 W/O 型。

（2）高级脂肪醇及脂肪醇硫酸酯类　如十六醇（鲸蜡醇）、十八醇（硬脂醇）、十二烷基硫酸钠（月桂醇硫酸钠）。十六醇和十八醇为弱 W/O 型乳化剂，与油脂性基质如凡士林混合后，可增加凡士林的吸水性，吸水后形成 W/O 型乳膏基质，也可作为 O/W 型乳膏基质的油相以增加乳剂的稳定性和稠度。十二烷基硫酸钠为优良的 O/W 型乳化剂，属于阴离子型表面活性剂。

（3）多元醇酯类　如单硬脂酸甘油酯、脂肪酸山梨坦类（司盘）与聚山梨酯类（吐温）等。单硬脂酸甘油酯为单、双硬脂酸酯的混合物，是一种乳化能力较弱的 W/O 型基质的乳化剂。司盘和吐温分别属于 W/O 型和 O/W 型乳化剂，两者均可单独作软膏的乳化剂，也可以混合使用以得到不同 HLB 值的乳化剂。

（4）聚氧乙烯醚的衍生物类　如乳化剂 OP 和平平加 O，两者都是非离子表面活性剂，属于 O/W 型乳化剂。

你知道吗

### 糊　剂

糊剂系指大量的原料药物固体粉末（一般 25% 以上）均匀地分散在适宜的基质中所组成的半固体外用制剂。糊剂可分为含水凝胶性糊剂和脂肪糊剂。

糊剂在生产与贮藏期间应符合下列有关规定：①糊剂基质应根据剂型的特点、原料药物的性质、制剂的疗效和产品的稳定性选用。糊剂基质应均匀、细腻，涂于皮肤或黏膜上应无刺激性。②糊剂应无酸败、异臭、变色与变硬现象。③除另有规定外，糊剂应避光密闭贮存；置 25℃ 以下贮存，不得冷冻。

除另有规定外，糊剂应进行装量、微生物限度等相应检查。

## 任务三　软膏剂的制备及质量检查方法

### 一、软膏剂的制备方法

软膏剂的制备方法有研和法、熔和法和乳化法三种。根据软膏的类型，制备量及设备条件不同，采用的方法也不同。一般油脂性基质、水溶性基质的软膏采用研和法、熔和法制备，而乳剂型基质的软膏采用乳化法制备。

（一）基质的处理

大量生产时，油脂性基质均需进行过滤及灭菌处理。方法是将基质加热熔融，趁热滤过，除杂质，再于150℃灭菌1h并除去水分。

（二）药物加入的方法

软膏的基本要求是必须使药物在基质中分布均匀、细腻，以保证药物剂量与药效，这与制备时药物加入方法的正确与否关系密切。

（1）药物不溶于基质时，必须将药物粉碎至极细粉（过九号筛）。研磨配制时取药粉先与适量液体组分（如液状石蜡、植物油、甘油等）研匀成糊状，再与其余基质混匀。

（2）药物可溶于基质时，一般先将油溶性药物溶于油相或少量有机溶剂，水溶性药物溶于水或水相，再吸收混合或乳化混合。

（3）具有特殊性质的药物，如药物含共熔性组分（如樟脑、薄荷脑）时，可先共熔与基质混合。若是半固体黏稠性药物（如鱼石脂或煤焦油），可直接与基质混合，必要时先与少量羊毛脂或聚山梨酯类混合再与凡士林等油性基质混合。

（4）药物为中药浸出物（如煎剂，流浸膏）时，可先浓缩至稠膏状再加入基质中。固体浸膏可加少量水或稀醇等研成糊状，再与基质混合。

> **请你想一想**
>
> 我们常用的化妆品（如洗面奶、面霜等）是怎么制成的？我们常用的化妆品与软膏剂、乳膏剂有什么异同点？

（三）制备方法

**1. 研和法**　研和法是在常温下将药物与基质按等量递加法混合研匀的方法。此方法适用于半固体油脂性基质、不耐热药物的制备。

操作方法：将药物研细过筛，先用少量基质研匀，然后等量递加入其余基质至全量，研匀至涂于手背上无颗粒感为止。小量制备时可用软膏刀在软膏板上调制，也可在乳钵中研制，大量生产可用机械研和。

**2. 熔和法**　大量生产软膏剂常采用熔和法。此方法适用于熔点较高，常温下不能均匀混合的软膏基质，特别是固体油脂性基质。

操作方法：先将熔点最高的基质加热熔化，然后将其余基质按照熔点高低顺序逐一加入，待全部基质熔化后，再加入可溶性药物，搅匀直至冷凝即可。若药物为不溶性药物，先将药物研成细粉后加入熔融或者软化的基质中。若无法制得均匀细腻的产品，可通过研磨机进一步研匀，常用三滚筒研磨机。

**3. 乳化法**　乳化法常用于制备乳膏。操作方法：将处方中油溶性成分（如羊毛脂、凡士林、硬脂酸、高级脂肪醇等）一起加热至80℃左右成油溶液（油相），另将水溶性组分溶于水后一起加热至80℃左右成水溶液（水相），使温度略高于油相温度，然后混合油相和水相，边加边搅至乳化完全，并冷凝至膏状即得。水相和油相均不溶的药物最后加入，搅匀即得。

乳化法中油、水两相的混合方法有三种：①两相同时混合，适用于连续的或大批量的操作；②分散相逐渐加入到连续相中，适用于含小体积分散相的乳剂系统；③连续相逐渐加入到分散相中，适用于多数乳剂系统，在混合过程中可引起乳剂的转型，从而产生更为细小的分散相粒子。

[制备实例解析1]

### 油脂性基质软膏——水杨酸硫黄软膏的制备

【处方】
| | |
|---|---|
| 水杨酸 | 1.0g |
| 升华硫 | 1.0g |
| 羊毛脂 | 2.0g |
| 凡士林 | 16.0g |

【制法】

（1）将羊毛脂与凡士林研匀制成基质。

（2）称取水杨酸、升华硫，混匀后先与适量基质研匀，再按等量递加法分次加入剩余的基质，研匀，即得。

【作用与用途】本品具有软化角质及杀霉菌作用。用于治疗体癣、头癣及疥疮等。

【处方解析】

（1）多种金属离子可使水杨酸氧化变色，故配制或贮藏时应避免本品与铜、铁等金属器皿接触，以防变质。

（2）本法配制时应采用等量递加法将药物与基质混匀。

[制备实例解析2]

### 水溶性基质软膏——复方十一烯酸锌软膏

【处方】
| | |
|---|---|
| 十一烯酸锌 | 20.0g |
| 十一烯酸 | 5.0g |
| 聚乙二醇4000 | 37.5g |
| 聚乙二醇400 | 37.5g |

【制法】

（1）先将聚乙二醇4000与聚乙二醇400水浴加热熔化制成基质。

（2）取十一烯酸锌和十一烯酸混合均匀后加入基质中，不断搅拌至均匀，即得。

【作用与用途】本品有抗真菌作用。用于治疗皮肤真菌感染。

【处方解析】本品也可用油脂性基质如凡士林制备。

[制备实例解析3]

### 乳剂型基质软膏——盐酸达克罗宁乳膏

【处方】
| | |
|---|---|
| 盐酸达克罗宁 | 1.0g |
| 硬脂酸 | 15.0g |

| | |
|---|---|
| 单硬脂酸甘油酯 | 6.0g |
| 凡士林 | 15.0g |
| 聚山梨酯80 | 3.0g |
| 甘油 | 7.5g |
| 羟苯乙酯 | 0.1g |
| 纯化水 | 加至100.0g |

【制法】

（1）将硬脂酸、单硬脂酸甘油酯、凡士林混合后水浴加热熔化，并保温至75℃。

（2）将水相成分聚山梨酯80、甘油、纯化水混匀后水浴加热至75℃或略高，再加入羟苯乙酯及盐酸达克罗宁使溶解。

（3）将水相缓缓滴加到油相中，边加边沿同一方向搅拌至乳化完全，室温下继续搅拌至冷凝，即得。

【作用与用途】用于瘙痒性皮肤病、痔疮、虫叮咬引起的皮炎及神经性皮炎。

【处方解析】本品为 O/W 型乳膏。盐酸达克罗宁为主药；聚山梨酯80 为 O/W 型乳化剂；单硬脂酸甘油酯起辅助乳化（W/O 型）和增稠作用；硬脂酸、白凡士林为油相，起调节稠度的作用；甘油为保湿剂；羟苯乙酯为防腐剂。

你知道吗

### 乳膏剂生产工艺管理要点

1. 乳膏剂制备操作室洁净度要求是 D 级；室内相对室外呈正压，温度 18～26℃、相对湿度45%～65%。

2. 与药品直接接触的设备表面光滑平整、易清洗、耐腐蚀，不与所加工的药品发生化学反应或吸附所加工的药品。

3. 一般情况下油相、水相应用 100 目筛过滤后混合。

4. 基质熔化时应控制加热温度。油相熔化后才能开启搅拌，搅拌完成后要真空保温储存。

5. 质量控制关键点是外观、粒度与黏稠度。

## 二、软膏剂的质量检查

根据《中国药典》（2020 年版），除另有规定外，软膏剂、乳膏剂应做粒度、装量、无菌和微生物限度等项目检查。另外，软膏剂的质量评价还包括软膏剂的主药含量、物理性质、刺激性、稳定性的检测等项目的评定。

**1. 粒度** 除另有规定外，混悬型软膏剂、含饮片细粉的软膏剂需检查此项，应符合规定。

**2. 装量检查** 照最低装量检查法检查，应符合规定。

**3. 无菌** 除另有规定外，用于烧伤〔除程度较轻的烧伤（Ⅰ度或浅Ⅱ度外）〕、严重创伤或临床必需无菌的软膏剂与乳膏剂，照无菌检查法检查，应符合规定。

**4. 微生物限度** 除另有规定外，照非无菌产品微生物限度检查；微生物计数法和控制菌检查法及非无菌药品微生物限度标准检查，应符合规定。

### 三、软膏剂的包装贮藏

**1. 包装材料与方法** 软膏剂、乳膏剂所用内包装材料，不应与原料药物或基质发生物理化学反应，无菌产品的内包装材料应无菌。生产单位多采用性质稳定的软膏管（锡管、铝管或塑料管）用机械包装，软膏管的密封性好，使用方便，不易污染。生产上软膏灌装多采用软膏灌装机。软膏剂、乳膏剂用于烧伤治疗如为非无菌制剂的，应在标签上标明"非无菌制剂"；产品说明书中应注明"本品为非无菌制剂"，同时在适应证下应明确"用于程度较轻的烧伤（Ⅰ度或浅Ⅱ度）"；注意事项下规定"应遵医嘱使用"。

**2. 贮存** 除另有规定外，软膏剂应避光密封贮存。乳膏剂应避光密封置25℃以下贮存，不得冷冻。

## 任务四 眼膏剂

### 一、眼膏剂的定义与特点

眼用制剂系指直接用于眼部发挥治疗作用的无菌制剂。眼用制剂可分为眼用液体制剂（滴眼剂、洗眼剂、眼内注射溶液等）、眼用半固体制剂（眼膏剂、眼用乳膏剂、眼用凝胶剂等）、眼用固体制剂（眼膜剂、眼丸剂、眼内插入剂等）。眼膏剂系指由原料药物与适宜基质均匀混合，制成溶液型或混悬型膏状的无菌眼用半固体制剂（图22-3）。

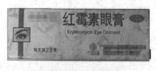
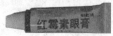

图22-3 眼膏剂

与滴眼剂相比，眼膏剂在结膜囊内保留时间长、疗效持久，属于缓释长效制剂。此外，眼膏剂还能减轻眼睑对眼球的摩擦，有助于角膜损伤的愈合。因此眼膏常用于眼部损伤及眼科术后用药，也适用于不宜使用滴眼液的儿童。眼膏剂的基质具有无水和化学惰性的特点，适用于配制遇水不稳定的药物，如某些抗生素眼膏。缺点是有油腻感，并使视力模糊。

你知道吗

## 眼膏剂的使用时间及方法

眼膏剂多于晚间睡眠前使用，因睡眠中眼睛闭合，可使眼膏被充分溶化吸收，减少用药次数。眼膏剂的使用方法：①清洁双手，用消毒的剪刀剪开眼膏管口。②头部后仰，眼往上望，用食指轻轻将下眼睑拉开成一袋状。③挤压眼膏剂管的尾部，使眼膏成线状溢出，将约1cm长的眼膏挤进下眼袋内（如眼膏为盒装，将药膏抹在玻璃棒上涂敷下眼睑内），轻轻按摩2~3分钟以增加疗效。④眨眼数次，尽量使眼膏分布均匀，后闭眼休息2分钟。⑤用脱脂棉擦去眼外多余药膏，盖好管帽。

眼用软膏质量要求：①应均匀、细腻、易于涂布，无刺激性，眼膏剂的基质应过滤并灭菌，不溶性药物应预先制成极细粉；②无微生物污染，成品不得检出金黄色葡萄球菌和铜绿假单胞菌。用于眼部手术或创伤的眼膏剂不得加入抑菌剂或抗氧剂；③眼膏剂所用原料药要求纯度高，且不得染菌。

### 二、眼膏剂的基质

眼膏剂的基质应纯净、细腻、无刺激性，对主药无影响，药物易释放。

眼膏剂常用的基质，一般用黄凡士林、液状石蜡、羊毛脂三者以 8∶1∶1 的比例混合而成，其中液状石蜡的用量可根据气温适当增减。基质中羊毛脂有表面活性作用，具有较强的吸水性和黏附性，使眼膏易与泪液混合，并易附着于眼黏膜上，使基质中药物容易穿透眼膜。基质应加热熔合后用绢布等适当滤材保温滤过，并用150℃干热灭菌1~2小时，放冷备用，也可将各组分分别灭菌供配制用。

### 三、眼膏剂的制备

眼膏剂的制备与一般软膏剂制法基本相同，但必须在清洁、灭菌的环境条件下进行，严防微生物污染。一般可在洁净操作室或洁净操作台中配制。所用基质、药物、器械与包装容器等均应严格灭菌，以避免染菌而致眼睛感染。配制用具经70%乙醇擦洗，或用水洗净后再用干热灭菌法进行灭菌。包装用软膏管，洗净后用75%乙醇或2%苯酚溶液浸泡，临用时用纯水冲洗干净，烘干即可。

配制眼膏剂时，若主药易溶于水且性质稳定，先配成少量水溶液，用适量基质研和吸尽水溶液后，再逐渐递加其余基质制成眼膏剂，灌装于灭菌容器中，严封，制成溶液型眼膏剂。当药物不溶于基质时，应将药物粉碎成能通过九号筛的极细粉，再与基质研磨成混悬型眼膏，以减轻对眼睛的刺激性。

用于眼部手术或创伤的眼膏剂应灭菌或按无菌操作配制，且不得加抑菌剂或抗氧剂。

[ 制备实例解析 ]

红霉素眼膏

【处方】红霉素                   50 万单位

        液状石蜡            适量

        眼膏基质            适量

        共制                  100g

【制法】

(1) 取红霉素置于灭菌乳钵中研细,加入少量的灭菌液状石蜡,研成细腻的糊状物。

(2) 加入少量灭菌眼膏基质研匀,再分次加入其余的基质,研匀即得。

【用途】本品治疗由葡萄球菌、肺炎球菌、链球菌感染所致的眼炎及沙眼等。

【处方解析】红霉素不耐热,温度达60℃即分解,故应待眼膏基质冷却后再加入。

## 四、眼膏剂的质量检查

《中国药典》(2020 年版)规定,除另有规定外,眼膏剂应检查的项目有:装量、金属性异物、粒度、无菌、微生物限度等,结果应符合规定。

# 实训十五　软膏剂、乳膏剂的制备

## 一、实训目的

1. 掌握软膏剂和乳膏剂的制备方法,并根据基质类型及处方选择合适的制备方法。

2. 掌握药物的加入方法。

## 二、实训药品与器材

**1. 药品**　苯甲酸、水杨酸、羊毛脂、凡士林、白蜂腊、石蜡、液状石蜡、硼砂、纯化水。

**2. 器材**　天平、研钵、温度计、玻璃棒、药筛、烧杯、水浴锅等。

## 三、实训内容

(一)复方苯甲酸软膏的制备

【处方】苯甲酸                 2g

        水杨酸               1g

        羊毛脂               1g

        凡士林               16g

        共制                  20g

【制备步骤】

（1）取苯甲酸、水杨酸置研钵中研磨细腻并混合均匀。

（2）取羊毛脂和凡士林置同一小烧杯中水浴加热至熔化。

（3）分次加入已熔化的羊毛脂和凡士林，研匀即得。

【作用与用途】本品有抑制真菌、止痒及溶解角质的作用，用于治疗体癣、股癣及手足癣。

【注意事项】

（1）本品粉末有刺激性，研磨最好在密闭条件下进行，或带好口罩在通风处操作。

（2）苯甲酸和水杨酸不耐热，软膏基质加入时的温度不宜超过50℃。

（二）乳膏基质的制备

【处方】
| | |
|---|---|
| 白蜂蜡 | 2.4g |
| 石蜡 | 1.2g |
| 液状石蜡 | 11.2g |
| 硼砂 | 0.1g |
| 纯化水 | 适量 |
| 共制 | 20g |

【制备步骤】

（1）取白蜂蜡、石蜡、液状石蜡置同一小烧杯中，水浴加热至熔化，保温在70℃左右，为油相。

（2）另取硼砂溶于70℃的5ml纯化水中为水相溶液。

（3）将水相溶液缓缓加入油相中并沿同一方向不断搅拌至冷凝，即得。

【注意事项】

（1）油、水两相在同温下混合，在水浴上搅匀后，从水浴中取出，不断搅拌至冷凝，搅拌即在做乳化功，乳化功越大，乳膏剂越细腻均匀。不可用冷水冲淋快速冷却，否则油相固体成分析出，成品粗糙质量差。

（2）处方中有两类乳化剂，一类是蜂蜡中含有的少量高级脂肪醇为弱的 W/O 型乳化剂；另一类是蜂蜡中含有的少量高级脂肪酸与硼砂水解生成的氢氧化钠反应生成钠皂，为弱 O/W 型乳化剂。由于本处方油相成分占74%，水相成分仅占26%，故最后生成的是 W/O 型乳剂基质。若处方中增加水相比例（大于50%）则将形成 O/W 型乳剂基质。

## 四、实训评价

| 评价项目 | 评分细则 | 分值 | 得分 |
|---|---|---|---|
| 职业素质 | （1）仪容仪表（统一穿好白大衣，服装整洁） | 5 | |
| | （2）卫生习惯（手卫生、操作台整理） | 5 | |
| | （3）实训态度认真负责，无大声喧哗 | 5 | |

续表

| 评价项目 | 评分细则 | 分值 | 得分 |
|---|---|---|---|
| 复方苯甲酸软膏的制备 | （4）仪器的选择和洗涤 | 5 | |
| | （5）苯甲酸的称取 | 5 | |
| | （6）水杨酸的称量 | 5 | |
| | （7）凡士林的称取 | 5 | |
| | （8）羊毛脂的称取 | 5 | |
| | （9）研磨的操作 | 5 | |
| | （10）药物与基质混合的操作 | 5 | |
| 乳膏基质的制备 | （11）仪器的选择和洗涤 | 5 | |
| | （12）药物的称量 | 10 | |
| | （13）油相成分加热熔化 | 5 | |
| | （14）水相成分加热溶解 | 5 | |
| | （15）水相加入油相的操作 | 10 | |
| 清场 | （16）清洗器具，整理台面卫生 | 10 | |
| 其他 | | 5 | |
| 合计 | | 100 | |

## 目标检测

一、**A 型题**（单项选择题）

1. 下列关于软膏剂的概念，正确的叙述是（　　）
   A. 软膏剂系指药物与适宜基质混合制成的固体外用制剂
   B. 软膏剂系指药物与适宜基质混合制成的半固体外用制剂
   C. 软膏剂系指药物与适宜基质混合制成的半固体内服和外用制剂
   D. 软膏剂系指药物制成的半固体外用制剂
   E. 软膏剂系指药物与适宜基质混合制成的半固体内服制剂

2. 加入下列哪种物料可改善凡士林吸水性（　　）
   A. 植物油　　　　　　B. 液状石蜡　　　　　　C. 鲸蜡
   D. 羊毛脂　　　　　　E. 聚乙二醇

3. 用聚乙二醇作软膏基质时，常采用不同分子量的聚乙二醇混合，其目的是
   （　　）
   A. 增加药物在基质中溶液度　　　　　　B. 增加药物穿透性
   C. 调节吸水性　　　　　　　　　　　　D. 调节稠度
   E. 增加黏性

4. 下列是软膏剂水溶性基质的是（　　）
   A. 植物油　　　　　　B. 聚乙二醇　　　　　　C. 鲸蜡
   D. 凡士林　　　　　　E. 羊毛脂

5. 下列是软膏油脂类基质的是（　　）

  A. 甲基纤维素     B. 卡波普     C. 硅酮

  D. 甘油明胶     E. 聚乙二醇

6. 下列是软膏烃类基质的是（   ）

  A. 硅酮       B. 蜂蜡      C. 羊毛脂

  D. 固体石蜡     E. 鲸蜡

7. 常用于 O/W 型乳剂型基质的乳化剂是（   ）

  A. 三乙醇胺皂     B. 羊毛脂     C. 硬脂酸钙

  D. 司盘类       E. 胆固醇

8. 乳膏剂的制法是（   ）

  A. 研磨法      B. 熔和法     C. 乳化法

  D. 分散法      E. 研和法

9. 关于眼膏剂的叙述，错误的是（   ）

  A. 眼膏剂系指药物与适宜基质制成的供眼用的半固体制剂

  B. 眼用软膏均匀、细腻、易涂布于眼部，对眼部无刺激

  C. 成品中不得检出金黄色葡萄球菌和铜绿假单胞菌

  D. 用于眼部手术或创伤的眼膏剂应绝对无菌，且不得加抑菌剂或抗氧剂

  E. 不溶性药物应先研成极细粉末，并通过九号筛

10. 不溶性药物应通过几号筛，才能用其制备混悬型眼膏剂（   ）

  A. 一号筛      B. 三号筛     C. 五号筛

  D. 七号筛      E. 九号筛

二、B 型题（配伍选择题）

【11～14 题共用备选答案】

  A. 羊毛脂      B. 固体石蜡     C. 硅酮

  D. 月桂醇硫酸钠    E. 聚乙二醇

11. 属于软膏烃类基质的是（   ）

12. 属于软膏的类脂类基质的是（   ）

13. 常作水溶液软膏基质的是（   ）

14. 不宜作眼膏剂基质的是（   ）

三、X 型题（多项选择题）

15. 软膏剂的类脂类基质有（   ）

  A. 凡士林      B. 羊毛脂     C. 石蜡

  D. 蜂蜡       E. 硅酮

16. 软膏剂的制备方法有（   ）

  A. 乳化法      B. 溶解法     C. 研和法

  D. 熔和法      E. 复凝聚法

17. 常用于 O/W 型乳剂型基质乳化剂的有（　　）

  A. 硬脂酸钙     B. 羊毛脂     C. 月桂醇硫酸钠

  D. 三乙醇胺皂    E. 单硬脂酸甘油酯

18. 下列是软膏水溶性基质的是（　　）

  A. 植物油      B. 甲基纤维素   C. 西黄蓍胶

  D. 羧甲基纤维素钠   E. 聚乙二醇

19. 眼膏剂的质量评价项目有（　　）

  A. 装量      B. 溶解性    C. 粒度

  D. 金属异物     E. 无菌检查

20. 下列关于眼膏剂的叙述中，正确的是（　　）

  A. 眼膏剂应进行无菌检查

  B. 眼膏剂基质需采用干热灭菌

  C. 常用基质是黄凡士林：液状石蜡：羊毛脂 = 8：1：1

  D. 制备眼膏剂所用容器与包装材料均应严格灭菌

  E. 眼膏剂具有疗效持久，能减轻眼睑对眼球摩擦的特点

微课    划重点    自测题

# ▷▷ 项目二十三　栓　剂

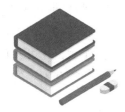

## 学习目标

### 知识要求

1. **掌握**　栓剂定义、种类与形状；栓剂基质的要求、种类、栓剂的制备方法。
2. **熟悉**　栓剂的作用及特点；栓剂的附加剂。
3. **了解**　栓剂的质量要求；栓剂的质量检查；栓剂的包装与贮藏。

### 能力要求

1. 学会用热熔法制备栓剂。
2. 学会栓剂的处方分析。

### 📋 岗位情景模拟

**情景描述**　患者，男，38 岁，患有痔疮，到药店买药，店员推荐了痔疮栓。

**讨论**　痔疮栓的应用要注意什么问题？

## 📋 任务一　栓剂概述

### 一、栓剂定义、种类与形状

栓剂系指原料药物与适宜基质等制成供腔道给药的固体制剂。栓剂因使用腔道的不同，分为直肠栓、阴道栓和尿道栓（图 23 - 1）。直肠栓为鱼雷形、圆锥形或圆柱形等；阴道栓为鸭嘴形、球形或卵形等；尿道栓一般为棒状。阴道栓可分为普通栓和膨胀栓。阴道膨胀栓系指含药基质中插入具有吸水膨胀功能的内芯后制成的栓剂；膨胀内芯系以脱脂棉或黏胶纤维等经加工、灭菌制成。

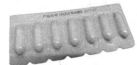

**图 23 - 1　栓剂**

#### 你知道吗

### 栓剂的发展

栓剂是一种古老的剂型，在公元前 1550 年的埃及《伊伯氏纸草本》中即有记载。中国使用栓剂也有悠久的历史，传统称为坐药或塞剂。早在《史记—仓公列传》中有类似栓剂的早期记载；东汉张仲景的《伤寒杂病论》中载有蜜煎导方，就是用于治疗便秘的肛门栓；晋代葛洪的《肘后备急方》中有用半夏和水为丸纳入鼻中的鼻用栓剂和用巴豆、鹅脂制成的耳用栓剂；其他如《证治准绳》《千金方》等也载有类似栓剂的制备和应用。

## 二、栓剂的作用及特点

栓剂在常温下为固体，塞入腔道后，在体温下能迅速软化熔融或溶解于分泌液，逐渐释放药物而产生局部或全身作用。早期人们认为栓剂只起润滑、收敛、抗菌、杀虫、局麻等局部作用，后来又发现栓剂通过直肠吸收药物而发挥全身作用，并可避免肝脏的首过效应和不受胃肠道的影响，适合于对口服片剂、胶囊、散剂等有困难的患者用药。

### （一）局部作用

栓剂给药后药物不通过吸收进入血液循环，只在给药部位发挥药理作用，在腔道内起抗菌消炎、润滑、收敛、杀虫、止痒和局部麻醉等作用。

### （二）全身作用

栓剂给药后主要由腔道吸收至血液循环而起全身作用，如镇痛、镇静、兴奋、抗菌消炎等。由于直肠黏膜具有十分丰富的毛细血管，可以吸收一定量的药物，因此直肠用药能起到全身作用。

你知道吗

### 药物直肠给药吸收途径

1. 塞入肛门深部，药物主要经上直肠静脉入门静脉，经肝脏代谢后，再进入血液循环。

2. 塞入肛门浅部（约2cm处），药物主要经中下直肠静脉入下腔静脉，直接进入血液循环。

3. 药物经直肠黏膜进入淋巴系统。

栓剂直肠给药用于全身治疗，与口服制剂比较，有许多口服用药所不具备的独特优点：①药物不受胃肠pH或酶的破坏；②减少或避免了肝脏对药物的首过效应及药物对肝脏的毒副作用；③对胃黏膜有刺激性的药物采用直肠给药可使胃黏膜免受刺激；④对不能或不愿吞服药物的患者或儿童，直肠给药较为方便，同时也是呕吐患者治疗用药的有效途径之一。但是，栓剂也有使用不便、成本较高、生产效率低等缺点。

## 三、栓剂的质量要求

栓剂的一般质量要求：药物与基质应混合均匀、外形完整光滑；塞入腔道后，应无刺激性，能在规定时间内融化、软化或溶化，并与分泌液混合，逐渐释放出药物，产生局部或全身作用；应有适宜的硬度，以免在包装、贮藏或使用时变形；阴道膨胀栓内芯应符合有关规定，以保证其安全性。

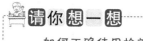

请你想一想

如何正确使用栓剂？

## 任务二 栓剂的基质

栓剂的处方组成通常包括药物、基质和适宜的附加剂。基质不仅是栓剂的赋形剂，同时也是药物的载体。基质不仅可使药物成型，且可影响药物的局部或全身的效果。

### 一、栓剂基质的要求

供制备栓剂的基质应具备下列条件：

（1）不与主药起反应，不影响主药的含量测定。

（2）理化性质稳定，在贮藏过程中不易霉变，不影响生物利用度等。

（3）室温时应有适当的硬度，当塞入腔道时不变形，不碎裂，在体温下易软化、融化或溶解，能与体液混合或溶于体液。

（4）对黏膜无刺激性，无毒性，无过敏性。

（5）基质的熔点与凝固点的间距不宜过大，脂溶性基质的酸价在 0.2 以下，皂化值应为 200~245，碘价应小于 7。

（6）适用于热熔法或冷压法制备，且易于脱模。

### 二、基质种类

常用的栓剂基质可分为脂溶性基质和水溶性基质两大类。

#### （一）脂溶性基质

**1. 可可豆脂** 梧桐科植物可可树种仁中提取而得到的一种固体脂肪，为白色或淡黄色、脆性蜡状固体，略带巧克力香味。可可豆脂可塑性好，性质稳定，无刺激性；熔程为 30~35℃，加热至 25℃时即开始软化，在体温时能迅速融化，但在 10~20℃时性脆，易粉碎成粉末，加入 10% 以下的羊毛脂能增加其可塑性。

可可豆脂具同质多晶性，有 α、β、γ 三种晶型，其中 α、γ 两种晶型不稳定，熔点较低，β 型最稳定，熔点为 34℃。

可可豆脂是优良的栓剂基质，但需进口且价格贵，因此研制各种半合成脂肪酸酯是解决可可豆脂供应不足的主要途径。

**2. 半合成脂肪酸酯** 系由脂肪酸与甘油酯化而成的一类基质，又称半合成脂肪酸甘油酯。此基质多为白色或类白色块状物，化学性质稳定，成型性能良好，具有保湿性和适宜的熔点，不易酸败，为目前取代天然油脂的较理想的栓剂基质。主要有半合成椰油酯、半合成山苍油酯、半合成棕榈油酯等。

另外，全合成脂肪酸甘油酯有硬脂酸丙二醇酯等。

### （二）水溶性基质

**1. 甘油明胶**  系用水、明胶、甘油制成的一种基质，三者的比例为1∶2∶7。此制品有弹性，不易折断，在体温下不熔融，但可缓缓溶于分泌液中，故药效缓慢、持久，多用作阴道栓剂基质。其溶解速度与水、明胶及甘油三者用量有关，水与甘油的含量越高则越容易溶解，甘油能防止栓剂干燥变硬。

凡是与蛋白质能产生配伍禁忌的药物，如鞣质、重金属盐等均不能用甘油明胶作为基质。甘油明胶易滋长真菌等微生物，故需加入抑菌剂。贮存时应注意在干燥环境中的失水性。

**2. 聚乙二醇（PEG）类**  本类基质有多种规格，由于乙二醇聚合度、分子量不同，其物理性状也不一样，随分子量增加从液体逐渐过渡到半固体、固体，熔点也随之升高。不同分子量的PEG，以一定比例混合可制成适当硬度的栓剂基质。聚乙二醇无生理作用，遇体温不熔化，但能缓缓溶于体液中而释放药物。

此类基质不能与银盐、鞣酸、安替比林、奎宁、水杨酸、乙酰水杨酸、苯佐卡因、氯碘喹啉、磺胺类配伍。

**3. 非离子型表面活性剂**  如聚氧乙烯（40）单硬脂酸酯类、泊洛沙姆等。①聚氧乙烯（40）单硬脂酸酯类，商品代号为"S-40"，为水溶性基质。呈白色至微黄色，无臭或稍具脂肪臭味的蜡状固体，熔程为39~45℃，可溶于水、乙醇、丙醇等，不溶于液状石蜡。②泊洛沙姆系聚氧乙烯和聚氧丙烯聚合而成，根据共聚比例的不同，有不同分子量的产品。随聚合度增大，物态从液体、半固体至蜡状固体，易溶于水，可用作栓剂基质。

## 三、附加剂

栓剂的处方中，根据不同目的需加入一些附加剂。

### （一）硬化剂

若制得的栓剂在贮存或使用时过软，可以加入硬化剂，如白蜡、鲸蜡醇、硬脂酸、巴西棕榈蜡等调节，但其效果十分有限。因为它们的结晶体系和构成栓剂基质的三酸甘油酯大不相同，所得混合物明显缺乏内聚性，因而其表面异常。

### （二）抗氧剂

对易氧化的药物应采用抗氧剂，如叔丁基羟基茴香醚（BHA）、叔丁基对甲酚（BHT）、没食子酸酯类等。

### （三）增稠剂

当药物与基质混合时，因机械搅拌情况不良或因生理上需要时，栓剂制品中可酌加增稠剂，常用作增稠剂的物质有氢化蓖麻油、单硬脂酸甘油酯、硬脂酸铝等。

### （四）表面活性剂

在基质中加入适量的表面活性剂，往往能增加药物的亲水性，尤其对覆盖在直肠黏膜壁上的水性黏液层有胶溶、洗涤作用，并造成有孔隙的表面，从而增加药物的吸收。

### （五）乳化剂

当栓剂处方中含有大量（大于5%）与基质不能相混合的液相，可加适量的乳化剂。

### （六）吸收促进剂

起全身治疗作用的栓剂，为增加全身吸收，可加入吸收促进剂。特别是大分子药物在直肠黏膜中吸收相对困难，加入吸收促进剂，可提高药物的生物利用度。目前常用的直肠与阴道黏膜吸收促进剂有非离子型表面活性剂、脂肪酸、脂肪醇和脂肪酸酯类，以及尿素、水杨酸钠、苯甲酸钠、羧甲基纤维素钠、环糊精类衍生物等。

### （七）防腐剂

当栓剂中含有植物浸膏或水性溶液时，可使用防腐剂及抑菌剂，如羟苯酯类。使用防腐剂时应验证其溶解度、有效剂量、配伍禁忌及直肠对其的耐受性。

## 任务三　栓剂的制备及质量检查

### 一、栓剂的制备方法

栓剂的制备方法主要有热熔法、冷压法和搓捏法三种。热熔法适用于脂肪性基质和水溶性基质栓剂的制备；冷压法适用于大量生产脂肪性基质栓剂；搓捏法适用于脂肪型基质小量制备。

### （一）热熔法

目前制备栓剂较广泛的一种方法。先将基质熔化，然后以适宜的方式加入药物，混合均匀，将混合液倾入模具中，待完全凝固后，削去溢出部分，开模取出，包装即得。热熔法制备栓剂工艺如图 23 – 2 所示。

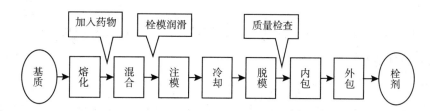

图 23 – 2　热熔法制备栓剂工艺流程图

热熔法主要操作步骤及注意事项：

**1. 基质的熔化**　用水浴或蒸汽浴加热熔化基质，熔化 2/3 即可停止加热，利用余热将剩余基质熔化。

**2. 加入药物**　①除另有规定外，供制栓剂用的不溶性固体药物应预先用适宜方法粉碎，并全部通过六号筛；②油溶性药物可直接溶于已熔化的油脂性基质中；③水溶性药物可直接与熔化的水溶性基质混合，也可先溶解于少量水中，用羊毛脂吸收后再与油脂性基质混合；④栓剂中药物与基质应均匀混合，若药物系混悬于基质中，应一直搅拌，避免下沉。

**3. 栓模润滑**　为了使栓剂易于取出，在加入药物前需先在模具内表面涂润滑剂。常用润滑剂：①油脂性基质的栓剂，常用软肥皂、甘油各 1 份与 95% 乙醇 5 份制成的醇溶液为润滑剂。②水溶性基质则用油类如液状石蜡、植物油等为润滑剂。涂后倒置，使多余的润滑液流出。③可可豆脂或聚乙二醇类作基质时，因这两种基质在模具中冷却时收缩，会同模具内表面分离而易于脱模，所以可不用润滑剂。

[ 制备实例解析 ]

### 克霉唑栓

【处方】

| | |
|---|---|
| 克霉唑 | 15g |
| 聚乙二醇 400 | 120g |
| 聚乙二醇 4000 | 120g |
| 共制 | 100 粒 |

【制法】

（1）取克霉唑粉研细，过六号筛，备用。

（2）取聚乙二醇 400 和聚乙二醇 4000 于水浴上加热熔化，加入克霉唑细粉，搅拌至溶解，迅速倾入阴道栓模内，至稍微溢出模口。

（3）冷却后削平，启模、检查、包装即得。

【作用与用途】　本品具有抗真菌作用，用于念珠菌性外阴道炎。

【处方解析】

（1）本品为乳白色或微黄色圆锥形栓剂，规格：0.15g/粒。

（2）处方中聚乙二醇混合物熔程为 45 ~ 50℃，加热时勿使温度过高，并防止混入水分。

（3）此基质可溶于水，药物在基质中渗透性较强，且不污染衣物，应用广泛。

**（二）冷压法**

先将药物与基质置于适当容器内，研匀，再加剩余的基质研匀，制成团块，冷后挫末，然后置于制栓机中挤压成形。此法制备简单，既防止了不溶性药物在栓剂基质中的沉降，又避免了主药和基质对热不稳定的影响。但是由于操作慢，生产效率不高，成品中容易夹带空气而且不易控制栓重，此法使用较少。

**（三）搓捏法**

将药物先与等量基质研匀，再分次加入余下基质，研匀，使成可塑性团块，然后置瓷板上，用手搓捏成适当形状，此法适用于脂肪性基质栓剂小量临时制备。

## 二、栓剂的质量检查

### （一）重量差异

取栓剂 10 粒，精密称定总重量，求得平均粒重，再分别精密称定各粒的重量，与平均重量比较，按表 23 - 1 规定，超出重量差异限度的药栓不得多于 1 粒，并不得有超出重量差异限度 1 倍。

表 23 - 1　栓剂的重量差异限度

| 平均粒重 | 重量差异限度 |
| --- | --- |
| 1.0g 以下或 1.0g | ±10% |
| 1.0g 以上至 3.0g | ±7.5% |
| 3.0g 以上 | ±5% |

凡规定检查含量均匀度的栓剂，一般不再进行重量差异检查。

### （二）融变时限

取供试品 3 粒，在室温放置 1 小时后，照《中国药典》（2020 年版）规定的装置和方法检查，除另有规定外，脂肪性基质的栓剂 3 粒应在 30 分钟内全部融化、软化或触压时无硬心；水溶性基质的栓剂 3 粒应在 60 分钟内全部溶解。如有 1 粒不符合规定，应另取 3 粒复试，均应符合规定。

缓释栓剂应进行释放度检查，不再进行融变时限检查。

### （三）膨胀值

除另有规定外，阴道膨胀栓应检查膨胀值，并符合规定。一般取供试品 3 粒，照《中国药典》（2020 年版）膨胀值法检查，3 粒栓的膨胀值均应大 1.5。

### （四）微生物限度

除另有规定外，照非无菌产品微生物限度检查：微生物计数法和控制菌检查法及非无菌药品微生物限度标准检查，应符合规定。

## 三、栓剂的包装与贮藏

栓剂应有适宜的硬度，以免在包装或贮藏时变形。常用的包装材料为铝箔或塑料。除另有规定外，栓剂应在 30℃ 以下密闭保存，防止因受热、受潮而变形、发霉、变质。甘油明胶栓及聚乙二醇栓可于室温阴凉处贮存，并宜密闭于容器中以免吸湿、变形、变质等。

**请你想一想**

栓剂在温度较高的环境中会软化变形，在运输、贮存、使用过程中应该怎样做才能避免呢？

# 实训十六　栓剂的制备 📱微课

## 一、实训目的

1. 学会栓剂制备的操作过程。
2. 了解栓剂常用基质的类型、特点及应用。

## 二、实训药品与器材

**1. 药品**　甘油、硬脂酸钠、液状石蜡、纯化水。
**2. 器材**　烧杯、量杯、玻璃棒、药勺、搪瓷盘、铲刀、天平、水浴锅、栓模。

## 三、实训内容

### 甘油栓的制备

【处方】甘油　　　　　　　18.2g

　　　　硬脂酸钠　　　　　1.8g

　　　　共制　　　　　　　10 粒

【制备步骤】

（1）将甘油置小烧杯中，在沸水浴中加热。

（2）加入研细干燥的硬脂酸钠，不断搅拌，使之溶解，继续保温在 85～95℃，直至溶液澄清。

（3）将上述溶液注入涂有液状石蜡的模具中，至稍微溢出模口为度。

（4）冷却成型，用软膏刀削除溢出的基质，脱模，包装，即得。

【注意事项】

（1）要将药物在搅拌下加入到接近凝固点的基质中混合均匀，再倾入冷却并涂有润滑剂模型中，防止药物在冷却过程中沉积。

（2）控制加热温度和时间，以免变黄。

（3）注模时，若有不溶性药物，应随搅随注以免药物沉积于模孔底部。

（4）润滑剂用量应适宜，过多会影响栓剂成型（尖端缺失），过少则栓剂难以脱模。

（5）取出栓剂时应自基部推出，如有多余润滑剂，可用滤纸吸去。

## 四、实训评价

| 评价项目 | 评分细则 | 分值 | 得分 |
|---|---|---|---|
| 职业素质 | （1）仪容仪表（统一着工作服，戴工作帽，服装整洁） | 2 | |
| | （2）卫生习惯（洗手、擦操作台） | 2 | |
| | （3）安静、礼貌、实训态度认真负责，协作精神好 | 6 | |

续表

| 评价项目 | 评分细则 | 分值 | 得分 |
|---|---|---|---|
| 器材选择与处理 | （4）仪器选择正确 | 5 | |
| | （5）洗涤正确 | 5 | |
| 药物称取 | （6）称重前天平调零 | 4 | |
| | （7）甘油的称取 | 8 | |
| | （8）硬脂酸钠的称取 | 4 | |
| | （9）天平休止 | 4 | |
| 制剂配制 | （10）润滑剂的选择及其使用 | 8 | |
| | （11）熔化基质的操作熟练、正确 | 12 | |
| | （12）灌注连续 | 5 | |
| | （13）灌注到稍微溢出模口 | 5 | |
| | （14）冷却，削平 | 5 | |
| | （15）脱模 | 5 | |
| 成品质量 | （16）外观性状 | 5 | |
| | （17）重量差异 | 5 | |
| 操作时间 | （18）按时完成 | 5 | |
| 清场 | （19）清洗器具，整理台面卫生，将药品放回原位 | 5 | |
| 合计 | | 100 | |

## 目标检测

### 一、A 型题（单项选择题）

1. 除另有规定外，供制栓剂用的固体药物应预先用适宜方法制成粉末，并全部通
过（ ）

    A. 三号筛　　　　　　　B. 四号筛　　　　　　　C. 五号筛

    D. 六号筛　　　　　　　E. 七号筛

2. 栓剂制备中，液状石蜡适用于作哪种基质的模具的润滑剂（ ）

    A. 甘油明胶　　　　　　B. 可可豆脂　　　　　　C. 椰油脂

    D. 半合成棕榈油脂　　　E. 硬脂酸丙二醇脂

3. 脂溶性基质栓全部融化、软化，或触无硬心的时间应在（ ）

    A. 30min　　　　　　　B. 40min　　　　　　　C. 45min

    D. 50min　　　　　　　E. 60min

4. 水溶性基质栓全部溶解的时间应在（ ）

    A. 30min　　　　　　　B. 40min　　　　　　　C. 45min

    D. 50min　　　　　　　E. 60min

5. 栓剂基质的要求不包括（ ）

    A. 在室温下具有适宜的硬度　　　　　B. 不影响主药的作用

C. 不影响主药的含量测定　　　　　　　D. 与制备方法相适宜

E. 水值较高，能混入较多的水

6. 将脂溶性药物制成起效迅速的栓剂应选用下列哪种基质（　　　）

A. 可可豆脂　　　　　　B. 半合成山苍子油脂　　　　C. 半合成椰子油脂

D. 聚乙二醇　　　　　　E. 半合成棕榈油脂

7. 下列哪项不是栓剂的特点（　　　）

A. 药物不受肝脏首过作用的破坏　　　　B. 可避免药物对胃黏膜的刺激

C. 制备过程复杂　　　　　　　　　　　D. 药物不被胃酸破坏

E. 药物在腔道起局部作用

8. 脂溶性基质的栓剂的润滑剂应选用（　　　）

A. 液状石蜡　　　　　　B. 植物油　　　　　　　　　　C. 甘油、90%乙醇

D. 肥皂　　　　　　　　E. 软肥皂、甘油、95%乙醇

9. 关于栓剂的说法不正确的是（　　　）

A. 常用的有肛门栓和阴道栓

B. 在室温下应有适当的硬度

C. 不能发挥全身治疗作用

D. 在体温下能迅速软化、熔融或溶解于分泌液

E. 栓剂的形状因使用腔道不同而异

10. 欲避开肝脏首过效应，肛门栓应塞入距肛门处（　　　）

A. 2cm　　　　　　　　B. 4cm　　　　　　　　　　　C. 6cm

D. 8cm　　　　　　　　E. 10cm

11. 热熔法制备栓剂的工艺流程正确的是（　　　）

A. 熔融基质→加入药物（混匀）→注模→刮削→冷却→取出→成品

B. 加入药物→熔融基质（混匀）→注模→刮削→冷却→取出→成品

C. 熔融基质→加入药物（混匀）→注模→冷却→刮削→取出→成品

D. 加入药物→熔融基质（混匀）→注模→冷却→取出→刮削→成品

E. 熔融基质→加入药物（混匀）→注模→冷却→取出→刮削→成品

## 二、B 型题（配伍选择题）

【12～15 题共用备选答案】

A. 栓剂　　　　　　　　B. 溶液剂　　　　　　　　　　C. 片剂

D. 软膏剂　　　　　　　E. 粉针剂

12. 可采用热熔法、冷压法制备的是（　　　）

13. 可采用研和法、乳化法制备的是（　　　）

14. 可采用溶解法、稀释法制备的是（　　　）

15. 可采用冷冻干燥制备的是（　　　）

三、X 型题（多项选择题）

16. 属于脂溶性栓剂基质的是（　　）

　　A. 甘油明胶

　　B. 可可豆脂

　　C. 硬脂酸丙二醇脂

　　D. 聚氧乙烯（40）单硬脂酸酯

　　E. 椰油酯

17. 栓剂的一般质量要求有（　　）

　　A. 栓剂中药物与基质应均匀混合，栓剂外形要完整光滑

　　B. 硬脂塞入人体腔道后，应无刺激性

　　C. 栓剂应能融化、软化或溶化，并与分泌液结合逐渐释放药物，产生局部或全身作用

　　D. 栓剂应绝对无菌

　　E. 栓剂应具有适宜的硬度，以免在包装、贮存或使用时变形

18. 栓剂的质量检查项目包括（　　）

　　A. 微生物限度　　　　B. 重量差异　　　　C. 融变时限

　　D. 耐热实验　　　　E. 耐寒实验

　　微课　　　　　划重点　　　　　自测题

# 项目二十四 膜剂与涂膜剂

**学习目标**

**知识要求**

1. **掌握** 膜剂常用的成膜材料；匀浆制膜法制备膜剂；重量差异检查法。

2. **熟悉** 膜剂的定义、特点、分类及常用的附加剂；热塑制膜法制备膜剂。

3. **了解** 复合制膜法制备膜剂；涂膜剂的定义、组成。

**能力要求**

学会匀浆制膜法制备膜剂。

---

📋 **岗位情景模拟**

**情景描述** 顾客，女，30岁，其在药店选购避孕药壬苯醇醚，因药店在售的壬苯醇醚制剂有壬苯醇醚膜和壬苯醇醚栓，壬苯醇醚膜标价较高，该顾客主动来咨询壬苯醇醚膜的优势。

**讨论** 1. 壬苯醇醚膜属于哪种剂型？若您想推荐其购买壬苯醇醚膜，您推荐的理由是？

2. 你会制备壬苯醇醚膜剂吗？

---

## 任务一 膜剂

### 一、膜剂的定义及特点

膜剂系指原料药物与适宜的成膜材料经加工制成的膜状制剂（图24-1）。供口服或黏膜用。膜剂的形状、大小和厚度等视用药部位的特点和含药量而定。膜剂是从20世纪60年代开始研究应用的一种新型制剂，70年代国内外对膜剂的研究已有很大进展，并逐步投入生产和应用。

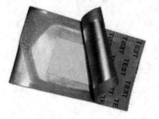

**图24-1 膜剂**

相比于传统制剂，膜剂具有生产工艺简单，生产中没有粉末飞扬；成膜材料较其他剂型用量小；含量准确，稳定性好，吸收快；膜剂体积小，质量轻，应用、携带及运输方便；采用不同的成膜材料可制成不同释药速度的膜剂，既可制备速释膜剂又可制备缓释或恒释膜剂等特点。缺点是载药量小，只适合小剂量的药物，膜剂的重量差异不易控制，收率不高。

## 二、膜剂的分类

膜剂按剂型特点可分为单层膜、多层膜（复合膜）和夹心膜；按给药途径可分为内服膜剂、口腔用膜剂、眼用膜剂、阴道用膜剂和皮肤、黏膜用膜剂。

### （一）按组成结构分类

**1. 单层膜剂**　系将药物或药材提取物直接溶解或分散在成膜材料的溶液中制成膜剂，普通膜剂均属此类。

**2. 夹心膜剂**　系指在两层不溶的高分子膜中间夹着含有药物的药膜，药物必须先渗透出此膜后再渗到体液中，其释放速度不因作用时间延长和膜中药物浓度降低而变慢，释放速度自始至终保持恒定，故又称"恒释膜"。

**3. 多层膜剂**　系将有配伍禁忌或互相有干扰的药物分别制成薄膜，然后再将其叠合粘结在一起制成的膜剂。

### （二）按给药途径分类

**1. 口服膜剂**　指供口服的膜剂。如安定膜剂、丹参膜剂，用法同口服片剂。

**2. 口腔膜剂**　供口含、舌下给药和口腔内局部贴敷的膜剂。如硝酸甘油膜剂、甲硝唑牙用膜剂、口腔溃疡双层膜剂等。

**3. 眼用膜剂**　用于眼结膜囊内，能克服滴眼液及眼膏作用时间短的缺点，以较少的药物达到局部高浓度，并能维持较长时间。眼用膜剂为眼科药物治疗开辟了一条新途径。

**4. 阴道用膜剂**　可代替栓剂、软膏剂用于阴道炎症和避孕等。如阴道溃疡膜剂、外用避孕膜剂。

**5. 皮肤、黏膜、创面用膜剂**　外用作皮肤创伤、烧伤或炎症表面覆盖，既能用于治疗，又可节约大量纱布、脱脂棉等敷料。

**6. 植入膜剂**　指埋植于皮下（真皮下、真皮与皮下组织之间），产生持久药效的膜剂。通常使用可生物降解的高分子化合物做成膜材料，以便不必取出膜材残骸。

> **请你想一想**
>
> 随着眼用膜剂的出现，滴眼液是否可以退出历史舞台？

## 任务二　膜剂的处方组成

膜剂一般由药物、成膜材料、附加剂等成分组成。

### 一、成膜材料

膜剂的成形关键是选好成膜材料。膜剂的成膜材料应生理惰性、无毒、无刺激性、性质稳定，不与主药发生反应；有良好的成膜、脱模性能，有一定的抗拉强度和柔韧性；不影响药物的活性，不干扰药物含量测定。

常用的成膜材料有天然的或合成的高分子物质两大类。

**（一）天然的高分子材料**

天然的高分子材料有明胶、虫胶、阿拉伯胶、琼脂、淀粉、糊精、玉米朊、纤维素衍生物等；这类成膜材料可降解或溶解，但成膜性能较差，故常与其他成膜材料合用。

**（二）合成的高分子材料**

合成的高分子材料有聚乙烯醇（PVA）、乙烯－醋酸乙烯共聚物（EVA）、纤维素衍生物（如 HPMC、CMC－Na）、聚乙烯吡咯烷酮（PVP）、聚丙烯酸（PAA）及其钠盐等，这类成分成膜性好，成膜后强度与柔韧性也较好，现应用较多。

**1. 聚乙烯醇（PVA）**　PVA 是目前应用最广泛的成膜材料之一，是由聚醋酸乙烯醇解而成。其聚合度和醇解度不同则有不同的规格和性质。分子量大、水溶性差、水溶液的黏度大、成膜性能好。醇解度为 88% 者水溶性最好。国内采用的 PVA 有 05－88（05 为平均聚合度、88 为醇解度）和 17－88 等规格。PVA 对黏膜和皮肤无毒、无刺激，是一种安全的外用辅料。口服后在消化道中很少吸收，80% 的 PVA 在 48 小时内随粪便排出。

**2. 乙烯－醋酸乙烯共聚物（EVA）**　EVA 无毒、无臭、无刺激性，对人体组织有良好的相容性，不溶于水，能溶于二氯甲烷、三氯甲烷等有机溶剂。EVA 成膜性能良好、膜柔软、强度大，常用于制备眼、阴道、子宫等控释膜剂。

## 二、附加剂

**1. 增塑剂**　常用的增塑剂有甘油、三醋酸甘油酯、乙二醇、山梨醇苯二甲酸酯等，这些增塑剂能使膜剂柔软性增强，并有一定的抗拉强度。

> **请你想一想**
>
> 1. 要制备缓释药膜，可选择哪些成膜材料？
> 2. 植入膜剂应选择哪些成膜材料？

**2. 表面活性剂**　如聚山梨酯 80、十二烷基硫酸钠、豆磷脂等。

**3. 填充剂**　如碳酸钙、二氧化硅、淀粉等。

**4. 着色剂**　如色素、二氧化钛等。

**5. 脱模剂**　如液状石蜡、甘油、硬脂酸、聚山梨酯 80 等。

## 任务三　膜剂的制备

膜剂的制备方法有匀浆制膜法（又称流延法）、热塑制膜法、复合制膜法、热熔挤出法、3D 打印及静电纺丝技术等，目前的上市品种均采用匀浆制膜法制备。

## 一、匀浆制膜法　微课

将成膜材料溶解于水后滤过，加入主药并充分搅拌使之溶解。不溶于水的主药需预先制成微晶或粉碎成细粉，用搅拌或研磨等方法均匀分散于成膜材料的交替溶液中，然后进行涂膜。烘干后，根据主药配制量或取样分析主药含量后计算单剂量的面积，剪成单剂量小格，用纸或聚乙烯薄膜包装。小量制备倾于平板玻璃上涂成宽厚一致的涂层，大剂量生产时采用涂膜机（图24-2）生产。

匀浆制膜法的工艺流程如图24-3所示。

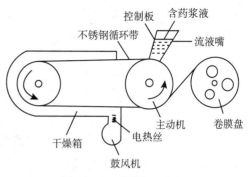

图24-2 涂膜机示意图

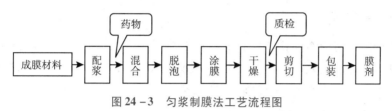

图24-3 匀浆制膜法工艺流程图

[制备实例解析]

**毛果芸香碱眼用膜剂**

【处方】
| | |
|---|---|
| 硝酸（或盐酸）毛果芸香碱 | 15g |
| 甘油 | 2g |
| 蒸馏水 | 30ml |
| PVA05-88 | 28g |

【制法】

（1）将PVA05-88、甘油和蒸馏水搅拌膨胀后于90℃水浴上加热搅拌使溶解，趁热经80目筛网过滤。

（2）滤液放冷后加入硝酸（或盐酸）毛果芸香碱，搅拌使之溶解。

（3）脱泡后在涂膜机上制成宽10mm、厚0.15mm的药膜带。

（4）干燥后封闭于PVA薄膜中。

（5）经含量测定后划痕分格（每格面积约10cm×5mm），每格内含主药2.5mg（±10%），相当于含同样主药为2%的滴眼液2~3滴。

（6）用紫外线灯灭菌30分钟（正反面各15分钟）即得。

【作用与用途】本品用于治疗青光眼。

【处方解析】

（1）本品药膜在眼结膜囊内被泪液逐渐溶解，由于药膜溶解后具有黏性，使药物在眼结膜囊中滞留时间较长。

（2）由于PVA为高分子化合物，剧烈搅拌容易产生气泡，因此搅拌应缓慢，加入药物后应放置除气泡后再涂膜。

### 膜剂工艺流程管理要点

1. 成膜材料制备时，给予充足的时间让其自然溶胀充分，加速溶解时避免搅拌，亦让其自然溶解完全；加药物进成膜材料中时，搅拌要缓慢，以免产生气泡；涂膜时不得搅拌，温度要适当，若过高可造成膜中发泡。

2. 通过静置除去气泡后，将配制好的药浆置涂膜机料斗中，经流涎嘴以所需的厚度均匀地涂布于包装纸或不锈钢钢带上。

## 二、热塑制膜法

热塑制膜法系将药物细粉和成膜材料相混合，用橡皮滚筒混炼，热压成膜或将成膜材料在热熔状态下加入药物细粉，使溶入或均匀混合，在冷却过程中成膜。此法可不用或少用溶剂，故生产效率较匀浆制膜法高。

热塑制膜法工艺流程如图 24 - 4 所示：

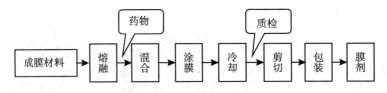

图 24 - 4　热塑制膜法工艺流程

## 三、复合制膜法

以不溶性的热塑性成膜材料（如 EVA）为外膜，分别制成具有凹穴的底外膜带和上外膜带，另用水溶性的成膜材料（如 PVA）用匀浆制膜法制成含药的内膜带，剪切后置于底外膜带的凹穴中；也可用易挥发性溶剂制成含药匀浆，定量注入下外膜带的凹穴中，吹干后盖上上外膜带，热封即得。此法一般适用于缓释膜剂的制备。

### 膜剂成品质量标准

膜剂的外观应完整光洁、厚度一致、色泽均匀、无明显气泡。多剂量的膜剂，分格压痕应均匀清晰，并能按压痕撕开。

## 任务四　膜剂的质量检查

## 一、重量差异

膜剂的重量差异限度，应符合表 24 - 1 规定：

表 24 - 1　膜剂的重量差异限度

| 平均重量 | 重量差异限度 |
|---|---|
| 0.02g 及 0.02g 以下 | ±15% |
| 0.02g 以上至 0.20g | ±10% |
| 0.20g 以上 | ±7.5% |

检查法：除另有规定外，取供试品 20 片，精密称定总重量，求得平均重量，再分别精密称定各片的重量。每片重量与平均重量相比较，按表 24 - 1 中的规定，超出重量差异限度的不得多于 2 片，且不得有 1 片超出重量差异限度 1 倍。

凡是进行含量均匀度检查的膜剂，一般不再进行重量差异检查。

## 二、微生物限度

除另有规定外，照非无菌产品微生物限度检查：微生物计数法和控制菌检查法及非无菌药品微生物限度标准检查，应符合规定。

## 任务五　涂膜剂

### 一、涂膜剂的定义与特点

涂膜剂系指原料药物溶解或分散于含成膜材料的溶剂中，涂搽患处后形成薄膜的外用液体制剂。涂膜剂用时涂布于患处，有机溶剂迅速挥发，形成薄膜保护患处，并缓慢释放药物起治疗作用。涂膜剂一般用于无渗出液的损害性皮肤病等。

### 二、涂膜剂的组成

涂膜剂的处方由药物、成膜材料、挥发性有机溶剂及附加剂组成。常用的成膜材料有聚乙烯醇、聚维酮、火棉胶、玉米朊、聚乙烯缩甲乙醛等，挥发性有机溶剂一般为乙醇、丙酮或二者混合物等。涂膜剂经常加入增塑剂，常用的有甘油、丙二醇、邻苯二甲酸二丁酯等。

### 三、涂膜剂的质量检查

涂膜剂应做装量及微生物限度检查，用于烧伤或严重创伤的应做无菌检查。

## 目标检测

### 一、A 型题（单项选择题）

1. 下列关于膜剂的叙述错误的是（　　）

A. 膜剂系指药物与适宜成膜材料经加工成的薄膜制剂

B. 根据膜剂的结构类型分类，有单层膜、多层膜（复合）与夹心膜等

　　C. 膜剂成膜材料用量小，含量准确

　　D. 吸收起效快

　　E. 载药量大、适合于大剂量的药物

2. 下列成膜材料中水溶性最好的是（　　　）

　　A. PVA05 – 58　　　　　　B. PVA05 – 68　　　　　　C. PVA05 – 78

　　D. PVA05 – 88　　　　　　E. PVA05 – 98

3. 可口服、口含、舌下、眼结膜囊和阴道内给药的是（　　　）

　　A. 膜剂　　　　　　　　　B. 气雾剂　　　　　　　　　C. 软膏剂

　　D. 栓剂　　　　　　　　　E. 片剂

4. 膜剂的附加剂不包括（　　　）

　　A. 增塑剂　　　　　　　　B. 填充剂　　　　　　　　　C. 增黏剂

　　D. 表面活性剂　　　　　　E. 着色剂

5. 关于膜材的错误叙述为（　　　）

　　A. 膜材聚乙烯醇的英文缩写均为 PVA

　　B. 乙烯 – 醋酸乙烯共聚物的英文缩写为 EVA

　　C. PVA 醇解度为 88% 时水溶性最差

　　D. PVA 对眼黏膜无刺激性，可制成眼用膜剂

　　E. PVA 与 EVA 均为人工合成膜材

6. 以下成膜材料中属水难溶性的为（　　　）

　　A. 明胶　　　　　　　　　B. 羟丙甲纤维素　　　　　　C. 聚维酮

　　D. 乙烯 – 醋酸乙烯共聚物　E. 聚乙烯醇

7. 目前国内制备膜剂最常用的方法为（　　　）

　　A. 热塑制膜法　　　　　　B. 复合制膜法　　　　　　　C. 匀浆制膜法

　　D. 静电纺丝技术　　　　　E. 3D 打印

8. 某药膜的平均重量为 0.15g，其重量差异限度为（　　　）

　　A. ±20%　　　　　　　　B. ±8%　　　　　　　　　　C. ±10%

　　D. ±15%　　　　　　　　E. ±5%

9. 膜剂每片重量与平均重量相比较，超出重量差异限度的不得多于 2 片，且不得有（　　　）片超出重量差异限度 1 倍

　　A. 5　　　　　　　　　　B. 4　　　　　　　　　　　　C. 3

　　D. 2　　　　　　　　　　E. 1

二、B 型题（配伍选择题）

【10 ~ 13 题共用备选答案】

　　A. 成膜材料　　　　　　　B. 着色剂　　　　　　　　　C. 表面活性剂

　　D. 填充剂　　　　　　　　E. 增塑剂

下列膜剂处方组成中各成分的作用是

10. PVA （　　）

11. 甘油 （　　）

12. 聚山梨酯80 （　　）

13. 淀粉 （　　）

【14～18题共用备选答案】

　　A. 避免产生过多的气泡　　B. 使成膜材料自然溶胀　　C. 避免膜中发泡

　　D. 除气泡　　　　　　　　E. 保障药膜的含量均一性

在匀浆制膜法中，以下各操作的目的是

14. 成膜材料加入溶剂后，放置一段时间 （　　）

15. 药物加入含成膜材料的溶液时，要缓慢搅拌 （　　）

16. 涂膜时不得搅拌 （　　）

17. 匀速涂布 （　　）

18. 将药物加入含成膜材料的溶液后，放置一段时间 （　　）

## 三、X 型题（多项选择题）

19. 膜剂的特点有 （　　）

　　A. 无粉末飞扬　　　　　B. 成膜材料用量少　　　　C. 载药量大

　　D. 可控制释药　　　　　E. 稳定性好

20. 膜剂的辅料有 （　　）

　　A. 成膜材料　　　　　　B. 增塑剂　　　　　　　　C. 着色剂

　　D. 崩解剂　　　　　　　E. 矫味剂

 微课　　　　　划重点　　　　　自测题

**PPT**

## ▶▶ 项目二十五　气雾剂、喷雾剂与吸入粉雾剂

**学习目标**

**知识要求**

1. **掌握**　气雾剂常用的附加剂与抛射剂。
2. **熟悉**　气雾剂的定义、特点和分类；气雾剂的耐压容器和阀门系统；气雾剂的质量检查；喷雾剂的定义和特点；吸入粉雾剂的定义和特点。
3. **了解**　气雾剂的制备方法；喷雾剂的分类与质量评价；吸入粉雾剂的质量评价。

**能力要求**

　　学会气雾剂的处方分析。

### 岗位情景模拟

　　**情景描述**　患者，女，10岁，路过药店时突然哮喘急性发作，店员用沙丁胺醇气雾剂进行紧急救治。

　　**讨论**　1. 店员为什么不用沙丁胺醇片去救治？
　　　　　　2. 还有哪些药物适合制备成气雾剂？

## 任务一　气雾剂

### 一、气雾剂的定义

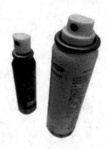

图25-1　气雾剂

　　气雾剂系指原料药物或原料药物和附加剂与适宜的抛射剂共同封装于具有特制阀门系统的耐压容器中，使用时借助抛射剂的压力将内容物呈雾状喷至腔道黏膜或皮肤的制剂（图25-1）。

### 二、气雾剂的特点

气雾剂具有以下优点：

（1）具有速效和定位作用，如治疗哮喘的气雾剂可使药物粒子直接进入肺部，吸入两分钟即能显效。

（2）避免外界影响，稳定性好。药物装于密闭、不透明的容器中，避光且不易直接与空气中的氧或水分接触，不易被微生物污染，从而提高了药物的稳定性与安全性。

（3）使用方便，有助于提高病人的顺应性。

（4）全身用药可避免胃肠道的副作用和肝脏首过作用，提高生物利用度。

（5）可以用定量阀门准确控制剂量。

气雾剂也存在缺点，如需耐压容器、阀门系统和特殊的生产设备，生产成本高；受热或遭撞击可能发生爆炸；因抛射剂的渗漏而失效等。

### 三、气雾剂的分类

#### （一）按分散系统分类

**1. 溶液型气雾剂**　药物（固体或液体）溶解在抛射剂中，形成均匀溶液，喷出后抛射剂挥发，药物以固体或液体微粒状态达到作用部位。

**2. 混悬型气雾剂**　又称粉末气雾剂。药物（固体）以微粒状态分散在抛射剂中，形成混悬液，喷出后抛射剂挥发，药物以固体微粒状态达到作用部位。

**3. 乳剂型气雾剂**　药物水溶液和抛射剂按一定比例混合形成 O/W 型或 W/O 型乳剂。O/W 型乳剂以泡沫状态喷出，因此又称泡沫气雾剂。泡沫型气雾剂已有许多上市的产品，主要集中于治疗皮肤炎症、痤疮及银屑病等方面。W/O 型乳剂，喷出时形成液流。

#### （二）按处方组成分类

**1. 二相气雾剂**　一般为溶液型气雾剂，由气、液两相组成。气相是抛射剂所产生的气体；液相为药物与抛射剂所形成的均相溶液。

**2. 三相气雾剂**　一般为混悬型气雾剂与乳剂型气雾剂，由气－液－固，气－液－液三相组成。在气－液－固中，气相是抛射剂所产生的气体，液相是抛射剂，固相是不溶性药粉；在气－液－液中两种互不相溶液体形成两相，即 O/W 型或 W/O 型。

#### （三）按用药途径分类

**1. 呼吸道吸入用气雾剂**　吸入气雾剂系指药物与抛射剂呈雾状喷出时随呼吸吸入肺部的制剂，可发挥局部或全身治疗作用。

**2. 皮肤和黏膜用气雾剂**　皮肤用气雾剂主要起保护创面、清洁消毒、局部麻醉及止血等作用；阴道黏膜用的气雾剂，常用 O/W 型泡沫气雾剂。

**3. 空间消毒用气雾剂**　主要用于杀虫、驱蚊及室内空气消毒。

#### （四）按给药定量与否分类

气雾剂按给药定量与否可分为定量气雾剂和非定量气雾剂。其中定量气雾剂主要用于肺部、口腔和鼻腔，而非定量气雾剂主要是用于局部治疗的皮肤、阴道和直肠。

**请你想一想**

在水中难溶的药物适合制成哪种类型的气雾剂？

## 任务二　气雾剂的组成　　🔲 微课

气雾剂由药物与附加剂、抛射剂、耐压容器和阀门系统四部分组成。

### 一、药物与附加剂

#### （一）药物

液体、固体药物均可制备气雾剂，目前应用较多的药物有呼吸道系统用药、心血管系统用药、解痉药及烧伤用药等，近年来关于多肽与蛋白质类药物的气雾剂给药系统的研究越来越多。

#### （二）附加剂

根据气雾剂的类型选用适宜的附加剂。

**1. 溶液型气雾剂**　可利用抛射剂作溶剂，必要时可加入适量乙醇、丙二醇或聚乙二醇等作潜溶剂，使药物和抛射剂混溶成均相溶液。

**2. 混悬型气雾剂**　为了使药物微粉易分散混悬于抛射剂中，常加入润湿剂如滑石粉、胶体二氧化硅等。也可加入适量的稳定剂，如油酸、月桂醇等，使药物不聚集和重结晶，在喷雾时不会阻塞阀门。

**3. 乳剂型气雾剂**　药物溶于水或溶于甘油、丙二醇类溶剂中，加入抛射剂和适当的乳化剂。目前应用较多的为 O/W 型。

此外，气雾剂中还可加入一定量的助溶剂、潜溶剂、抗氧剂、防腐剂、表面活性剂等附加剂。加入防腐剂时，应注意防腐剂本身的药理作用。

### 二、抛射剂

抛射剂是喷射药物的动力，有时兼有药物溶剂的作用。抛射剂多为常压下沸点低于室温的液态气体，需装入耐压容器中，由阀门系统控制。当阀门打开时压力突然降低，抛射剂急剧气化，克服了液体分子间的引力，将药物分散成微粒，呈雾状喷出。

理想的抛射剂应具备的条件：①常温下的蒸气压应大于大气压；②无毒、无致敏反应和刺激性；③惰性，不与药物、附加剂等发生反应；④不易燃、不易爆；⑤无色、无味、无臭；⑥价廉易得。

抛射剂一般可分为碳氢化合物、压缩气体、氢氟烷烃类和二甲醚四大类。

#### （一）碳氢化合物

主要有丙烷、正丁烷和异丁烷。性质稳定、毒性不大，密度低，沸点较低，但易燃，不宜单独使用。

#### （二）压缩气体

主要有二氧化碳、氮气和一氧化氮。无毒、不燃烧、化学性质稳定，且价格低廉，但蒸气压高，要求容器有较高的耐压性。

### （三）氢氟烷烃类（HFA）

目前，氢氟烷烃被认为是最合适的氟利昂替代品，它不含氯，并且其在人体内残留少，毒性小。HFA 作为新型抛射剂的主要有四氟乙烷（HFA – 134a）、七氟丙烷（HFA – 227）等。

### （四）二甲醚（DME）

DME 又称作甲醚，氧化甲，是最简单的脂肪醚。它是二分子甲醇脱水缩合的衍生物。在常温、常压下为无色、无味、无臭气体，在压力下为液体。

气雾剂的喷射能力的强弱决定于抛射剂的用量及自身蒸气压。一般说，用量大，蒸气压高，喷射能力强，反之则弱。根据医疗要求选择适宜抛射剂的组分及用量。一般采用混合抛射剂，并通过调整用量和蒸气压来达到调整喷射能力的目的。

你知道吗

#### 氟氯烷烃类抛射剂

此类药物又称氟利昂，是过去最常用的抛射剂。氟利昂作为抛射剂，具有以下优点：沸点低，常温下蒸气压略高于大气压，易控制；性质稳定，不易燃烧；液化后密度大；无味，基本无臭；毒性较小；不溶于水，可作脂溶性药物的溶剂等。氟利昂会减少大气层中的臭氧量，导致紫外线辐射增加，从而引起皮肤癌的发病率增加和对环境的不利影响。因此各国政府规定限制使用，我国于 2010 年 1 月 1 日起已全面禁用。

### 三、耐压容器

气雾剂的容器必须不与药物和抛射剂发生作用、耐压、轻便、价廉等。目前主要有玻璃和金属容器材料的耐压容器。

#### （一）玻璃容器

玻璃容器由中性玻璃制成，价廉，化学性质稳定，耐腐蚀，但耐压和耐撞击性差。因此，一般用于压力和容积不大的气雾剂。在玻璃容器外面裹一层塑料防护层，以缓冲外界的撞击。

#### （二）金属容器

金属容器包括铝、不锈钢、马口铁等容器，耐压性强，容积大，携带与运输方便，但对药液不稳定，所以金属容器内部应经电化或涂上环氧树脂等有机物质，以增强其耐腐蚀性能。

### 四、阀门系统

气雾剂的阀门系统是控制药物和抛射剂从容器喷出的主要部件，设有供吸入用的定量阀门或供腔道或皮肤等外用的泡沫阀门等特殊阀门系统。阀门材料必须对内容物为惰性，其加工应精密，精密程度直接影响制剂的质量。气雾剂的阀门系统一般由推动钮、阀门杆（外孔、内孔和膨胀室）、橡胶封圈、弹簧和浸入管组成（图 25－2）。目前使用较多的有定量阀门和非定量阀门，多数药用气雾剂选用定量阀门。

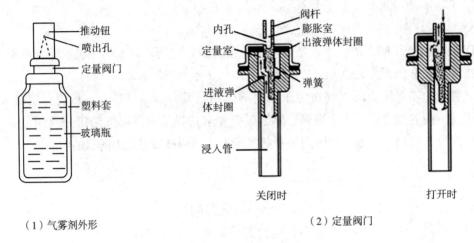

（1）气雾剂外形　　　　　　　　　　　　（2）定量阀门

图 25－2　气雾剂装置示意图

## 任务三　气雾剂的制备及质量检查

### 一、气雾剂的制备

请你想一想

使用气雾剂时要注意哪些问题？

气雾剂的制备工艺流程包括容器、阀门系统处理与装配，药物的配制、分装和填充抛射剂三部分，最后经质量检查合格后为气雾剂成品。其工艺流程中最主要的步骤是将药物和抛射剂灌装到选定的容器内，灌装一般可采用两种方法。

（一）压灌法

压灌法是先将配好的药液（一般为药物的乙醇溶液或水溶液）在室温下灌入容器内，再将阀门装上并扎紧，然后通过压装机压入定量的抛射剂（最好先将容器内空气抽去）。液化抛射剂经砂棒过滤后进入压装机。

压灌法的设备简单，不需要低温操作，抛射剂损耗较少，目前我国多用此法生产。但生产速度较慢，且在使用过程中压力的变化幅度较大。国外气雾剂的生产主要采用高速旋转压装抛射剂的工艺，产品质量稳定，生产效率大为提高。

（二）冷灌法

冷灌法是药液借助冷灌装置冷却至－20℃左右，抛射剂冷却至沸点以下至少5℃。

先将冷却的药液灌入容器中，随后加入已冷却的抛射剂（也可两者同时加入）。立即将阀门装上并扎紧，操作必须迅速完成，以减少抛射剂损失。

冷灌法速度快，对阀门无影响，成品压力较稳定。但需制冷设备和低温操作，抛射剂损失较多。含水品不宜用此法。在完成抛射剂的罐装后（对冷灌法而言，还要安装阀门并用封帽扎紧），最后还要在阀门上安装推动钮，一般还加保护盖。

## 二、气雾剂的质量检查

气雾剂在生产与贮藏期间，溶液型气雾剂的药液应澄清；乳状液型气雾剂的液滴在液体介质中应分散均匀；混悬型气雾剂应将药物细粉和附加剂充分混匀、研细，制成稳定的混悬液。吸入用气雾剂中原料药物粒度大小通常应控制在 $10\mu m$ 以下，其中大多数应在 $5\mu m$ 以下。

《中国药典》（2020 年版）四部对气雾剂的质量检查项目主要有以下几方面。

（一）每罐总揿次

取供试品 1 罐，揿压阀门，释放内容物到废弃池中，每次揿压间隔不少于 5 秒。每罐总揿次应不少于标示总揿次（此检查可与递送剂量均一性测定结合）。

（二）递送剂量均一性

除另有规定外，定量气雾剂照吸入制剂相关项下方法检查，递送剂量均一性应符合规定。

（三）每揿主药含量

定量气雾剂照规定方法检查，每揿主药含量应为每揿主药含量标示量的 80% ~ 120% 。

凡规定测定递送剂量均一性的气雾剂，一般不再进行每揿主药含量的测定。

（四）喷射速率

非定量气雾剂照规定方法检查，喷射速率应符合规定。

（五）喷出总量

非定量气雾剂照规定方法检查，喷出总量应符合规定，每罐喷出量均不得少于标示装量的 85% 。

（六）每揿喷量

定量气雾剂照规定方法检查，每揿喷量应符合规定。除另有规定外，每揿喷量均应为标示喷量的 80% ~ 120% 。

凡进行每揿递送剂量均一性检查的气雾剂，不再进行每揿喷量检查。

（七）粒度

除另有规定外，混悬型气雾剂应做粒度检查。

（八）装量

非定量气雾剂照最低装量检查法检查，应符合规定。

（九）无菌

除另有规定外，用于烧伤［除程度较轻的烧伤（Ⅰ度或浅Ⅱ度外）］、严重创伤或临床必须无菌的气雾剂，照无菌检查法检查，应符合规定。

（十）微生物限度

除另有规定外，照非无菌产品微生物限度检查：微生物计数法和控制菌检查法及非无菌药品微生物限度标准检查，应符合规定。

［制备实例解析］

## 溴化异丙托品气雾剂

【处方】
| | |
|---|---|
| 溴化异丙托品 | 0.374g |
| 无水乙醇 | 150.000g |
| 四氟乙烷 | 844.586g |
| 柠檬酸 | 0.040g |
| 蒸馏水 | 5.000g |
| 共制 | 1000g |

【制法】

将溴化异丙托品、柠檬酸和水溶解在乙醇中得活性组分浓缩液。将活性组分浓缩液装入气雾剂容器中。容器的上部空间用氮气或四氟乙烷蒸气填充并用阀门密封。然后将四氟乙烷加压填充入密封的容器内即得。

【作用与用途】预防及治疗支气管哮喘和喘息样支气管炎。

【处方解析】

（1）溴化异丙托品为主药，可扩张支气管平滑肌，制成吸入型气雾剂可用于哮喘急性发作的治疗。

（2）柠檬酸在处方中为 pH 调节剂，通过调节体系 pH 来抑制药物分解。

（3）四氟乙烷为抛射剂，是喷射药物的动力。

（4）无水乙醇作为潜溶剂增加药物和赋形剂在制剂中的溶解度。

# 任务四　喷雾剂

## 一、喷雾剂的概述

### （一）喷雾剂的定义

喷雾剂系指原料药物或与适宜辅料填充于特制的装置中，使用时借助手动泵的压力、高压气体、超声振动或其他方法将内容物呈雾状物释出，直接喷至腔道黏膜或皮肤等的制剂。

由于喷雾剂喷射的雾滴粒径较大，一般以局部应用为主，其中以舌下、鼻腔黏膜和体表的喷雾给药比较多。

（二）喷雾剂的特点

喷雾剂无须抛射剂作动力，无大气污染，生产处方与工艺简单，产品成本较低，目前已成为氟氯烷烃类气雾剂的主要替代途径之一。

## 二、喷雾剂的分类

**1. 喷雾剂按内容物组成分**　溶液型、乳状液型或混悬型。

**2. 按用药途径分**　吸入喷雾剂、鼻用喷雾剂及用于皮肤、黏膜的喷雾剂。

**3. 按给药定量与否分**　定量喷雾剂和非定量喷雾剂。

## 三、喷雾剂的质量评价

喷雾剂在生产贮藏期间应符合《中国药典》（2020 年版）有关规定。除另有规定外，喷雾剂应进行每瓶总喷次、每喷喷量、每喷主药含量、递送剂量均一性、装量差异、装量、无菌、微生物限度等相应检查，应符合规定。

# 任务五　吸入粉雾剂

## 一、吸入粉雾剂的定义

吸入粉雾剂系指固体微粉化原料药物单独或与合适载体混合后，以胶囊、泡囊或多剂量贮库形式，采用特制的干粉吸入装置，由患者吸入雾化药物至肺部的制剂。

## 二、吸入粉雾剂的特点

与口服给药相比，该剂型的主要优点：①药物到达肺部后直接进入体循环，发挥全身作用；②药物吸收迅速，起效快，无肝脏首过效应；③无胃肠道刺激作用；④可用于胃肠道难以吸收的水溶性大的药物；⑤起局部作用的药物，给药剂量明显降低，毒副作用小；⑥可用于大分子药物或小分子药物；⑦不含抛射剂，药物呈粉状，稳定性好。

## 三、吸入粉雾剂的质量评价

吸入粉雾剂在生产贮藏期间应符合《中国药典》（2020 年版）有关规定。除另有规定外，吸入粉雾剂应进行递送剂量均一性、微细粒子剂量、多剂量吸入粉雾剂总吸次、微生物限度等检查，结果应符合规定。

你知道吗

### 吸入制剂

吸入制剂系指原料药物溶解或分散于适宜介质中，以气溶胶或蒸气形式递送至肺部发挥局部或全身作用的液体或固体制剂。吸入制剂包括吸入气雾剂、吸入粉雾剂、吸入喷雾剂、吸入液体制剂和可转变成蒸气的制剂。吸入制剂中原料药物粒度大小通常应控制在 $10\mu m$ 以下，其中大多数应在 $5\mu m$ 以下。

## 目标检测

### 一、A 型题（单项选择题）

1. 关于气雾剂特点的叙述错误的是（　　）

    A. 奏效迅速               B. 定位作用

    C. 给药剂量准确、副作用小    D. 生产成本低

    E. 使用方便

2. 混悬型气雾剂为（　　）

    A. 一相气雾剂        B. 二相气雾剂        C. 三相气雾剂

    D. 喷雾剂             E. 吸入粉雾剂

3. 在气雾剂制备中，有关抛射剂的叙述错误的是（　　）

    A. 抛射剂是喷射药物的动力

    B. 抛射剂可作为气雾剂中药物的溶剂

    C. 抛射剂可作为气雾剂中药物的稀释剂

    D. 抛射剂是一类高沸点的物质

    E. 抛射剂在常温下蒸气压大于大气压

4. 吸入气雾剂药物粒径大小应控制在多少以下（　　）

    A. $1\mu m$               B. $5\mu m$             C. $10\mu m$

    D. $20\mu m$           E. $30\mu m$

5. 气雾剂的质量评定不包括（　　）

    A. 喷出总量         B. 每瓶总揿次        C. 微生物限度

    D. 泄漏率           E. 抛射剂用量检查

6. 因有减少大气层中臭氧量的缺点而被禁用的抛射剂是（　　）

    A. 二甲醚          B. 氮气          C. 正丁烷

    D. 氟利昂          E. 七氟丙烷

7. 下列抛射剂中属于压缩气体类的是（　　）

A. 二氯化碳　　　　　　　B. 二甲醚　　　　　　　C. 丙烷

D. 四氟乙烷　　　　　　　E. 异丁烷

8. 下列不属于气雾剂常用附加剂的为（　　　）

A. 潜溶剂　　　　　　　　B. 防腐剂　　　　　　　C. 抗氧剂

D. 助溶剂　　　　　　　　E. 泡腾组分

9. 下列不属于气雾剂阀门系统组成部件的为（　　　）

A. 推动钮　　　　　　　　B. 阀杆　　　　　　　　C. 胶塞

D. 橡胶封圈　　　　　　　E. 浸入管

10. 压灌法特点不包括（　　　）

A. 抛射剂损耗少　　　　　B. 需要低温操作　　　　C. 生产速度较慢

D. 生产设备简单　　　　　E. 不需要低温操作

## 二、B 型题（配伍选择题）

【11~12 题共用备选答案】

A. HFA　　　　　　　　　B. 丙二醇　　　　　　　C. PVP

D. 枸橼酸钠　　　　　　　E. PVA

11. 属于气雾剂中抛射剂的是（　　　）

12. 属于气雾剂中潜溶剂的是（　　　）

【13~15 题共用备选答案】

A. 溶液型气雾剂　　　　　B. 乳剂型气雾剂　　　　C. 喷雾剂

D. 混悬型气雾剂　　　　　E. 吸入粉雾剂

13. 属于二相气雾剂的是（　　　）

14. 借助于手动泵的压力将药液喷成雾状的制剂是（　　　）

15. 采用特制的干粉吸入装置，由患者主动吸入雾化药物的制剂是（　　　）

## 三、X 型题（多项选择题）

16. 气雾剂按用药途径可分为（　　　）

A. 口服用　　　　　　　　B. 肺部吸入　　　　　　C. 直肠用

D. 空间消毒　　　　　　　E. 皮肤和黏膜用

17. 气雾剂的组成包括（　　　）

A. 抛射剂　　　　　　　　B. 药物与附加剂　　　　C. 耐压容器

D. 助悬剂　　　　　　　　E. 阀门系统

18. 关于气雾剂的叙述正确的是（　　　）

A. 气雾剂可以起局部或全身治疗作用

B. 气雾剂分单相气雾剂、二相气雾剂、三相气雾剂

C. 混悬型气雾剂属三相气雾剂

    D. 乳状液型气雾剂属三相气雾剂

    E. 溶液型气雾剂属单相气雾剂

19. 气雾剂的质量要求及检查包括（    ）

    A. 喷射速率

    B. 喷出总量

    C. 微生物限度

    D. 混悬型气雾剂应作粒度检查

    E. 混悬型气雾剂不用作粒度检查

20. 气雾剂充填抛射剂的方法有（    ）

    A. 冷灌法                 B. 热压法                 C. 压灌法

    D. 减压法                  E. 水灌法

微课             划重点             自测题

# 模块七

# 药剂学拓展知识

# 项目二十六 药物制剂的稳定性

学习目标

**知识要求**

1. **掌握** 影响药物制剂稳定性的主要因素、增加药物制剂稳定性的方法。

2. **熟悉** 研究药物制剂稳定性的意义、药物制剂配伍的目的、配伍变化的处理原则及方法。

3. **了解** 药物制剂稳定性研究的范围、考察的主要项目。

**能力要求**

学会增加药物制剂稳定性的稳定化方法。

### 岗位情景模拟

**情景描述** 药剂专业学生小红到姑妈家的药店参观，通过了解，小红知道了药品从制备到使用过程中必须保持质量稳定，否则会引起安全问题。例如四环素遇热产生差向异构，生成差向四环素，毒性大大增加。乙酰水杨酸水解生成水杨酸，解热镇痛作用下降，但对胃的刺激性增加等。

**讨论** 1. 你还知道哪些因药品不稳定导致不能使用的例子？请你说一说。

2. 你知道哪些因素会影响药品的稳定性吗？

## 任务一 药物制剂稳定性

### 一、研究药物制剂稳定性的意义

药物制剂稳定性是指药物制剂从制备到使用期间保持稳定的程度，通常指药物制剂的体外稳定性。药物制剂的最基本的要求是安全、有效、稳定。药物制剂在生产、贮存、使用过程中，会因各种因素的影响发生分解变质，从而导致药物疗效降低或副作用增加，有些药物甚至产生有毒物质，也可能造成较大的经济损失。通过对药物制剂稳定性的研究，考察影响药物制剂稳定性的因素及增加稳定性的各种措施、预测药物制剂的有效期，既能保证制剂产品的质量，又可减少由于制剂不稳定而导致的经济损失；此外，为了科学地进行处方设计，提高制剂质量，保证用药的安全、有效，我国在《药品注册管理办法》中对新药的稳定性也极为重视，规定新药申请必须呈报稳定性资料。

### 二、药物制剂稳定性研究的范围与任务

药物制剂的稳定性一般包括以下三个方面。

**1. 物理稳定性** 指药物制剂的物理性质发生变化，如颗粒剂潮湿粘连、片剂的崩解、乳剂的分层等。

**2. 化学稳定性** 指药物由于水解、氧化等化学降解反应发生结构上的改变，导致药物有效含量（或效价）降低或色泽产生变化。

**3. 生物学稳定性** 指药物制剂由于受到微生物的污染而发生变质、腐败。

药物制剂的稳定性研究的主要任务包括：①考察制剂在制备和贮藏期间可能发生的变化，探讨提高稳定性的措施，保障临床用药安全有效。②指导新产品的开发与研究，预测与制订药品的有效期，保证药物制剂的质量。

## 三、稳定性的重点考察项目

各种药物制剂根据规定均应进行稳定性考察，其重点考察项目见表 26 – 1。

表 1 – 1　原料药及药物制剂稳定性重点考察项目参考表

| 剂型 | 稳定性重点考察项目 |
| --- | --- |
| 原料药 | 性状、熔点、含量、有关物质、吸湿性及根据品种性质选定的考察项目 |
| 口服乳剂 | 性状、含量、分层现象、有关物质 |
| 口服混悬剂 | 性状、含量、沉降体积比、有关物质、再分散性 |
| 片剂 | 性状、含量、有关物质、崩解时限或溶出度或释放度 |
| 散剂 | 性状、含量、粒度、有关物质、外观均匀度 |
| 胶囊剂 | 性状、含量、有关物质、崩解时限或溶出度或释放度、水分，软胶囊要检查内容物有无沉淀 |
| 气雾剂 | 泄漏率、每瓶主药含量、有关物质、每瓶总揿次、每揿主药含量、雾滴分布 |
| 注射剂 | 性状、含量、pH、可见异物、有关物质、应考察无菌度 |
| 粉雾剂 | 排空率、每瓶总吸次、每吸主药含量、有关物质、雾粒分布 |
| 栓剂 | 性状、含量、融变时限、有关物质 |
| 喷雾剂 | 每瓶总吸次、每吸喷量、每吸主药含量、有关物质、雾滴分布 |
| 软膏剂 | 性状、均匀性、含量、粒度、有关物质 |
| 乳膏剂 | 性状、均匀性、含量、粒度.有关物质、分层现象 |
| 颗粒剂 | 性状、含量、粒度、有关物质、溶化性（溶出度或释放度） |
| 糊剂 | 性状、均匀性、含量、粒度、有关物质 |
| 凝胶剂 | 性状、均匀性、含量、有关物质、粒度，乳胶剂应检查分层现象 |
| 贴剂（透皮贴剂） | 性状、含量、有关物质、释放度、黏附力 |
| 冲洗剂、洗剂、灌肠剂 | 性状、含量、有关物质、分层现象（乳状型）、分散性（混悬型），冲洗剂应考察无菌 |
| 眼用制剂 | 如为溶液，应考察性状、可见异物、含量、pH、有关物质；如为混悬液，还应考察粒度、再分散性；洗眼剂还应考察无菌；眼丸剂应考察粒度与无菌 |
| 搽剂、涂剂、涂膜剂 | 性状、含量、有关物质、分层现象（乳状型），分散性（混悬型），涂膜剂还应考察成膜性 |

续表

| 剂型 | 稳定性重点考察项目 |
|---|---|
| 丸剂 | 性状、含量、有关物质、溶散时限 |
| 耳用制剂 | 性状、含量、有关物质、耳用散剂、喷雾剂与半固体制剂分别按相关剂型要求检查 |
| 糖浆剂 | 性状、含量、澄清度、相对密度、有关物质、pH |
| 口服溶液剂 | 性状、含量、澄清度、有关物质 |
| 鼻用制剂 | 性状、pH、含量、有关物质，鼻用散剂、喷雾剂与半固体制剂分别按相关剂型要求检查 |

## 任务二　影响药物制剂稳定性的因素及稳定化方法

### 一、影响药物制剂稳定性的主要因素

#### （一）处方因素

**1. pH 的影响**　处方的 pH 是处方因素中影响制剂稳定性的重要因素，它对药物的水解、氧化反应均有影响。许多酯类、酰胺类药物的水解受 $H^+$ 或 $OH^-$ 的催化，其水解速度主要由溶液的 pH 决定。一些药物的最稳定 pH 见表 26-2。

表 26-2　一些药物的最稳定 pH

| 药物 | 最稳定 pH | 药物 | 最稳定 pH |
|---|---|---|---|
| 盐酸丁卡因 | 3.8 | 苯氧乙基青霉素 | 6.0 |
| 盐酸可卡因 | 3.5~4.0 | 毛果芸香碱 | 5.12 |
| 乙酰水杨酸 | 2.5 | 克林霉素 | 4.0 |
| 溴丙胺太林 | 3.3 | 地西泮 | 5.0 |
| 三磷腺苷 | 9.0 | 氢氯噻嗪 | 2.5 |
| 对羟基苯甲酸甲酯 | 4.0 | 维生素 $B_1$ | 2.0 |
| 对羟基苯甲酸乙酯 | 4.0~5.0 | 盐酸吗啡 | 4.0 |
| 对羟基苯甲酸丙酯 | 4.0~5.0 | 维生素 C | 3.0~6.5 |
| 头孢噻吩钠 | 3.0~8.0 | 对乙酰氨基酚（扑热息痛） | 5.0~7.0 |
| 甲氧西林 | 6.50~7.0 | | |

一些药物的氧化反应也受 $H^+$ 或 $OH^-$ 的催化，通常 pH 较低的溶液较稳定，pH 增大可以促进氧化反应进行，如维生素 $B_1$ 在 pH 为 2 的溶液中最稳定，在 pH 5.3 时分解 20%，在 pH 6.3 时分解 50%。

**2. 溶剂的影响**　对于易水解的药物，有时采用非水溶剂（如乙醇、甘油、丙二醇等）或复合溶剂（水与非水溶剂按一定比例混合而成）可延缓药物的水解。含非水溶剂的注射液有苯巴比妥注射液、地西泮注射液等。

你知道吗

### 苯巴比妥钠的稳定性

苯巴比妥钠分子中具有双内亚胺结构，易发生开环水解反应。目前临床应用的多为粉针剂，但也有苯巴比妥钠注射液。苯巴比妥钠溶液的水解速度与温度、pH 密切相关。10% 水溶液在 1℃ 时可保持 60 日不分解，而在 39℃ 时 30 日内分解 22%。若将苯巴比妥钠溶于含有机溶剂的复合溶剂中，使其降低介电常数，减低离子间反应速度，则可获得较稳定制剂。如采用 60% 1,2-丙二醇溶液可使注射液稳定性提高，25℃ 时的有效期可达 1 年左右。

**3. 表面活性剂的影响** 对于易水解的药物，加入表面活性剂可提高药物的稳定性，这是因为表面活性剂在溶液中形成胶束，阻止 $H^+$、$OH^-$ 的进攻，从而增加药物的稳定性。但应注意，表面活性剂有时反而会使某些药物分解速度加快，如吐温 80 可使维生素 D 稳定性下降。故需通过实验，正确使用表面活性剂。

**4. 处方中辅料的影响** 某些半固体制剂如软膏剂等，药物的稳定性与制剂处方中的基质有关。如制备氢化可的松软膏时，若以聚乙二醇（PEG）作为基质，因其可促进该药物的分解，有效期只有 6 个月。生产乙酰水杨酸片时，若以硬脂酸镁作为润滑剂，其可与乙酰水杨酸反应形成相应的乙酰水杨酸镁，提高了系统的 pH，使乙酰水杨酸溶解度增加，分解速度加快。须改用影响较小的滑石粉或硬脂酸钠作润滑剂。

**5. 离子强度的影响** 在制剂处方中常需加入一些电解质作为渗透压调节剂，或加入盐（如山梨酸钠）作为抗氧剂，或加入缓冲液作为 pH 调节剂。这些电解质的加入使溶液的离子强度增大，导致介质极性的增加，从而对药物的降解速度产生影响。

### （二）外界因素

**1. 温度** 一般来说，温度升高，药物的降解速度加快。根据 Van't Hoff 公式，如果药品贮存温度每升高 10℃，反应速度约增加 2~4 倍。因此，在药物制剂生产过程中，对一些需要升高温度的操作（如干燥、灭菌等），应考虑温度对药物稳定性的影响。特别对热敏感的药物，应根据药物性质，设计合适的剂型和制定合理的工艺条件。

**2. 光线** 有些药物在光线的作用下会发生化学反应而降解。如硝普钠是一种强效、速效降压药，临床效果良好。本品对热稳定，但对光极不稳定。临床上用 5% 的葡萄糖配制成 0.05% 的硝普钠静脉滴注溶液，在阳光下照射 10 分钟就分解 13.5%。因此，对光敏感的药物，在生产、贮存和使用过程中应采用避光操作、加入抗氧剂、棕色玻璃包装等措施，避免光线对药物的影响。

**3. 空气（氧）** 空气中的氧是引起药物制剂氧化的主要因素。空气中的氧主要通过两种途径进入制剂，一是氧溶解在水溶液中，二是氧存在于容器空间中。只要有少量的氧，制剂中对氧敏感的药物就可能氧化分解，从而使药物变色、失效甚至产生有毒物质。

**4. 金属离子** 微量金属离子对药物的氧化有显著催化作用。制剂中的微量金属离子主要来自原辅料、溶剂、容器及操作过程中使用的工具等。在制剂生产中，应尽可能选用纯度较高的原辅料，操作过程中避免使用金属器具。还可在溶液中加入金属离子螯合剂，以提高药物制剂的稳定性。

**5. 湿度和水分** 空气中的湿度和物料中含水量是影响固体药物制剂稳定性的主要因素。无论是水解反应，还是氧化反应，即使是微量的水分，也能加速药物的分解，水分含量越高，分解越快。一般情况下，药物吸湿的程度与其临界相对湿度（CRH）的大小有关，物料的 CRH 越小则越容易吸湿。如氨苄青霉素的 CRH 仅为 47%，极易吸湿，在相对湿度 75% 的条件下放置 24 小时，可吸收 20% 的水分，同时粉末溶解。

**6. 包装材料** 包装材料应考虑能使药物隔绝外界环境以保护药物的稳定性，也应考虑包装材料与药物制剂的相互作用。不同的包装材料由于材质不同，往往含有不同的附加剂，从而对药物制剂的稳定性产生不同的影响。

你知道吗

### 丁基胶塞对注射剂的影响

注射剂的丁基橡胶塞在加工过程中需加入多种化学助剂，这些化合物在注射剂灭菌过程中有可能迁移到注射剂中，从而影响药物制剂的稳定性。如丁基橡胶塞与普鲁卡因注射剂接触，在灭菌时胶塞中所含的化学助剂可迁移到注射剂中，促使普鲁卡因酯键的水解，使普鲁卡因含量明显下降，其分解产物能明显提高对氨基苯甲酸的含量及注射剂的 pH。用涤纶薄膜隔离丁基橡胶塞与普鲁卡因药液后，可使普鲁卡因酯键的水解降低到最低程度。

## 二、制剂中药物的化学降解途径

药物的化学结构不同，其降解途径也不一样。水解和氧化是药物降解两个最主要的途径，其他如异构化、聚合、脱羧等反应在某些药物中也可能发生。有时一种药物可同时发生两种或两种以上的降解反应。

### （一）水解

水解是药物降解的主要途径，易水解的药物主要有酯类（包括内酯）和酰胺类（包括内酰胺）等。

**1. 酯类药物** 含有酯键药物的水溶液，在 $H^+$、$OH^-$ 的催化下水解反应加速。盐酸普鲁卡因、乙酰水杨酸的水解是此类药物水解反应的代表。属于这类药物的还有盐酸丁卡因、盐酸可卡因、溴丙胺太林、硫酸阿托品、氢溴酸后马托品等。与酯类药物相同，内酯在碱性条件下很易水解开环，例如毛果芸香碱、华法林钠均有内酯结构，易发生水解反应。

**2. 酰胺类药物** 酰胺类药物水解后生成胺与酸。常见的主要有氯霉素、青霉素类、头孢菌素类、巴比妥类等，此外利多卡因、对乙酰氨基酚等也属于此类药物。

**请你想一想**

为了增加药物的稳定性，临床上易水解的药物应制成什么剂型？

### （二）氧化

氧化也是药物降解的主要途径。药物的氧化过程与药物化学结构有关，如酚类、烯醇类、芳胺类、吡唑酮类、噻嗪类药物较易氧化。药物氧化后，不仅效价损失，而且可能产生颜色或沉淀。有些药物即使只有极少量被氧化，色泽亦会变深或产生不良气味，严重影响药品的质量，甚至使药品成为废品。

**1. 酚类药物**　这类药物分子中都具有酚羟基，极易被氧化。如肾上腺素、左旋多巴、吗啡、盐酸吗啡、水杨酸钠等。如肾上腺素氧化后先生成肾上腺素红，最后变成棕红色聚合物或黑色素。左旋多巴氧化后生成有色物质，最后产物也为黑色素。

**2. 烯醇类药物**　维生素C（抗坏血酸）是这类药物的代表，分子中含有烯醇基，极易氧化，氧化过程较复杂。

**3. 其他类药物**　芳胺类（如磺胺嘧啶钠）、吡唑酮类（如氨基比林、安乃近）和噻嗪类（如盐酸氯丙嗪、盐酸异丙嗪）等，药物氧化后常生成有色物质。

**请你想一想**

易氧化的药物在贮存时有哪些注意事项？

### （三）其他降解途径

**1. 异构化**　分为光学异构化和几何异构化，会使药物疗效降低甚至失去生理活性。

**2. 聚合**　聚合是指两个或多个药物分子结合在一起形成复杂分子的过程。

**3. 脱羧**　如在光、热、水分存在的条件下，对氨基水杨酸钠很易发生脱羧现象生成间硝基酚，并可进一步氧化变色。

## 三、增加药物制剂稳定性的方法

### （一）防止药物制剂水解的方法

**1. 调节 pH**　药物的水解速度与溶液的 pH 直接有关。为保证药物制剂的稳定性，在生产中常加入酸或碱来调节药物制剂的 pH，以维持药物的最稳定 pH 范围。调节 pH 时需注意药物的稳定性、溶解度、药效三方面问题。

**2. 控制温度**　药物制剂在制备过程中，在确保完全灭菌的前提下，应尽可能降低灭菌温度，缩短灭菌时间，对热特别敏感的药物如抗生素、生物制品等，要根据药物性质，设计合适的剂型，生产中采取特殊的工艺，如冷冻干燥、无菌操作等，同时产品要低温贮存，以保证产品质量。

**3. 改变溶剂或控制水分**　对于易水解的药物制成液体制剂时，可部分或全部选用非水溶剂，以减少药物的降解速率。对于含有易水解药物的固体制剂，可通过严格控制制剂的水分含量或通过改进工艺，减少与水分接触的时间。

（二）防止药物制剂氧化的方法

**1. 减少与空气的接触**　对于易氧化的药物制剂，除氧是防止其氧化的根本措施。可采用通入惰性气体（如二氧化碳或氮气）、加入抗氧剂（如亚硫酸盐类）等。另外，还可采用真空包装来提高药物的稳定性。

**2. 避光**　对光敏感的药物，在制备过程中要注意避光操作，另外还应注意选择合适的包装。如将此类药物放置在棕色玻璃瓶中，或在包装容器或纸盒内衬垫黑纸，避光贮存。注射剂在给药时应避光输液。

**3. 调节 pH**　经验证明：当 $H^+$ 浓度增加时，药物较为稳定；反之，药物容易被氧化。故易氧化药物的溶液一般应调 pH 至偏酸性，并通过实验确定其最稳定 pH。

**4. 添加抗氧剂和金属离子螯合剂**　抗氧剂本身是强还原剂，遇氧后首先被氧化，从而对易氧化药物起保护作用。另外，可在药液中加金属离子螯合剂如依地酸二钠（EDTA－2Na）、柠檬酸、酒石酸等来消除金属离子的影响。

（三）增加药物制剂稳定性的其他方法

**1. 制成难溶性盐**　一些易水解的药物可制成难溶性盐，增加其稳定性。如将青霉素 G 钾盐制成溶解度小的普鲁卡因青霉素 G（水中溶解度为 1∶250），稳定性显著提高。

**2. 制成固体制剂**　在水溶液中不稳定的药物，可制成固体制剂以增加稳定性，如注射用无菌粉末等。

**3. 制成微囊、微球或包合物**　如维生素 A 制成微囊后稳定性提高；维生素 C 硫酸亚铁制成微囊，可防止氧化。

**4. 加入干燥剂及改善包装**　如用 3% 二氧化硅作干燥剂可提高阿司匹林的稳定性。改善包装以消除水分、空气的影响。

**5. 防止微生物污染**　药物制剂发生霉败主要是微生物污染所致。通常可以采取灭菌、添加防腐剂的方法，以控制制剂中的微生物数量。成品要有良好的包装，应密闭、防潮，应在阴凉、干燥处贮藏，以防长霉、变质。

# 任务三　药物制剂的配伍变化　微课

## 一、药物制剂配伍的目的

在药物制剂的生产和应用中，常将两种或两种以上的药物配合使用，称为药物的配伍。药物制剂配伍的目的：①使配伍的药物产生协同作用，以增强疗效，如复方乙酰水杨酸片等。②提高疗效，减少副作用，减少或延缓耐药性的发生，如阿莫西林与克拉维酸配伍联用。③利用药物间的拮抗作用以克服某些药物的毒副作用，如用吗啡镇痛时常与阿托品配伍，以消除吗啡对呼吸中枢的抑制作用等。④预防或治疗并发症。药物配伍使用时所产生的物理、化学和药理学方面等各种各样的变化，统称为配伍变化。由于药物配伍使用，产生的能够引起药物作用的减弱或消失，甚至引起毒性增强的变化称为配伍禁忌。

研究药物制剂配伍变化的目的是根据药物与制剂组成的理化及药理性质，预测药物配伍变化，探求产生变化的原因，并给出正确的处理方法，以保证用药安全、有效。

## 二、配伍变化的类型

配伍变化大致可分为物理的、化学的和药理的配伍变化。本节只讨论物理和化学的配伍变化。另外在临床中常采用多种注射剂联合应用，故本节介绍注射剂配伍使用时引起其物理或化学方面变化的因素。

### （一）物理的配伍变化

几种药物配伍使用，常发生分散状态或其他物理性质的改变，致使药物制剂不符合质量标准或医疗的需要。常见物理配伍变化如下。

**1. 产生沉淀**　氯霉素注射液（溶剂主要为丙二醇）加入5%葡萄糖注射液中析出氯霉素。但输液中氯霉素的浓度低于0.25%则不致析出沉淀。

**2. 潮解、液化和结块**　含结晶水多的盐与其他药物发生反应放出结晶水，致使药物呈液化状态。例如醋酸铅与明矾混合则放出结晶水。

**3. 分散状态与粒径的变化**　乳剂、混悬剂与其他药物配伍，出现粒径变大或久贮后产生粒径变大，分散相聚结而分层。某些胶体溶液可因电解质或脱水剂的加入，而使其产生絮凝、凝聚甚至沉淀。

### （二）化学的配伍变化

**1. 变色**　因药物制剂配伍引起氧化、还原、聚合、分解等反应时，可产生有色化合物使颜色发生变化，例如：①多巴胺注射液与碳酸氢钠注射液配伍会渐变成粉红色至红色。②碳酸氢钠或氧化镁粉末能使大黄粉末变为粉红色。③氨茶碱或异烟肼与乳糖粉末混合变成黄色等。变色现象在光照、高温、高湿环境中反应更快。

**2. 混浊或沉淀**　液体剂型配伍不当可产生此现象。产生原因为：①pH改变产生沉淀。由难溶性碱或酸制成的可溶盐，可因pH的改变而出现沉淀，如水杨酸钠或苯巴比妥钠水溶液因水解遇酸或酸性药物后，会析出水杨酸或巴比妥酸。生物碱可溶性盐遇碱或碱性药物后会析出难溶性碱的沉淀。②水解产生沉淀。苯巴比妥钠水溶液因水解反应能产生无效的苯乙基乙酰脲沉淀。硫酸锌在中性或弱碱性溶液中易水解生成氢氧化锌沉淀。③生物碱盐溶液的沉淀。大多数生物碱盐的溶液，当与鞣酸、碘、碘化钾、乌洛托品等相遇时能产生沉淀，如黄连素和黄芩苷能产生难溶性沉淀。④复分解产生沉淀。如硫酸镁遇可溶性的钙盐、碳酸氢钠或某些碱性较强的溶液时可产生沉淀。

**3. 产气**　药物配伍时偶尔会发生产气现象。如溴化铵和利尿药配伍，可分解产生氨气。

**4. 分解破坏、疗效下降**　一些药物制剂配伍后，由于改变了 pH、离子强度、溶剂等条件，发生变化影响制剂的稳定性。如维生素 $B_{12}$ 与维生素 C 混合制成溶液时，维生素 $B_{12}$ 的效价显著降低，红霉素乳糖酸盐与葡萄糖氯化钠注射液配合（pH 为 4.5）使用 6 小时效价降低约 12%，乳酸环丙沙星与甲硝唑混合，甲硝唑浓度降低 90% 等。

**5. 发生爆炸**　大多数由强氧化剂与强还原剂配伍使用引起。如氯化钾与硫、高锰酸钾与甘油、强氧化剂与蔗糖或葡萄糖等药物混合研磨时可能发生爆炸。

你知道吗

### 特殊输液剂的配伍变化

**1. 血液**　由于成分复杂，与药物的注射液混合后可能引起溶血，血细胞凝集等现象。

**2. 甘露醇**　20% 的甘露醇注射液为一过饱和溶液，加入氯化钾、氯化钠等药物溶液引起甘露醇结晶析出。

**3. 静脉注射用脂肪乳剂**　加入其他药物有可能引起粒子的粒径增大，或产生破乳。这类制剂与其他注射液的配伍应慎重。

### （三）注射液的配伍变化

多种注射液联合用药时，要保证各种药物的作用有效，以防止发生配伍禁忌。输液是特殊注射剂，常与其他注射液配伍，有时会发生输液与某些注射液的配伍变化。注射液间产生配伍变化的因素很多，主要有以下几方面。

**1. 溶剂组成改变**　某些含有非水溶剂的制剂与输液剂配伍，由于溶剂的改变而使药物析出。如浓度较高的氯霉素注射液（溶剂主要为丙二醇）加入 5% 葡萄糖注射液中析出氯霉素结晶。

**2. pH 的改变**　凡两种药物溶液中 pH 相差较大，发生配伍变化的可能性也大。pH 的变化可引起沉淀析出与变色。如磺胺嘧啶钠、氨茶碱等碱性较强的注射液可使去甲肾上腺素变色。此外，输液本身的 pH 范围也是配伍变化的重要因素。一些常用输液的 pH 范围及所含金属离子见表 26 - 3。

表 26 - 3　常用输液的 pH 范围及所含金属离子

| 输液剂 | pH | 所含金属离子 |
| --- | --- | --- |
| 葡萄糖注射液 | 3.2 ~ 5.5 | — |
| 葡萄糖氯化钠注射液 | 3.5 ~ 5.5 | $Na^+$ |
| 氯化钠注射液（生理盐水） | 4.5 ~ 7.0 | $Na^+$ |
| 碳酸氢钠注射液 | 7.5 ~ 8.5 | $Na^+$ |
| 复方氯化钠注射液 | 4.5 ~ 7.5 | $Na^+$、$K^+$、$Ca^+$ |
| 甲硝唑注射液 | 4.5 ~ 7.0 | $Na^+$ |
| 甲硝唑葡萄糖注射液 | 4.5 ~ 6.0 | — |

**3. 缓冲剂**　某些药物在含有缓冲剂的注射液或在具有缓冲能力的弱酸溶液中析出。如5%硫喷妥钠10ml加入生理盐水中不发生变化，但加入含乳酸盐的葡萄糖注射液中则析出沉淀。

**4. 离子作用**　有些离子能加速药物的水解反应。如氨苄青霉素在含乳酸的复方氯化钠注射液中4小时后可损失20%的效价。

**5. 直接反应**　某些药可直接与输液中的一种成分反应。如四环素与含钙盐的输液在中性或碱性条件下形成不溶性络合物而产生沉淀。

**6. 盐析作用**　胶体分散体系加到含有电解质的输液中，会因盐析作用而产生凝聚。如将两性霉素B注射液加入生理盐水的输液中出现沉淀。

**7. 配合量**　配合量的多少会影响药物的浓度，而药物在一定浓度下会出现沉淀或降解速度增加。

**8. 混合顺序**　药物制剂配伍时的混合次序极为重要，可用改变混合顺序的方法来克服某些药物配伍时产生的沉淀现象。

**9. 反应时间**　许多药物在溶液中反应很慢，但个别药物注射液混合后几小时出现沉淀，应在规定时间内输完。

**10. 氧与二氧化碳的影响**　有些药物制成注射液时，需在安瓿内填充惰性气体，以排除氧气，防止药物氧化。也有些药物受二氧化碳的影响，如苯妥英钠、硫喷妥钠注射剂因吸收二氧化碳导致pH下降，析出沉淀。

**11. 光敏感性**　如两性霉素B、维生素$B_2$、四环素等，对光敏感的药物应避光。

**12. 成分的纯度**　由于药物的纯度不够，某些制剂在配伍时发生异常现象。

### 三、配伍变化的处理原则

药物制剂配伍变化的处理原则：了解医师配伍用药的目的，发挥制剂应有疗效，保证用药安全。物理的或化学的配伍禁忌的处理方法：改变贮存条件、改变调配次序、改变溶剂或添加助溶剂、调整溶液的pH、改变有效成分或改变剂型。

### 四、配伍变化的处理方法

注射剂中药物的物理或化学的配伍变化主要发生在临床使用期间，为避免该类配伍变化的产生，一般的处理原则：①凡有配伍变化的注射剂应分别注射；②凡注射剂与输液配伍使用者，注射剂应先稀释后混合，并注意混合顺序和配合量，输入量大时应分次配合使用；③有配伍禁忌的药物，不得配伍使用。

你知道吗

#### 药品调剂员岗位要求

药品调剂人员无处方权，对医师处方只有调配权与拒绝调配权，遇到有配伍禁忌的处方，不得擅自修改，应与处方医师联系，由医师决定是否改变处方用药或用药方法，或改变剂型与给药途径。并应当记录，按照有关规定报告。

[实例解析1]

案例：一全麻手术患者，术前将硫喷妥钠注射液和阿托品注射液配伍使用，进行诱导麻醉，并减少腺体分泌。两种注射液混合后，立即析出沉淀。

分析：硫酸阿托品注射液为强酸弱碱盐，pH范围为3.5~5.5，硫喷妥钠注射液呈碱性，pH范围为9.5~11.2，两者的酸碱度相差较大，配伍后由于pH改变使各自的溶解度降低而析出沉淀。

[实例解析2]

案例：患者，女，39岁，因双下肢皮肤瘀点、瘀斑30天，诊断为过敏性紫癜，给予10%葡萄糖250ml + 维生素C 1.0g + 维生素 $K_1$ 20mg 静脉滴注。

分析：维生素 $K_1$ 可被肝脏利用来合成部分凝血因子，维生素C可增加毛细血管致密性，降低毛细血管通透性与脆性，加速血液凝固。从药理学方面分析，两药合用是有利的。然而维生素C含烯醇式结构，具有较强的还原性，与醌类药物维生素 $K_1$ 混合后发生氧化还原反应，而致维生素 $K_1$ 失效。因此，这两种药物属于理化配伍禁忌。

你知道吗

## 部分药物与食物之间的配伍禁忌

**1. 阿司匹林遇到酒或果汁** 酒以及任何含酒精的饮料进入人体后会被氧化成乙醛，再进一步被氧化成乙酸。阿司匹林妨碍乙醛氧化成乙酸，造成人体内乙醛蓄积。这不仅会加重发热和全身疼痛症状，还容易引起肝损伤。而果汁则可加剧阿司匹林对胃黏膜的刺激，诱发胃出血。

**2. 黄连素遇到茶** 茶水中含有约10%鞣质，鞣质在人体内分解成鞣酸，鞣酸会沉淀黄连素中的生物碱，大大降低其药效。因此，服用黄连素前后两小时内不能饮茶。

**3. 布洛芬遇到咖啡或可乐** 止痛药布洛芬（芬必得）对胃黏膜有较大的刺激性。咖啡中所含的咖啡因及可乐中所含的古柯碱都会刺激胃酸分泌，从而加剧布洛芬对胃黏膜的刺激，甚至诱发胃出血、胃穿孔。

**4. 抗生素遇到牛奶、果汁** 服用抗生素前后两个小时内不要饮用牛奶或果汁。因为牛奶会降低抗生素活性，使药效无法充分发挥；而果汁（尤其是新鲜果汁）中富含的果酸则会加速抗生素溶解，不仅降低药效，还可能生成有害的中间产物，增加毒副作用。

**5. 止泻药遇到牛奶** 服用止泻药物期间不能饮用牛奶。因为牛奶不仅会降低止泻药药效，其含有的乳糖成分还容易加重腹泻。

# 实训十七 药物制剂的配伍变化

## 一、实训目的

1. 通过实训增强对药物制剂配伍变化的认识。

2. 进一步了解配伍变化发生的原因,并初步掌握配伍变化处方的处理方法。

## 二、实训药品与器材

**1. 药品** 樟脑醑、盐酸小檗碱、活性炭、薄荷脑、樟脑、盐酸肾上腺素注射液、过氧化氢、亚硫酸氢钠、两性霉素 B、氯化钠注射液、呋塞米注射液、5% 葡萄糖、氨茶碱注射液、维生素 C 注射液。

**2. 器材** 托盘天平、试管、乳钵、烧杯、玻璃棒、量杯、量筒、砂轮、胶头滴管、注射器等。

## 三、实训内容

### (一)物理性配伍变化

1. 取樟脑醑 1ml,加纯化水 1ml,现象为_____。另取樟脑醑 1ml,搅拌下逐滴加入 50ml 纯化水中,现象为_____。

2. 盐酸小檗碱 0.05g,加纯化水至 50ml,此溶液呈_____颜色。另取上述溶液 20ml 加活性炭 0.5g,搅匀后干燥滤纸滤过,滤液呈_____颜色。

3. 薄荷脑 0.3g,加樟脑 0.6g,混合,研磨,现象为_____。

### (二)化学性配伍变化

取 4 支试管,各加入规格为 1ml:1mg 的盐酸肾上腺素 2ml,按下表规定的方法操作,并观察溶液颜色的变化,观察时间至少 10min,并填表记录。

表 26−4 盐酸肾上腺素注射液配伍变化结果

| 试管编号 | 处理方法 | 出现的现象 |
|---|---|---|
| 1 号 | 加纯化水 2ml,不加热 | |
| 2 号 | 加纯化水 2ml,加热至沸 | |
| 3 号 | 加 3% 过氧化氢 2ml,不加热 | |
| 4 号 | 加 3% 过氧化氢 2ml,加 2% 亚硫酸氢钠 | |

### (三)注射剂配伍变化

1. 取两性霉素 B 注射液适量,加入氯化钠注射液,现象为_____,原因:
_____。

2. 取呋塞米注射液适量，加入葡萄糖注射液，现象为 _____，原因：_____。

3. 取氨茶碱注射液适量，加入维生素 C 注射液，现象为 _____，原因：_____。

## 四、实训思考

请思考并回答各项实训内容所产生现象的原因。

## 五、实训评价

| 评价项目 | 评分细则 | 分值 | 得分 |
|---|---|---|---|
| 职业素质 | （1）仪容仪表（统一穿好白大衣，服装整洁） | 5 | |
| | （2）实训态度认真负责，无大声喧哗 | 5 | |
| 物理性配伍变化 | （3）取樟脑醑 1ml，加纯化水 1ml | 5 | |
| | （4）樟脑醑 1ml，搅拌下逐滴加入 50ml 纯化水 | 5 | |
| | （5）盐酸小檗碱 0.05g，加纯化水至 50ml | 5 | |
| | （6）取上述溶液 20ml 加活性炭 0.5g，搅匀后干燥滤纸滤过 | 5 | |
| | （7）薄荷脑 0.3g，加樟脑 0.6g，混合，研磨 | 5 | |
| 化学性配伍变化 | （8）盐酸肾上腺素注射液加纯化水 2ml，不加热 | 5 | |
| | （9）盐酸肾上腺素注射液加纯化水 2ml，加热至沸 | 5 | |
| | （10）盐酸肾上腺素注射液加 3% 氧化氢 2ml，不加热 | 5 | |
| | （11）盐酸肾上腺素注射液加 3% 氧化氢 2ml，加 2% 亚硫酸氢钠 | 5 | |
| 注射剂配伍变化 | （12）取两性霉素 B 注射液适量，加入氯化钠注射液 | 10 | |
| | （13）取呋塞米注射液适量，加入葡萄糖注射液 | 10 | |
| | （14）取氨茶碱注射液适量，加入维生素 C 注射液 | 10 | |
| 清场 | （15）清洗器具，整理台面卫生，将药品放回原位 | 5 | |
| 其他 | | 10 | |
| 合计 | | 100 | |

## 目标检测

### 一、A 型题（单项选择题）

1. 药物制剂是一种特殊商品，对其最基本的要求是（    ）

    A. 安全、经济、方便    B. 安全、有效、经济    C. 安全、有效、稳定

    D. 有效、经济、稳定    E. 有效、方便、稳定

2. 影响药物制剂稳定性的处方因素是（    ）

    A. pH    B. 温度    C. 湿度

    D. 空气    E. 包装材料

3. 青霉素钾制成粉针剂的主要原因是（    ）

    A. 防止药物氧化　　　　　B. 防止微生物污染　　　　C. 防止药物水解

    D. 便于分剂量　　　　　　E. 便于包装

4. 盐酸普鲁卡因不稳定的主要原因是（　　　）

    A. 水解　　　　　　　　　B. 光学异构化　　　　　　C. 氧化

    D. 聚合　　　　　　　　　E. 脱羧

5. 维生素 C 注射液不稳定的主要原因是（　　　）

    A. 脱羧　　　　　　　　　B. 氧化　　　　　　　　　C. 光学异构化

    D. 聚合　　　　　　　　　E. 水解

6. 影响易于水解药物的稳定性，与药物氧化反应也有密切关系的是（　　　）

    A. pH　　　　　　　　　　B. 空气　　　　　　　　　C. 溶剂

    D. 离子强度　　　　　　　E. 表面活性剂

7. 12.5% 的氯霉素注射液 2ml 与 5% 的葡萄糖注射液 20ml 混合后析出结晶的原因为（　　　）

    A. pH 改变　　　　　　　　B. 盐离子效应　　　　　　C. 溶剂改变

    D. 混合顺序不当　　　　　E. 附加剂的影响

8. 下列属于物理配伍变化的是（　　　）

    A. 变色　　　　　　　　　B. 分解破坏、疗效下降　　C. 发生爆炸

    D. 潮解、液化和结块　　　E. 产气

9. 下列属于化学配伍变化的是（　　　）

    A. 变色　　　　　　　　　B. 液化　　　　　　　　　C. 结块

    D. 潮解　　　　　　　　　E. 粒径变化

10. 某些溶剂性质不同的药液相互配合使用时，析出沉淀或分层属于（　　　）

    A. 物理的配伍变化　　　　B. 化学的配伍变化　　　　C. 药理的配伍变化

    D. 生物的配伍变化　　　　E. 液体的配伍变化

## 二、B 型题（配伍选择题）

【11 ~ 15 题共用备选答案】

    A. 直接反应　　　　　　　B. pH 改变　　　　　　　　C. 离子作用

    D. 盐析作用　　　　　　　E. 缓冲剂的作用

11. 5% 硫喷妥钠 10ml 加入含乳酸盐的葡萄糖注射液中则析出沉淀（　　　）

12. 将两性霉素 B 注射液加入生理盐水的输液中出现沉淀的原因为（　　　）

13. 四环素与含钙盐的输液在碱性条件下形成沉淀的原因为（　　　）

14. 氨苄青霉素在含乳酸的复方氯化钠注射液中 4 小时后可损失 20% 效价的原因为（　　　）

15. 氨茶碱注射液使去甲肾上腺素变色的原因为（　　　）

## 三、X 型题（多项选择题）

16. **防止药物氧化的措施有**（　　　）

    A. 驱氧                 B. 避光               C. 加入抗氧剂

    D. 加金属离子螯合剂      E. 改变溶剂

17. 药物制剂在制备过程中，防止温度对药物稳定性影响的措施有（    ）

    A. 有些产品在保证完全灭菌的前提下，可降低灭菌温度，缩短灭菌时间

    B. 对热特别敏感的药物，如某些抗生素、生物制品等应设计合适的剂型（如固体剂型）

    C. 低温贮存

    D. 加入抗氧剂

    E. 加入金属离子螯合剂

18. 下列以水解为主要降解途径的药物有（    ）

    A. 酯类                 B. 酚类               C. 烯醇类

    D. 酰胺类            E. 芳胺类

19. 以下对于药物稳定性的叙述中，错误的是（    ）

    A. 易水解的药物，加入表面活性剂都能使稳定性增加

    B. 在制剂处方中，加入电解质或盐，均可增加药物的水解速度

    C. 需通过试验，正确选用表面活性剂，使药物稳定

    D. 聚乙二醇能促进氢化可的松药物的分解

    E. 滑石粉可使乙酰水杨酸分解速度加快

20. 下列属于物理配伍变化的是（    ）

    A. 变色

    B. 溶剂性质不同的制剂相互配伍使用时，析出沉淀

    C. 磺胺嘧啶注射液在弱酸性溶液中，析出沉淀

    D. 潮解、液化和结块

    E. 粒径变化

    微课         划重点         自测题

# 项目二十七 药物制剂新技术与新剂型 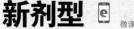 微课

PPT

**学习目标**

**知识要求**

1. **熟悉** 固体分散体、包合物、微囊、脂质体的含义和特点。
2. **了解** 缓释制剂、控释制剂的含义、特点、类型；靶向制剂的定义、特点、分类及其靶向原理；生物技术的含义。

**能力要求**

1. 学会识别常见的包合材料。
2. 学会分析单凝聚法和复凝聚法的工艺流程。

**岗位情景模拟**

**情景描述** 患者，男，65岁，经常关节痛，到药店买药，店员推荐了布洛芬缓释片，并交代患者服药时要整片吞服，不能掰开服用。

**讨论** 1. 布洛芬缓释片为什么不能掰开服用？

2. 缓释片相比于普通片有哪些优点？

自20世纪末以来，药物新剂型和新技术进入了突飞猛进的发展阶段，其理论与工艺日趋成熟，不少化学药物的新型给药系统已在临床广泛应用。它涉及的内容较多，本项目仅选取较为成熟的几种技术加以介绍。

## 任务一 药物制剂新技术

### 一、固体分散技术

**（一）概述**

**1. 固体分散技术的含义** 固体分散技术是指将药物高度分散在载体中形成固体分散体的制剂技术。

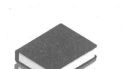 **请你想一想**

微囊和包合物都可将药物包于材料中，其结构有何不同？

固体分散体是药物与载体形成的以固体形式存在的分散系统。药物制备成固体分散体后可根据需要再制成适宜剂型，如胶囊剂、片剂、软膏剂、栓剂、滴丸剂等。

**2. 固体分散体的特点**

（1）提高生物利用度　水难溶性药物以分子、胶体、无定形或微晶状态分散于载体中，可增加药物的溶出速率，从而提高生物利用度，减少用药剂量。

（2）控制药物释放　同一药物用不同的载体制成的固体分散体，药物释放不同。用水溶性载体材料制备的固体分散体，药物的溶解度增大、溶出速率加快，可达到速释目的；用难溶性载体材料制备的固体分散体可产生缓释、控释作用；用肠溶性载体材料制备的固体分散体可在小肠定位释药。

（3）提高药物稳定性　将易挥发、易分解的不稳定药物制成固体分散体，利用载体的包蔽作用，可延缓药物的水解、氧化、挥发，增加药物的稳定性。

（4）掩盖药物的不良气味和刺激性　固体分散体中的药物被载体包埋、吸附，可掩盖药物的不良气味及刺激性，减少药物的不良反应。

（5）液体药物固体化　固体分散体可以使液体药物固体化，便于生产与贮存。

**3. 固体分散体的载体材料**　载体材料是固体分散体的重要组成部分，与药物释放性质密切相关。通常固体分散体的载体材料可分为水溶性、难溶性和肠溶性三大类。

（1）水溶性载体材料　常用的有聚乙二醇（PEG）、聚维酮（PVP）、半乳糖等糖类和甘露醇、山梨醇、木糖醇等醇类等。制备速释型固体分散体多选用水溶性载体。

（2）难溶性载体材料　难溶性载体是制备缓释型固体分散体的常用材料，包括乙基纤维素（EC），聚丙烯酸树脂类和脂质类等。

（3）肠溶性载体材料　肠溶性载体一般选用邻苯二甲酸醋酸纤维素（CAP）、邻苯二甲酸羟丙甲纤维素（HPMCP）、聚丙烯酸树脂类（Ⅱ号及Ⅲ号）等。

**（二）制备方法**

固体分散体的制备方法包括：熔融法、溶剂法、溶剂－熔融法、研磨法、溶剂喷雾干燥法或冷冻干燥法。

**1. 熔融法**　是指将载体加热（水浴或油浴）至熔融后加入药物搅匀，迅速冷却成固体，再将该固体在一定温度下放置使成为易碎物。本法适用于对热稳定的药物和对热稳定、熔点低、不溶于有机溶剂的载体，如聚乙二醇类等。

**2. 溶剂法**　亦称共沉淀法，是将药物与载体共同溶解于有机溶剂中，再蒸去溶剂，使药物与载体材料同时析出，经干燥得到固体分散体。该法适合于易挥发、遇热不稳定、易溶于有机溶剂的药物和载体材料，如PVP、EC。

**3. 溶剂－熔融法**　将药物先溶于适当溶剂中，再将其与熔融的载体材料混合均匀，蒸去有机溶剂后，冷却固化，干燥，即得。

**4. 研磨法**　将药物与载体混合后强力持久地研磨一定时间，使药物与载体以氢键结合而形成固体分散体。

**5. 溶剂喷雾干燥法或冷冻干燥法**　将药物与载体共溶于溶剂中，然后喷雾干燥或冷冻干燥除尽溶剂，即得。

## 二、包合技术

### (一) 概述

**1. 包合技术的含义**　包合技术是指一种分子进入另一种分子的空穴结构内，形成包合物的技术。具有包合作用的外层分子叫主分子（又称包合材料），被包合在主分子空穴中的内容分子叫客分子。包合物的形成是一个物理过程。主分子具有较大的空穴结构，可将客分子容纳其中而形成分子囊，包合物形成示意图如图 27 - 1 所示。主分子与客分子之间没有化学反应。包合物靠几种力的协同作用（如色散力、偶极分子间引力、氢键、电荷迁移力等）而稳定存在。

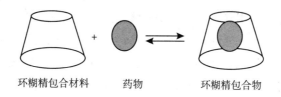

环糊精包合材料　　药物　　环糊精包合物

图 27 - 1　包合物形成示意图

**2. 环糊精类包合材料**　常见的包合材料有环糊精、胆酸、淀粉、纤维素、蛋白质、核酸等。目前最常用的是 β - 环糊精及其衍生物。

β - 环糊精（β - CD）是由 6 ~ 12 个 D - 葡萄糖通过 1，4 - 糖苷键连接而成的环状低聚糖化合物，具有上宽下窄两端开口的环状中空圆筒形状，环糊精结构图如图 27 - 2 所示。

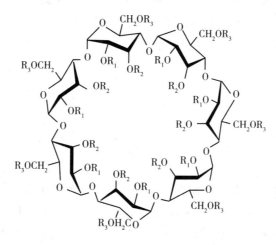

图 27 - 2　环糊精结构图

注：$OR = OH$；β - CD；$OR = OCH_2CHOHCH_3$：HP - β - CD；$OR = O(CH_2)_4SO_3Na$：SEM HP - β - CD

你知道吗

### 环糊精包合技术在药剂中的应用

美国、日本等国药典已将 β - CD 作为口服辅料载入药典。美国、法国、德国、意大利、日本、比利时、冰岛、新西兰、瑞士、阿根廷等国已有数十个含 β – CD 的药品问世，剂型有片剂（包括舌下片）、胶囊、糖丸、栓剂、口服液、口腔洗剂（含漱液）、油膏等。

HP – β – CD 和 SEM – β – CD 较 β – CD 有更高的安全性，已在注射剂中使用。如伊曲康唑静脉注射剂（HP – β – CD 包合）、抗精神病药奇拉西酮注射剂（SEM – β – CD 包合）等品种已在国外上市销售。

**3. 环糊精包合物的特点**

（1）防止挥发性成分的挥发，提高制剂的稳定性　许多中药材中含有挥发性成分，这些成分不仅易挥发或升华，而且在湿、热、光、空气等条件极易氧化变质，从而降低疗效，甚至产生毒副作用。将这些成分制成包合物，在很大程度上能隔绝药物与周围环境的接触，避免光线、氧气、水分等因素的影响，提高稳定性。

（2）增加难溶性药物的溶解度，提高生物利用度　药物形成环糊精包合物后，药物被包藏在环糊精内部，包合物的溶解性取决于环糊精，因此药物的溶解度增加，生物利用度提高，如薄荷油、桉叶油的 β – CD 包合物，其溶解度可增加 30 倍。

（3）液体药物粉末化，便于制剂成型　许多挥发性成分、脂溶性维生素等液体药物用环糊精包合，可粉末化，再制成散剂、颗粒剂、片剂、硬胶囊剂等剂型。这样不仅便于生产，而且可使剂量准确，利于保存和携带，如红花油、牡荆油 β – CD 包合物均呈粉末状。

（4）掩盖不良气味　有些药物的嗅味不佳，直接影响到患者的用药情绪，用环糊精包合可掩盖不良气味，如大蒜油包合物可掩盖大蒜的臭味。

（5）降低药物的刺激性，减少药物不良反应　如 5 – 氟尿嘧啶与 β – CD 包合后可减少恶心、呕吐等症状。

（6）调节释药速度　难溶性药物用水溶性材料包合后，溶出速率加快。

**（二）制备方法**

**1. 包合物的制备**　包合物的制备方法主要有饱和水溶液法、研磨法、超声法、喷雾干燥法和冷冻干燥法。

（1）饱和水溶液法　又称重结晶法或共沉淀法。先将环糊精在加热的条件下配制成饱和水溶液，再加入药物，恒温持续搅拌一定时间直至包合物形成，然后冷却、抽滤、洗涤、干燥，即得。如包合物水溶性较强，可进行浓缩或加入有机溶剂，促使其沉淀，再经洗涤、干燥，即得。

（2）研磨法　先将环糊精与 2~5 倍量的水研匀，然后加入药物（如果药物为水难溶性，先溶于少量有机溶剂），研成糊状，低温干燥后用适量的有机溶剂洗涤，除去未包合的药物，干燥，即得。此法操作简单，但研磨程度难以控制，包合率的重复性差。

（3）超声法　此法制备工艺与饱和水溶液法相同，只是用超声波代替了搅拌。所需时间短，操作简便，适合规模化生产。

（4）喷雾干燥法和冷冻干燥法　多用于制得的包合物水溶性很强，难以沉淀析出的时候。如果药物对热敏感，可采用冷冻干燥法，以获得疏松、溶解度较好的干燥包合物；如果药物对热稳定，可采用喷雾干燥，以提高生产效率。

## 你知道吗

### 微粒制剂

微粒制剂系指药物或与适宜载体（一般为生物可降解材料），经过一定的分散包埋技术制得具有一定粒径（微米级或纳米级）的微粒组成的固态、液态、半固态或气态药物制剂，具有掩盖药物的不良气味与口味、液态药物固态化、减少复方药物的配伍变化，提高难溶性药物的溶解度，或提高药物的生物利用度，或改善药物的稳定性，或降低药物不良反应，或延缓药物释放、提高药物靶向性等作用。根据药剂学分散系统分类原则，分散相粒径在 $1 \sim 500\mu m$ 范围内统称为粗（微米）分散体系，主要包括微囊、微球等；分散相粒径小于 1000nm 属于纳米分散体系，主要包括脂质体、纳米乳、纳米粒、聚合物胶束、亚微乳等。

随着现代制剂技术的发展，微粒载体制剂已逐渐用于临床，其给药途径包括外用、口服与注射等。外用和口服微粒制剂一般将有利于药物对皮肤、黏膜等生物膜的渗透性，注射用微粒制剂一般具有缓释、控释或靶向作用。

## 三、微囊化技术

### （一）概述

**1. 微囊的含义**　微囊系指固态或液态药物被载体辅料包封成的微小胶囊。通常粒径在 $1 \sim 250\mu m$ 之间的称微囊，粒径在 $0.1 \sim 1\mu m$ 之间的称亚微囊，粒径在 $10 \sim 100nm$ 之间的称纳米囊。

**2. 微囊的特点**

（1）掩盖药物的不良气味　如大蒜素、黄连素等药物。

（2）提高药物的稳定性　药物被囊材包藏后，挥发性成分不易挥散；光线、空气中的氧气、湿气等对药物的影响被消除，提高了药物的稳定性。

（3）减少刺激性　药物包藏后，可防止药物在胃肠道失活或减少药物对胃肠道刺激。

（4）减少药物的配伍变化　对复方中相拮抗的药物，分别微囊化可隔离各组分，阻止活性成分之间的化学反应，减少其配伍变化。

（5）缓释或控释药物　采用缓控释材料将药物微囊化后，可延缓药物的释放，延长药物的作用时间，达到长效目的。

**3. 微囊的囊材**　囊材一般分为天然高分子材料、半合成高分子材料和合成高分子材料三类。常用的天然高分子材料有明胶、阿拉伯胶、白蛋白、淀粉、壳聚糖、海藻酸盐等。半合成高分子材料有甲基纤维素、乙基纤维素、羧甲基纤维素盐、羟丙甲纤维素等。合成高分子材料有聚乳酸、乳酸－羟基乙酸共聚物等。

你知道吗

### 微 球

微球系指药物溶解或分散在载体辅料中形成的微小球状实体。通常粒径在 $1 \sim 250\mu m$ 之间的称微球，粒径在 $0.1 \sim 1\mu m$ 之间的称亚微球，粒径在 $10 \sim 100nm$ 之间的称纳米球。

### （二）制备方法

目前制备微囊的方法众多，可归纳为物理化学法、化学法和物理机械法三大类。本节只着重介绍物理化学法中的凝聚法。

凝聚法分单凝聚法和复凝聚法，是当前对水不溶性的固体或液体药物进行微囊化最常用的方法。此法一般分四步进行：囊心物的分散、囊材的加入、囊材的沉积与囊材的固化四个步骤（图 27 - 3）。

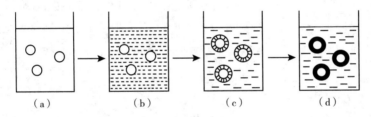

图 27 - 3　相分离微囊化步骤示意图
（a）囊心物分散在液体介质中；（b）加入囊材；（c）囊材的沉积；（d）囊材的固化

**1. 单凝聚法**　是指在囊心物和一种高分子囊材共存的溶液中，加入凝聚剂以降低高分子材料的溶解度而凝聚成囊的方法。如将药物分散在明胶（囊材）溶液中，加入强亲水性电解质硫酸钠溶液或强亲水性非电解质乙醇等凝聚剂，由于凝聚剂与明胶分子水合膜结合，使明胶的水合膜遭到破坏，明胶溶解度降低，凝聚成囊而自溶液中析出。

以明胶为囊材的单凝聚法工艺流程如图 27 - 4 所示。

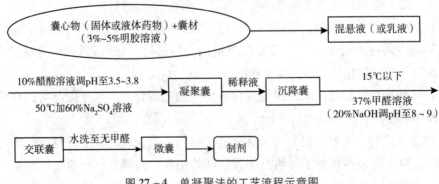

图 27 - 4　单凝聚法的工艺流程示意图

形成凝聚囊的温度以50℃以上为宜。稀释液为15%的硫酸钠溶液,用量为成囊体系的3倍,浓度过低可使微囊溶解,浓度过高可使微囊粘连。固化一般在15℃以下进行。

**2. 复凝聚法** 是利用两种具有相反电荷的高分子材料为囊材,将囊心物分散(混悬或乳化)在囊材的水溶液中,在一定条件下,相反电荷的高分子互相交联形成复合物,囊材溶解度降低而从溶液中凝聚析出成囊的方法。

以明胶和阿拉伯胶为囊材的复凝聚法工艺流程如图27-5所示。

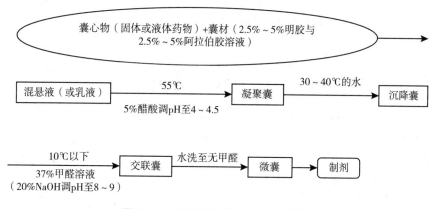

图 27-5 复凝聚法的工艺流程示意图

## 四、脂质体的制备技术

### (一)概述

**1. 脂质体的含义** 系指药物被类脂双分子层包封成的微小囊泡。一般而言,水溶性药物常常包含在水性隔室中,亲脂性药物则包含在脂质体的脂质双分子层中。脂质体有单室与多室之分。小单室脂质体的粒径一般在20~80nm之间,大单室脂质体的粒径在0.1~1μm之间,多室脂质体的粒径在1~5μm之间。通常小单室脂质体也可称为纳米脂质体。前体脂质体系指脂质体的前体形式,磷脂通常以薄膜形式吸附在骨架粒子表面形成的粉末或以分子状态分散在适宜溶剂中形成的溶液,应用前与稀释剂水合即可溶解或分散重组成脂质体。

> **请你想一想**
> 脂质体和表面活性剂的胶团在结构上有何不同?

**2. 脂质体的组成与结构** 脂质体的双分子层主要由磷脂和胆固醇组成。磷脂同时具有亲水性基团(由一个磷酸基和一个季铵盐基组成)和亲脂性基团(由两个较长的烃基组成),是形成双分子层的主要物质;胆固醇具有调节膜流动性的作用。

**3. 脂质体的特点**

(1)靶向性 脂质体进入体内后大部分被网状内皮系统的巨噬细胞作为异物吞噬,集中在肝、脾及骨髓等网状内皮细胞较丰富的器官。可用于肝肿瘤、肝寄生虫病、利什曼病等单核-吞噬细胞系统疾病的防治,如治疗肝利什曼原虫的锑剂脂质体,给药后肝脏药物浓度可提高200~700倍。

（2）缓释性　脂质体可缓慢释放药物，延缓肾排泄和代谢，从而延长药物的作用时间。如静脉注射阿霉素和阿霉素脂质体各 6mg/kg，二者的消除半衰期分别为 17.3 小时和 69.3 小时。

（3）降低药物毒性　脂质体进入体内后在心、肾中的分布明显减少，因此，对心、肾产生毒性的药物或对正常细胞有毒的抗肿瘤药物制成脂质体后，其毒性明显降低，如两性霉素 B 脂质体可降低心脏毒性。

（4）提高药物稳定性　脂质体的双分子层对药物有封闭作用，使药物的稳定性提高，如胰岛素、疫苗脂质体可提高主药的稳定性。

你知道吗

### 脂质体在药剂中的应用

脂质体作为药物载体具有可以提高药物治疗指数、降低药物毒性、减少副作用、靶向性、缓释长效以减少药物剂量、具脂质体细胞亲和性和组织相容性等特点，在抗癌、抗菌、免疫调节、镇静方面及肝炎治疗中都有所应用。目前脂质体主要用于包裹毒性大、不稳定或吸收效果差的中药。中药有效成分制备成脂质体后，可以口服给药、皮肤局部给药、静脉注射等途径应用于临床。紫杉醇脂质体（商品名为力扑素）是原国家食品药品监督管理局批准的第一个脂质体药物，也是国际首次上市的注射用紫杉醇脂质体药物，已于 2004 年上市，用于卵巢癌的一线化疗及以后卵巢转移性癌的治疗。

### （二）制备方法

**1. 薄膜分散法**　将磷脂、胆固醇等类脂质和脂溶性药物溶于三氯甲烷或其他有机溶剂中，在烧瓶中旋转蒸发，在烧瓶内壁上形成一层薄膜；将水溶性药物溶解在磷酸盐缓冲溶液中，倒入烧瓶内并不断搅拌，即得。薄膜分散法制得的多为多室脂质体，粒径较大，若需减小粒径，可经超声或高压乳匀处理。

**2. 逆相蒸发法**　将磷脂溶于有机溶剂（如乙醚、三氯甲烷等），加入含药物的缓冲液，超声使成稳定的 W/O 型乳剂，减压除去有机溶剂在旋转器壁上形成凝胶，再加入缓冲液使凝胶脱落，制得水性混悬液，通过凝胶色谱法或超速离心法，除去未包入的药物，即得大单室脂质体。

**3. 注入法**　将磷脂与胆固醇等类脂质及脂溶性药物共溶于有机溶剂（多采用乙醚、乙醇）中，然后在搅拌条件下将此药液用注射器注入 50℃ 的磷酸盐缓冲液中，不断搅拌至有机溶剂除尽。主要用于制备单室脂质体，少数为多室脂质体。

你知道吗

### 微粒制剂质量检查

微粒制剂生产与贮藏期间应检查的项目包括有害有机溶剂的限度检查；形态、粒径及其分布的检查；载药量和包封率的检查；突释效应或渗漏率的检查；稳定性研究；

含有磷脂、植物油等容易被氧化载体辅料的微囊，需进行氧化程度的检查；具有靶向作用的微粒制剂应提供靶向性的数据。此外，微粒制剂除应符合现行版《中国药典》指导原则的要求外，还应分别符合现行版《中国药典》中有关制剂通则（如片剂、胶囊剂、注射剂、眼用制剂、鼻用制剂、贴剂、气雾剂等）的规定，若制成缓释、控释、迟释制剂，则应符合缓释、控释、迟释制剂指导原则的要求。

## 任务二　药物制剂新剂型

### 一、缓释与控释制剂

#### （一）概述

**请你想一想**

　缓释制剂与控释制剂有何区别？

**1. 缓释制剂**　系指在规定的释放介质中，按要求缓慢地非恒速释放药物，与相应的普通制剂比较，给药频率减少一半或有所减少，且能显著增加患者用药依从性的制剂。

**2. 控释制剂**　系指在规定的释放介质中，按要求缓慢地恒速释放药物，与相应的普通制剂比较，给药频率减少一半或有所减少，血药浓度比缓释制剂更加平稳，且能显著增加患者用药依从性的制剂。

缓释与控释制剂的不同在于释药速率：缓释制剂是按时间变化先快后慢的非恒速释药，即以一级动力学或其他规律释放药物；控释制剂是按零级动力学规律释放药物，其释放是不受时间影响的恒速释药。缓释、控释制剂的释药曲线示意图如图27-6所示。

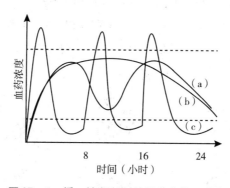

图27-6　缓、控释制剂的释药曲线示意图

（a）缓控释制剂，1次/日；（b）缓控释制剂，2次/日；（c）普通制剂，3次/日

目前，国内外已有大量缓控释制剂品种上市，如双氯芬酸钠缓释胶囊、氨茶碱缓释片，布洛芬缓释胶囊、伪麻黄碱渗透泵片等。

#### （二）缓释、控释制剂的特点

**1. 降低给药频率，提高顺应性**　缓释制剂能在较长时间内保持有效血药浓度，对于半衰期短或需要频繁给药的药物，可以减少给药次数，提高病人顺应性，特别适用于需要长期服药的慢性病病人。

**2. 降低不良反应及某些药物对胃肠道的刺激性**　缓释、控释制剂可以通过控制药物的释放速率，维持较平稳的血药浓度，在一定程度上避免了普通制剂的"峰谷现象"，可降低普通制剂血药浓度处于"波峰"时易出现的不良反应。缓释制剂药物释放较慢，可减少普通制剂口服后在胃肠道中迅速崩解溶出而产生的对胃肠的刺激作用。

**3. 减少用药的总剂量**　普通制剂血药浓度处于"波谷"时很可能低于治疗浓度而不能发挥疗效。缓释制剂使人体获得平稳的有效血药浓度，有时可减少用药的总剂量，用最小剂量达到最大药效。

**（三）缓释、控释制剂的类型及释药机制**

目前常见的缓释、控释制剂有骨架型、膜控型、渗透泵型和离子交换型等，本书仅介绍前两类。

**1. 骨架型**　骨架型是指药物和骨架材料通过压制或融合等特定工艺制成的固体制剂，有片剂、小丸、颗粒等多种形式。不同骨架片释药过程如图27-7所示。

（1）**不溶性骨架片**　常用的骨架材料有乙基纤维素、聚甲基丙烯酸酯、乙烯-醋酸乙烯共聚物等。不溶性骨架片在胃肠道中不崩解，消化液渗入骨架孔隙后，药物溶解并通过极细的通道向外扩散（图27-7a），药物释放后以完整的骨架随粪便排出。

（2）**溶蚀性骨架片**　是用蜂蜡、巴西棕榈蜡、氢化植物油、硬脂醇、单硬脂酸甘油酯等疏水性强的脂肪类或蜡类骨架材料制成，这些材料不溶于水，但在体内可被溶蚀水解。溶蚀性骨架片通过孔道扩散与溶蚀相结合来控制药物释放（图27-7b）。

（3）**亲水凝胶骨架片**　常用的骨架材料有羟丙甲纤维素（HPMC）、甲基纤维素（MC）、羧甲基纤维素钠（CMC-Na）、聚维酮（PVP）、卡波姆、海藻酸盐、壳聚糖等。骨架材料遇水或消化液后会膨胀，形成凝胶屏障而控制药物的释放，释放速度取决于药物通过凝胶层的扩散速度及凝胶的溶蚀速度（图27-7c）。

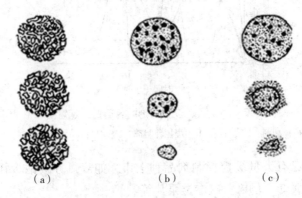

图27-7　不同骨架片的释药过程示意图

（a）不溶性骨架片；（b）溶蚀性骨架片；（c）亲水凝胶骨架片

**2. 膜控型**　是指通过包衣膜来控制和调节药物释放速率和行为的一类制剂，包括包衣片、包衣小丸、将包衣颗粒和包衣小丸填充于空心胶囊中制成的胶囊剂。常用的包衣材料有醋酸纤维素、乙基纤维素、聚丙烯酸树脂等。为增加包衣膜的通透性，调控释药速率，往往还在包衣膜中加入 PEG 类、PVP、乳糖等水溶性物质（称为致孔剂）。释药系统进入胃肠道后，包衣膜中的水溶性致孔剂被消化液溶解而形成孔道。消化液通过这些孔道进入释药系统的药芯，溶解药物，形成的溶液经膜孔向外渗透扩散而释放（图 27 – 8）。可通过控制包衣材料的种类、衣膜的组成、包衣厚度、微孔的孔径等来控制药物释放速度。

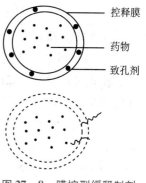

图 27 – 8 膜控型缓释制剂的释药过程示意图

### （四）制备方法

**1. 骨架型缓释、控释制剂**

（1）不溶性骨架片 通常采用的是将药物与不溶性骨架材料粉末混匀后直接压片或将不溶性骨架材料（如乙基纤维素）用适量乙醇溶解后，进行湿法制粒压片。

（2）亲水性凝胶骨架片 可采用湿法制粒压片法、干法制粒压片法及粉末直接压片法制备。

（3）溶蚀性骨架片 可采用熔融法制备，将药物与辅料直接加入熔融的蜡质中，熔融的物料再铺开冷却、固化、粉碎成颗粒，压片；或将熔融物倒入一旋转的盘中使成薄片，再研磨过筛制成颗粒，压片；溶剂分散法，将药物与辅料用适当溶剂溶解后加入到熔融的蜡质中，然后将溶剂蒸发除去，得到干燥的团块，再制粒后压片。

**2. 膜控型缓释、控释制剂**

（1）微孔膜包衣片 先按常规方法制备水溶性药物的片芯，再将醋酸纤维素、乙基纤维素等包衣材料用乙醇或丙酮等溶剂溶解，加入水溶性致孔剂等其他辅料，用此包衣液包在片芯上，即得微孔膜包衣片。

（2）膜控释小片 先将药物与辅料按常规方法制粒，压制成直径约为 2～3mm 的小片，再用缓释膜包衣后装入硬胶囊使用。每粒胶囊可装入几片或 20 片不等。在同一胶囊中的小片可包上不同缓释作用的衣料或不同厚度的包衣。

（3）膜控释小丸 先将药物粉末和辅料制成粒径小于 2.5mm 的圆球状丸芯，再包缓释衣，亦可用蜡脂类物质如脂肪酸、脂肪醇及酯类、蜡类等包衣。制备方法主要有滚动成丸法挤压 – 滚圆成丸法、离心 – 流化造丸法（流化床制粒）、喷雾冻凝法和喷雾制粒等。

## 二、靶向制剂

### （一）概述

**1. 靶向制剂的含义** 靶向制剂系指采用载体将药物通过循环系统浓集于或接近靶

器官、靶组织、靶细胞和细胞内特定结构的一类新制剂，可提高疗效、和（或）降低对其他组织、器官及全身的毒副作用。

**2. 靶向制剂的特点** 与普通制剂相比，靶向制剂可将药物输送至特定的器官或组织，使靶部位具有较高的药物浓度，并维持较长的时间，而其他器官或组织的药物分布较少，由此可避免药物全身分布所引起的毒性反应，减少药物用量。

**3. 靶向制剂的分类** 靶向制剂可分为三类：①一级靶向制剂，系指进入特定组织或器官；②二级靶向制剂，系指药物进入靶部位的特殊细胞（如肿瘤细胞）释药；③三级靶向制剂，系指药物作用于细胞内的特定部位。靶向制剂按其靶向原理，一般可分为被动靶向制剂、主动靶向制剂和物理化学靶向制剂。

（1）被动靶向制剂 又称自然靶向制剂，是以利用脂质、类脂质、蛋白质、生物降解高分子材料为载体，将药物包裹或嵌入其中制成的微粒给药系统。载药微粒进入体内后，被单核－吞噬细胞系统的吞噬细胞摄取，通过正常的生理过程运转至肝、脾、肺等器官。

（2）主动靶向制剂 是指用修饰的药物载体作为药物"导弹"，将药物定向地输送到靶区浓集而发挥药效。

（3）物理化学靶向制剂 是指用物理化学方法使药物在靶区发挥药效。物理化学靶向制剂包括以下几种。

1）磁靶向制剂 是用磁性材料为载体与药物制成的制剂，该制剂进入体内后，在体外磁场的引导下定位于靶区。所用的磁性材料一般是超磁流体，如 $FeO \cdot Fe_2O_3$ 或 $Fe_2O_3$。常见的有磁性微球和磁性纳米囊。

2）热敏感靶向制剂 是利用对温度敏感的载体制成的制剂，在热疗机的局部作用下，使其在靶区释放药物。主要有热敏脂质体和热敏免疫脂质体。

3）pH 敏感靶向制剂 是用对 pH 敏感的载体制备而成，利用肿瘤间质液的 pH 比正常组织显著低的特点，使药物在特定的低 pH 靶区内释放药物。

4）栓塞靶向制剂 是通过插入动脉导管将栓塞物输入到靶组织或靶器官，阻断癌组织的供血和营养，使靶区的肿瘤细胞缺血坏死，并释放药物。这类靶向制剂主要有栓塞微球和复乳。

## 三、经皮吸收制剂

### （一）经皮吸收制剂的概念和特点

**1. 概念** 将药物应用于皮肤上，穿过角质层，进入真皮和皮下脂肪以达到局部治疗作用，或经皮肤由毛细血管和淋巴管吸收进入体循环，产生全身治疗作用的过程称经皮给药。广义的经皮给药制剂包括软膏剂、硬膏剂、贴剂、涂剂和气雾剂等。狭义的经皮给药制剂一般是指贴剂，通常起全身治疗作用，也称经皮给药系统（transdermal drug delivery systems，简称 TDDS）。TDDS 发展很快，我国现有东莨胆碱、硝酸甘油、可乐定、雌二醇、芬太尼、尼古丁等经皮给药制剂。

你知道吗

### 贴剂和透皮贴剂

贴剂系指原料药物与适宜的材料制成的供贴敷在皮肤上的，可产生全身性或局部作用的一种薄片状柔性制剂。贴剂可用于完整皮肤表面，也可用于有疾病或不完整的皮肤表面。其中用于完整皮肤表面能将药物输送透过皮肤进入血液循环系统起全身作用的贴剂称为透皮贴剂。

**2. 经皮吸收制剂的特点**

（1）经皮吸收制剂可避免口服给药可能发生的肝脏的首过效应和药物在胃肠道的降解，使药物的吸收不受胃肠道因素影响，减少用药的个体差异。

（2）经皮吸收制剂可以长时间使药物以恒定速率进入人体内，减少给药次数，延长给药间隔。

（3）按需要的速率将药物输入体内，维持恒定的有效血药浓度，避免了口服给药等引起的血药浓度峰谷现象，降低了毒副反应。

（4）用药方便，可以随时中断给药，去掉给药系统后，血药浓度下降，尤其适用于婴儿、老人或不宜口服的病人。

**（二）经皮吸收制剂的分类和制备工艺**

**1. 经皮吸收制剂的分类**

（1）**膜控释型**　膜控释型 TDDS 的基本构造如图 27-9 所示，主要由无渗透性的背衬层、药库层、控释膜层和黏胶层四部分组成，在黏胶层外尚有保护膜。背衬层通常以铝箔或不透性聚合物材料制备，要求对药物，辅料，水分，空气均无渗透性，易于与控释膜复合，背面便于印刷商标，药名和剂量等文字。

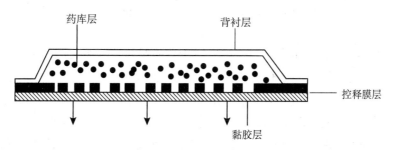

图 27-9　膜控释型 TDDS 示意图

膜控释型 TDDS 的释药速率与聚合物膜的结构、膜孔大小、组成、药物在其中的渗透系数、膜的厚度及黏胶层的厚度有关。

（2）**黏胶分散型**　黏胶分散型 TDDS 的药库及控释层均由单层或多层压敏胶组成，如图 27-10 所示，药物分散在胶层中成为药库层，均匀涂布在不渗透背衬层上。为了增强压敏胶与背衬层之间的黏附力，常先涂布一层与之亲和性强的不含药物的压敏胶层，然后覆以含药胶，在含药胶层上再覆以具有控释能力的胶层。

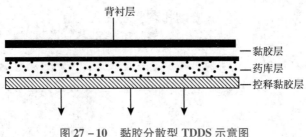

图 27-10　黏胶分散型 TDDS 示意图

（3）骨架扩散型　骨架扩散型 TDDS 的药物均匀分散或溶解在疏水或亲水的聚合物骨架中，然后在适宜的模具中铺成固定面积大小及一定厚度的药膜，再与压敏胶层、背衬层及防黏层复合即成为骨架扩散型 TDDS，如图 27-11 所示。由骨架材料控制药物的释放。压敏胶层可直接涂布在药膜的表面，也可以涂布在与药膜复合的背衬层上。

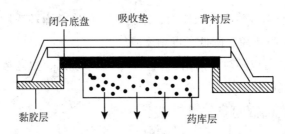

图 27-11　骨架扩散型 TDDS 示意图

**2. 经皮吸收制剂的制备工艺**　经皮吸收制剂根据其类型与组成有不同的制备方法，主要有以下三种。

（1）涂膜复合工艺　将药物分散在高分子材料如压敏胶溶液中，涂布于背衬膜上，加热烘干使溶解高分子材料的有机溶剂蒸发，然后再进行第二层或多层膜的涂片，最后覆盖上保护膜。

（2）充填热合工艺　是在定型机械中，于背衬膜与控释膜之间定量充填药物库材料，热合封闭，然后覆盖上涂有胶黏层的保护膜。

（3）骨架黏合工艺　是在骨架材料溶液中加入药物，浇铸冷却型，切割成小圆片，黏贴于背衬膜上，加保护膜而成。

**3. 常用的渗透吸收促进剂**　经皮吸收制剂中要加入使药物经皮吸收渗透促进剂，否则药物难以透过皮肤被吸收。渗透促进剂是指能够降低药物通过皮肤的阻力，加速药物穿透皮肤的物质。常用的有以下几类。

（1）表面活性剂　可渗透皮肤，与皮肤成分相互作用，改变其渗透性质，应用较多的有十二烷基硫酸钠。

（2）氮酮类化合物　如月桂氮酮对亲水性药物的渗透促进作用强于对亲脂性药物，与其他促进剂合用效果更好，与丙二醇、油酸等均可配伍使用。其化学性质稳定，无刺激性、无毒性，有很强的穿透促进作用，是一种较理想的促渗剂。

（3）醇类化合物　包括乙醇、丁醇、丙二醇、甘油及聚乙二醇等，单独使用效果不佳，常与其他促进剂合用，可增加药物的溶解度，起到协同作用。

## 任务三　生物技术药物制剂

### 一、生物技术药物制剂的总体认识

生物技术或称生物工程（biotechnology），是应用生物体（包括微生物、动物细胞、植物细胞）或其组成部分（细胞器和酶），在最适条件下，生产有价值的产物或进行有益过程的技术。现代生物技术

> **请你想一想**
> 蛋白质一般结构和高级结构分别是什么？

主要包括基因工程、细胞工程与酶工程。此外还有发酵工程（微生物工程）与生化工程。

生物技术药物是指采用现代生物技术，借助某些微生物、植物或动物来生产所需的药品。采用 DNA 重组技术或其他生物新技术研制的蛋白质或核酸类药物，也称为生物技术药物。

### 二、蛋白质与多肽类药物制剂研究

生物技术药物制剂，目前国内外已批准上市的四十余种，正在研究的有数百种之多，这些药物均属蛋白质与多肽类药物。如环孢素 A、降钙素、促黄体生成素释放激素类似物、催产素、加压素等，用提取或其他方法生产，已在临床上使用。

随着生物技术药物的发展，蛋白质与多肽类药物制剂的研究与开发，已成为医药工业中一个重要的领域，同时给药物制剂带来了新的挑战。由于生物技术产品多为蛋白质和多肽类，性质很不稳定，极易变质，因此如何将这类药物制成安全、有效、稳定的制剂，就是摆在我们面前的一大难题。另一方面，运用制剂手段将这类药物制成口服制剂或通过其他途径给药，以提高其稳定性和病人使用的顺应性，是一项非常有意义的工作，具有潜在的研究价值和广阔的应用前景。

### 三、蛋白质与多肽类药物制剂的结构和稳定性

生物技术药物多为蛋白质与多肽类药物，这些药物的化学结构相当复杂，理化性质也有它的特殊性，因此在设计与评价这类药物的给药系统时必须首先了解其结构特性与理化性质。

（一）蛋白质的结构特点

**1. 蛋白质的组成和一般结构**　蛋白质是由许多氨基酸按一定顺序排列，通过肽键相连而成的多肽链。蛋白质分子量很大，一般在 $5 \times 10^3 \sim 5 \times 10^6$。蛋白质的肽链结构包括氨基酸组成、氨基酸排列顺序、肽链数目、末端组成和二硫键的位置等。

组成蛋白质的氨基酸有 20 多种，一个氨基酸的羧基可以和另一个氨基酸的氨基缩合失去 1 分子水而生成肽，两个氨基酸缩合成的肽称为二肽，由十个以上氨基酸组成的肽称多肽。连接氨基酸之间的键称为酰胺键，又称肽键，是蛋白质中氨基酸之间连接最基本的共价键。蛋白质多肽链中许多氨基酸按一定的顺序排列，每种蛋白质都有特定的氨基酸排列顺序。蛋白质结构可分为一级、二级、三级、四级结构。一级结构为初级结构，指蛋白质多肽链中的氨基酸排列顺序，包括肽链数目和二硫键位置。二级、三级、四级结构为高级结构或空间结构。高级结构和二硫键对蛋白质的生物活性有重要影响。

**2. 蛋白质的高级结构**　蛋白质的高级结构包括二级、三级与四级结构。二级结构指蛋白质分子中多肽链骨架的折叠方式，即肽链主链有规律的空间排布，一般有螺旋结构与折叠形式。三级结构是指一条螺旋肽链，即已折叠的肽链在分子中的空间构型，即分子中的三维空间排列或组合方式系一条多肽链中所有原子的空间排布。四级结构是指具有三级结构的蛋白质各亚基聚合而成的大分子蛋白质。四级结构可以由两个以上的小亚基聚合而成。所谓亚基，就是含有二条或多条多肽链的蛋白质，这些多肽链彼此以非共价键相连，每一条多肽链都有自己的三级结构，此多肽链就是该蛋白质分子的亚单位（亚基）。

**（二）蛋白质的理化性质**

**1. 蛋白质的一般理化性质**　蛋白质的分子量，小的有几千，如胰岛素（单体6000）；大的上千万，如斑纹病毒（烟草）（$6 \times 10^7$）。蛋白质在水中形成亲水胶体，颗粒大小在 1~100nm 之间。它不能透过半透膜。由于蛋白质分子中存在极性基团如 $—NH_3$、$—COO^-$、$—NH_2$、$—OH$、$—SH$ 等，可形成水化层而稳定。

（1）旋光性　蛋白质分子总体旋光性由构成氨基酸各个旋光度的总和决定，通常呈右旋，它由螺旋结构引起。蛋白质变性，螺旋结构松开，则其左旋性增大。

（2）紫外吸收　大部分蛋白质均含有带苯核的苯丙氨酸、酪氨酸与色氨酸，苯核在紫外光 280nm 有最大吸收。氨基酸在紫外光 230nm 显示强吸收。

（3）蛋白质两性本质与电学性质　蛋白质除了肽链 $N$－末端有自由的氨基和 $C$－末端有自由的羧基外，在氨基酸的侧链上还有很多解离基团，如赖氨酸的 $\varepsilon$－氨基，谷氨酸的 $\gamma$－羧基等。这些基团在一定 pH 条件下都能发生解离而带电。蛋白质是两性电解质，在不同 pH 条件下蛋白质会成为阳离子、阴离子或二性离子。

**2. 蛋白质的不稳定性**　蛋白质的稳定性对于蛋白质类药物的制剂研究、生产、贮存等极为重要。引起蛋白质不稳定的原因很多，如前所述，共价键与非共价键的破坏与生成，均可引起蛋白质类药物的不稳定。

（1）由共价键引起的不稳定性　共价键改变引起蛋白质不稳定的化学反应有水解、氧化和消旋化，此外还有蛋白质的特有反应，即二硫键的断裂与交换。

（2）由非共价键引起的不稳定性　引起蛋白质不可逆失活作用的有聚集、宏观沉淀、表面吸附与蛋白质变性，这些都是由与空间构象有关的非共价键引起，这些现象在开发蛋白质与多肽类药物制剂中常会带来许多困难。

你知道吗

### 蛋白质变性

天然蛋白因受物理或化学因素影响，高级结构遭到破坏，致使其理化性质和生物功能发生改变，但并不导致一级结构的改变，这种现象称为蛋白质的变性。二硫键的改变引起的失活可看作变性。

能使蛋白质变性的因素很多，如强酸、强碱、重金属盐、尿素、胍、去污剂、三氯乙酸、有机溶剂、高温、射线、超声波、剧烈振荡或搅拌等。但不同蛋白对各种因素的敏感性不同。

## 目标检测

### 一、A 型题（单项选择题）

1. 以下不会应用固体分散技术的剂型是（　　）
   - A. 栓剂
   - B. 胶囊剂
   - C. 口服液
   - D. 片剂
   - E. 软膏剂

2. 用 β-环糊精包藏挥发油后制成的固体粉末为（　　）
   - A. 固体分散体
   - B. 包合物
   - C. 脂质体
   - D. 微球
   - E. 物理混合物

3. 下列关于微囊的叙述中，错误的是（　　）
   - A. 药物制成微囊可具有肝或肺的靶向性
   - B. 通过制备微囊可使液体药物固体化
   - C. 微囊可减少药物的配伍禁忌
   - D. 微囊化后药物结构发生改变
   - E. 微囊化可提高药物的稳定性

4. 包合技术常用的制备方法不包括（　　）
   - A. 熔融法
   - B. 饱和水溶液法
   - C. 研磨法
   - D. 冷冻干燥法
   - E. 喷雾干燥法

5. 下列关于经皮吸收制剂特点的叙述，错误的是（　　）
   - A. 可以避免肝脏的首过效应
   - B. 给药方便
   - C. 药物利用降低
   - D. 可减少给药次数
   - E. 可消除或减弱血药浓度的峰谷现象

6. 蛋白质的高级结构是指蛋白质的（　　）
   - A. 一级、二级、三级、四级结构
   - B. 二级、三级、四级结构

C. 三级、四级结构　　　　　　　　　　D. 四级结构

E. 一级、二级结构

## 二、B 型题（配伍选择题）

【7～8 题共用备选答案】

A. 单凝聚法　　　　　　B. 复凝聚法　　　　　　C. 溶剂 – 非溶剂法

D. 喷雾干燥法　　　　　E. 界面缩聚法

以上制备微囊的方法中

7. 以电解质或强亲水性非电解质为凝聚剂的是（　　　）

8. 利用两种具有相反电荷的高分子作囊材的是（　　　）

【9～11 题共用备选答案】

A. 明胶　　　　　　　　B. 环糊精　　　　　　　C. PEG

D. 可可豆脂　　　　　　E. 淀粉

9. 属于微囊囊材的是（　　　）

10. 属于包合物成分的是（　　　）

11. 属于固体分散体材料的是（　　　）

【12～13 题共用备选答案】

A. 被动靶向制剂　　　　B. 磁靶向制剂　　　　　C. 热敏感靶向制剂

D. pH 敏感靶向制剂　　　E. 栓塞靶向制剂

12. 磁性微球和磁性纳米囊属于（　　　）

13. 药物在特定的低 pH 靶区内释放药物的制剂属于（　　　）

## 三、X 型题（多项选择题）

14. 药物微囊化的优点有（　　　）

A. 延长药效　　　　　　　　　　　　B. 掩盖不良嗅味

C. 增加药物稳定性　　　　　　　　　D. 改善药物的流动性和可压性

E. 增加毒副作用

15. 脂质体的双分子层主要组成成分包括（　　　）

A. 磷脂　　　　　　　　B. 胆固醇　　　　　　　C. 明胶

D. 聚乙二醇　　　　　　E. 环糊精

微课　　　　　划重点　　　　　自测题

# 项目二十八 生物药剂学基本知识

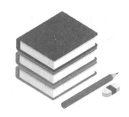

学习目标

**知识要求**

1. **掌握** 药物的吸收、分布与消除的含义和过程。

2. **了解** 生物药剂学的含义；生物药剂学中各因素与药效的关系；药物动力学参数的种类和意义。

**能力要求**

1. 学会指导药品正确使用。

2. 学会运用所学知识来进行用药指导。

## 岗位情景模拟

**情景描述** 患者，女，23 岁，喉咙干，有异物感，声音嘶哑，患者到药店买药，店员推荐了黄氏响声丸及西瓜霜含片。

**讨论** 1. 黄氏响声丸和西瓜霜含片在体内的吸收是否相同？

2. 影响药物吸收的因素有哪些？

## 任务一 生物药剂学

### 一、概述

#### （一）生物药剂学的含义

生物药剂学是研究药物及其制剂在体内的吸收、分布、代谢、排泄等过程，同时阐明药物的剂型因素、用药对象的生物因素与药效三者之间相互关系的一门学科。研究生物药剂学的目的是为了控制药物制剂的内在质量、设计合理的剂型、生产工艺，为新药开发和临床合理用药提供科学依据，确保药物有效性和安全性。

#### （二）生物药剂学研究的内容

生物药剂学与多学科（如药理学、药物化学等）有密切联系，其主要是研究已证明有效的药物，当制成某种剂型时，以某种途径给药后，能否很好地被吸收、分布到各个组织和器官，并以一定的浓度维持一定时间，以发挥预期治疗作用。

**请你想一想**

硫酸镁口服、静脉注射及外敷三种给药途径的作用相同吗？

## 二、生物药剂学中各因素与药效的关系

### （一）药物的剂型因素与药效的关系

剂型因素指的是与剂型有关的理化因素，而不是指单纯的剂型概念，主要包括以下因素。

**1. 药物的化学性质**　例如酸、碱、盐、酯、络合物、前体药物等。

**2. 药物的物理性质**　例如粒径、晶型、溶出速率、溶解度等。

**3. 处方组成的性质与用量**　例如处方中添加的各种辅料或附加剂的性质和用量。

**4. 药物的剂型及给药途径**　例如片剂、软膏剂、栓剂、注射剂等。

**5. 制备工艺过程、操作和贮存条件。**

药物的活性受其理化学性质和剂型、给药途径等因素的影响。同一药物不同剂型、不同给药途径或者相同给药途径、不同剂型，进入体内后的血药浓度都可能不同，药效也会有所差别。

### （二）用药对象的生物因素与药效的关系

用药对象的生物因素指的是机体的年龄、种族、性别、遗传、生理和病理因素等。

**1. 种族差异**　不同生物体，如鼠、兔、狗和人的差异，以及不同的地理区域和生活条件下形成的差异，如人种、肤色等。

**2. 性别差异**　指动物的雌雄，人的性别差异。

**3. 年龄差异**　指新生儿、婴幼儿、青年和老年人的生理功能的差异，药物在体内的吸收、分布、代谢和排泄过程均存在较大差异。

**4. 遗传差异**　人体内参与药物代谢的各种酶的活性可能存在着很大的个体差异，这些差异可能是遗传因素引起。

**5. 生理与病理条件的差异**　生理因素如妊娠、各种疾病引起的病理因素均能导致药物体内过程的改变，存在一定差异。

你知道吗

#### 妊娠对药效的影响

妊娠妇女由于新生命的孕育，其心血管、消化、内分泌等系统都将出现各种各样的生理变化，导致此时药物的吸收、分布、代谢及排泄都可能出现与正常人有所不同。比如吸收：妊娠妇女胃酸分泌减少，胃肠活动减弱，使口服药物吸收减慢，达峰时间滞后，生物利用度下降。

## 任务二　药物的吸收、分布与消除

### 一、药物的吸收

药物的吸收系指药物从用药部位进入血液循环的过程。除血管内给药（如静脉注

射给药）外，非血管内给药（胃肠道给药、肌肉注射等）都存在吸收过程。对于药物来说，吸收是药物发挥体内药效的重要前提。给药途径、剂型往往会影响药物在体内的吸收，所以药物的吸收是生物药剂学研究的重点。

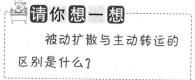

请你想一想
被动扩散与主动转运的区别是什么？

**（一）药物的膜转运方式**

相同的药物在不同的组织会采取不同的转运方式，不同的药物往往也以不同的方式转运，如图 28 – 1 所示。

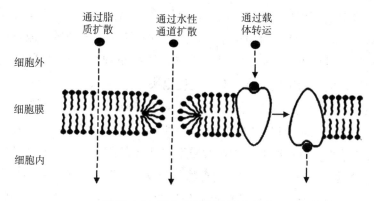

图 28 – 1　药物通过细胞膜的方式

常见的转运方式主要有以下几种。

**1. 被动扩散**　指药物由高浓度一侧通过生物膜扩散到低浓度一侧的转运过程。口服给药后，胃肠液中药物浓度高，而生物膜内侧药物浓度低，药物分子以被动扩散为主要方式透过生物膜，转运到血液中完成吸收过程。该转运方式的特点是：顺浓度梯度转运，不需要载体，不耗能，无饱和现象和竞争抑制作用。大多数药物以分子形式通过这种方式转运。

**2. 主动转运**　指借助于载体蛋白的帮助，药物分子由低浓度区向高浓度区转运的过程。该转运方式的特点是：逆浓度梯度转运，需载体，耗能，有饱和现象和竞争抑制，有部位专属性。一些生命必需的物质如氨基酸、$Na^+$、$Cl^-$、水溶性纤维素及有机酸、碱等弱电解质的离子型均以主动转运方式通过生物膜而被吸收。

**3. 促进扩散**　指借助于载体蛋白的帮助，由高浓度区向低浓度区扩散，又称为易化扩散。该转运方式的特点是：顺浓度梯度转运，需载体，无耗能，有饱和现象和竞争抑制，也有部位专属性，如 D – 葡萄糖、D – 木糖和某些季铵盐类的转运。

**4. 膜动转运**　指通过细胞膜的主动变形将某些物质摄入细胞内的或从细胞内释放到细胞外的过程。膜动转运可分为胞饮和吞噬作用，摄取的物质为液体称为胞饮，摄取的物质为大分子或微粒称为吞噬。它是机体转运大分子化合物如多肽和蛋白质的重要转运方式。

**5. 孔道转运**　生物膜上存在一些水性通道或蛋白质分子孔道。一些物质包括水和某些电解质等可以通过这些孔道。该转运通常与药物的分子结构和大小有关。

### （二）影响药物胃肠道吸收的生理因素

**1. 胃肠道 pH 的影响**　胃肠道 pH 的大小对药物的吸收有影响。胃液 pH 通常为 1～3，十二指肠 pH 为 4～5，大肠液 pH 为 7～8，胃液的 pH 有利于弱酸性药物的吸收，小肠的 pH 有利于弱碱性药物的吸收。药物及病理状况会使胃肠道 pH 发生变化，如胃酸缺乏的患者胃液 pH 明显增高。抗胆碱药如阿托品等抑制胃酸的分泌，抗酸剂氧化镁、氢氧化铝凝胶等可中和胃酸，这些药物均能使胃液的 pH 上升，从而影响药物的吸收。

**2. 胃排空速率的影响**　单位时间胃内容物经幽门向小肠排出量称胃排空速率。影响胃排空速率的因素有胃内容物成分、胃内液体量、药物因素、身体所处的姿势等。药物多以小肠吸收为主，而胃排空速率反映了药物到达小肠的速度，故对药物的吸收、起效快慢、药效强弱和持续时间均有明显影响。胃排空加快，药物到达小肠部位时间缩短，吸收加快，生物利用度提高，起效速度也快。

**3. 食物的影响**　食物能减慢胃排空速率，还能影响固体制剂的崩解和药物的溶出，增大胃内容物黏度，从而推迟药物在小肠的吸收。食物中若有脂肪存在时可刺激胆汁分泌，可增加难溶性药物的吸收，如灰黄霉素在进食高脂肪食物时吸收率明显增加。

**4. 胃肠道蠕动的影响**　胃的蠕动使食物与药物充分混合，还兼有粉碎和搅拌作用，使药物与胃黏膜充分接触，有利于在胃中的吸收，并将内容物向十二指肠方向推进。小肠的运动可促进固体制剂的崩解，使之与肠液混合溶解，增加药物与吸收黏膜表面的接触，有利于药物的吸收。一般药物与吸收部位的接触时间越长，吸收越好。

### （三）药物的非胃肠道吸收

**1. 注射吸收**　除血管内给药不需吸收外，其他途径给药如皮下注射、肌内注射、腹腔注射都有吸收过程。注射给药一般产生全身作用，起效迅速、生物利用度高。注射给药时，药物的理化性质如分子量大小及脂溶性、药物剂型、注射部位血流状态均影响药物的吸收速度。血流与吸收的关系是在血流量大时吸收速度基本固定，吸收的限速因素主要是药物的扩散。而当血流慢时，血流速度则成为吸收主要限速因素。局部热敷、运动可使血流加快，促进药物的吸收；冷敷或使用肾上腺素，可收缩血管，减少吸收。

**2. 直肠给药吸收**　直肠在大肠的末端，直肠黏膜是类脂膜，表面无绒毛，皱褶少，但近肛门端血管丰富，故栓剂、灌肠剂等剂型给药时，吸收效果良好。直肠中药物的吸收，一般是被动扩散，药物吸收与脂溶性、解离度、溶解度、粒径和基质的种类等因素有关。

**3. 肺部吸收**　肺部给药的剂型有气雾剂、喷雾剂、吸入剂等，能在用药部位产生局部和全身作用。药物的肺部吸收主要在肺泡中进行，肺泡表面积大，有丰富的毛细血管，肺部给药后，可直接进入血液循环，不受肝脏首过效应的影响，属于速效制剂。如异丙肾上腺素气雾剂每次喷射一个剂量，吸入后 1～2 分钟起平喘作用。

**4. 皮肤给药吸收** 皮肤给药的剂型有软膏剂、贴膏剂、贴剂等，主要用于皮肤表面，发挥局部或全身治疗作用。由于疾病部位的深浅不同，若想发挥全身作用时，通常要求药物有一定的穿透性。药物的性质、基质、皮肤生理因素会影响药物的吸收，加入适宜的透皮促进剂如醇类、月桂氮䓬酮、表面活性剂等，可增加药物的透皮吸收作用。

**5. 口腔黏膜吸收** 口腔黏膜给药的剂型有贴片、舌下片、咀嚼片等，药物经口腔黏膜吸收产生局部或全身作用。口腔吸收的药物经颈内静脉到达心脏，再进入血液循环，避免肝脏的首过效应，也不受胃肠道 pH 破坏。如硝酸甘油、卡托普利等在舌下有良好的吸收。

**6. 眼部吸收** 常用的眼用制剂有滴眼剂、眼膏剂、眼用膜剂、脂质体、植入剂等。眼用制剂使药物主要在局部产生作用，从而减少用药量及可能出现的全身作用。药物的眼部吸收可通过角膜和结膜两条途径吸收。角膜是药物眼部吸收的主要屏障，药物分子必须具有适当的油水分配系数才能透过角膜；结膜内含有许多血管和淋巴管，进入结膜的药物大部分会进入血液循环并引发全身作用。

## 二、药物的分布

药物的分布系指从给药部位吸收进入血液循环后，由血液运送到体内各脏器和组织的过程。药物在体内的分布情况直接关系到药物的疗效、持续时间及不良反应。影响组织分布的因素主要有以下几个。

**1. 血液循环和血管通透性的影响** 药物经给药部位向血液循环分布，血流速度和血流量会影响分布的速率。血流量丰富的组织器官（如肝脏、肾脏等），药物可迅速分布并达到平衡且数量较多，而皮肤、肌肉等组织部位，由于血液循环不好，药物分布达平衡时间较长。

**2. 血浆蛋白结合率** 药物进入血液后，通常会与血浆蛋白结合。药物与血浆蛋白结合是一种可逆过程，处于结合型与游离型药物的动态平衡，只有游离型药物透过生物膜转运到各组织器官才能发挥药理作用，而结合型药物起贮库作用。不同的药物与血浆蛋白结合的能力大小不一，血浆蛋白结合率高的药物能取代结合率弱的药物，使其在血液中的游离型浓度增加，而出现毒副作用。药物与血浆蛋白结合还与其理化性质、给药剂量，患者的性别、年龄以及病症等因素有关。

**3. 组织蓄积** 当药物与某些组织具有特殊亲和性时，该组织就成为药物贮库，连续给药时，组织中药物浓度逐渐上升，产生蓄积，如四环素可与钙生成不溶性络合物，滞留在小儿新形成的牙齿和骨骼上，从而导致新生儿骨生长抑制，以及牙齿变色和畸形。

## 三、药物的消除

消除是指原型药物从体内不可逆地消失的过程，包括代谢和排泄两个过程。代谢是指药物在体内发生化学结构变化的过程，又称为生物转化。药物代谢主要在肝脏内进行，参加药物代谢的酶通常分为微粒体酶系和非微粒体酶系。多数药物代谢后其活性减弱或消失，但也有些药物经代谢转变成药理活性物质，如前体药物制剂应用后，药物经代谢转化为活性的母体药物。

影响药物代谢的主要因素包括给药途径、给药剂量、剂型、合并用药，以及生理因素（性别、年龄、种族）和病理因素等，如利多卡因在女性体内的半衰期比男性长，药物作用持续时间也长；老年人由于机体各器官功能的衰减，对药物的代谢能力也相应较弱，导致血药浓度过高，持续时间过长而出现不良反应。

排泄是指药物以原型或代谢物的形式通过排泄器官排出体外的过程。药物的排泄与药效、持续时间及不良反应等密切相关。当药物排泄量大，速度快，血液中的药量减少，药效降低或消失。相反，排泄速度降低时，血液中药量增大，往往会产生不良反应，甚至中毒。如肾衰竭造成的药物排泄减慢时，庆大霉素、链霉素、卡那霉素等氨基糖苷类抗生素在体内滞留时间延长，可引起毒副作用。

人体最主要的排泄途径是肾脏排泄，其次是胆汁排泄，还有唾液、乳汁、呼吸道等排泄途径。

**1. 肾脏排泄**　肾脏是人体排泄最重要的器官，排泄包括三个过程，即肾小球的滤过、肾小管的分泌及肾小管的重吸收。一般药物在体内大部分代谢产物经肾由尿排出，也有的药物以原型形式由肾清除。

**2. 肝脏排泄**　药物或代谢物可以通过毛细胆管膜向毛细胆管内分泌。其转运机制有被动扩散和主动转运等。肝－肠循环指在胆汁中排出的药物或代谢物，在小肠中转运期间重吸收，经门静脉返回肝脏的现象。当药物合并用药时，或改变制剂工艺，或因病理因素而使肝－肠循环发生变化，会立即影响到药效和毒性。存在肝－肠循环现象的药物有地高辛、吗啡、己烯雌酚、苯妥英钠、华法林、氯丙嗪等。

你知道吗

### 药物代谢两阶段

药物代谢过程分为两个阶段：第一阶段是药物通过氧化、水解、还原等反应，使药物结构中增加极性基团，如羟基、氨基、羧基等，使药物分子的水溶性增大；第二阶段反应是结合反应，上述极性基团与体内的葡萄糖醛酸、甘氨酸、硫酸等结合，增加药物的极性，使其容易从肾脏排泄。

## 任务三　药物动力学

### 一、药物的动力学参数

药物动力学系指应用动力学的原理与数学处理方法，定量地描述药物通过各种途径（如静脉注射、肌内注射、口服给药）进入机体内的吸收、分布、代谢和排泄等过程的动态变化规律，即研究体内药物的存在位置、数量（或浓度）与时间之间的关系。

药物动力学研究中，常以药物动力学参数来表示药物体内过程的特征。随着人们生活水平的提高和人们对健康认识程度的加深，人们对药品安全性和使用方法问题越来越受到关注，药品的说明书更加详细，一般都列有药物动力学参数。药物动物学研究在指导新药设计、优选给药方案、改进药物剂型等方面都起着重要作用。

（一）表观分布容积

表观分布容积是给药剂量或体内药量与血浆药物浓度之间相互关系的一个比例参数，一般用 $V_d$ 表示，其单位通常以 L 或 L/kg 表示。表观分布容积是一个假想的容积，不具有直接的生理意义，但研究表观分布容积可反映药物分布的广泛程度或与组织中大分子的结合程度。

表观分布容积是药物的一个特征参数，对不同的药物而言，与血浆和组织蛋白结合很高的亲脂性药物，其表观分布容积数值较大，对水溶性和极性大的药物，其表观分布容积数值则较小。对同一种药物来说，药物作用在不同个体上反映出的表观分布容积的数值是不同的，就是说表观分布容积存在着个体差异。

（二）消除速率常数

消除是指体内药物不可逆失去的过程，它主要包括代谢和排泄。单位时间内机体消除药物的量即为消除速率常数（$K$），其单位为时间的倒数，$K$ 值大小可衡量药物从体内消除的快与慢，即消除速率常数越大的药物，表示该药物在体内存留的时间越短。

药物从体内消除途径有：肝脏代谢、肾脏排泄、胆汁排泄及肺部呼吸排泄等，消除速率常数 $K$ 等于各代谢和排泄过程的速度常数之和。

（三）生物半衰期

生物半衰期是指体内药量或血药浓度降低一半所需的时间，又称消除半衰期，常以 $t_{1/2}$ 表示。药物的生物半衰期与消除速率常数一样，常用来衡量药物在体内的存留时间和存留量。一般来说，代谢快，排泄快的药物，其生物半衰期较短；而代谢慢、排泄慢的药物，其生物半衰期较长。

药物的生物半衰期是药物动力学的特征参数之一，了解各种药物的生物半衰期有利于指导临床药物应用，尤其对疾病治疗过程中的重复用药，帮助临床医学和药学工作者确定适当的给药时间间隔，从而提高药物治疗的安全性和有效性。生物半衰期的长短与药物的结构性质有关外，还与机体消除器官的功能有关。

> **请你想一想**
>
> 绝对生物利用度和相对生物利用度有何区别？

（四）生物利用度

生物利用度是指药物或制剂被机体吸收后，进入体循环的速度和程度，用 $F$ 表示。

生物利用度分为绝对生物利用度和相对生物利用度。

绝对生物利用度是指吸收进入体内循环的药量占总给药剂量的百分比；相对生物利用度是一种受试制剂与已知参比制剂的吸收分数的比较。绝对生物利用度是以静脉注射制剂为参比标准，通常用于原料药及新剂型的研究，而相对生物利用度则是剂型之间或同种剂型不同制剂之间的比较研究，一般是以吸收最好的剂型或制剂为参比标准。

影响生物利用度的因素较多，包括剂型因素和生理因素，其中剂型因素主要有药物颗粒大小、晶型、填充剂的紧密度、赋型剂及生产工艺等，生理因素主要有胃液pH，吸收部位的表面积大小，药物代谢的影响等。生物利用度是用来评价制剂吸收程度的指标。

## 二、药物动力学研究的意义

药物动力学是用数学模型分析手段来研究药物在体内动态变化规律的科学，它的基本分析方法已渗入到生物药剂学、药剂学、分析化学、临床药学、药理学、毒理学等多种科学领域中，成为这些学科主要的基础，推动这些学科的发展。药物动力学研究的意义在于它在药学领域中具有广泛的应用。

### （一）药物动力学在药物研发中的意义

研制一种新药时，既要弄清疗效关系，也要掌握药物理化性质与药物体内过程之间的关系。设计新化合物时，首先要参考药物动力学参数，分析药物本身结构对药动学参数的影响，发现影响吸收的动力学过程，找出规律，再用以指导其化合物的设计过程。

### （二）药物动力学在中药成分研究中的意义

中药为多成分复杂体系，其作用是多途径、多靶点协同作用。药物经口服以后，经过胃酸、各种消化酶的代谢作用，真正发挥作用的物质成分可能是代谢后转化成了新的化学物质，不一定是原来的化学物质。要想认识真正的有效成分作用机制，必须阐明活性成分在吸收、分布、代谢的全过程中所发生的一切变化。

### （三）药物动力学在药理学研究中的意义

药理学主要的研究内容包括药物效应动力学和药物代谢动力学两部分。药物的药理作用的强弱大多与药物浓度有关，药物在血液中的浓度又常常反映作用部位的浓度。药物在体内吸收后随着时间的不同，血药浓度随着发生变化，绘成血药浓度－时间曲线，再通过数学模型处理，得到各种动力学参数，计算药物的半衰期，反映药物在体内的吸收、分布、代谢和排泄情况。

### （四）药物动力学对临床用药指导的意义

在临床给药方案设计中，需考虑到药物剂量，如果剂量过大，容易引起中毒；剂量过小，则发挥不了疗效。根据药物动力学研究，明确药物的半衰期或稳态血药浓度，设计出给药间隔、维持剂量等给药方案，特别对特殊人群，特殊疾病患者给药方案设计，必须实现给药方案个体化。

## 你知道吗

### 药物体内过程

药物的体内过程一般包括吸收、分布、代谢（生物转化）和排泄过程。药物在体内转运可看成是药物在隔室间的转运，而隔室的概念比较抽象，无生理和解剖学意义。但隔室的划分是根据组织、器官、血液供应多少和药物分布转运速度快慢而确定的，并非是随意划分的，多采用单室模型和两室模型两种。单室模型即药物进入体循环后，迅速分布于各个组织、器官和体液中，并立即达到分布上的动态平衡，成为动力学上所谓的"均一"状态。两室模型是把机体看成药物分布速度不同的两个单元组成的，一个单元成为中央室，另一个单元为周边室。中央室是由血液和血流丰富的组织、器官等所组成，药物在血液与这些组织间的分布迅速达到分布上的平衡；周边室（外室）是由血液供应不丰富的组织、器官等组成，体内药物向这些组织的分布较慢，需要较长时间才能达到分布上的平衡。

## 目标检测

### 一、A型题（单项选择题）

1. 下列叙述错误的是（　　）
   - A. 生物药剂学是研究药物在体内的吸收、分布、代谢与排泄的机制及过程的边缘科学
   - B. 大多数药物通过被动扩散方式透过生物膜
   - C. 主动转运是一些生命必需的物质和有机酸、碱等弱电解质的离子型等，借助载体或酶促系统从低浓度区域向高浓度区域转运的过程
   - D. 被动扩散一些物质在细胞膜载体的帮助下，由高浓度区域向低浓度区域转运的过程
   - E. 通过细胞膜的主动变形将某些物质摄入细胞内的或从细胞内释放到细胞外的过程，称为膜动转运

2. 一般认为在口服剂型中药物吸收的大致顺序为（　　）
   - A. 水溶液 > 混悬液 > 散剂 > 胶囊剂 > 片剂
   - B. 水溶液 > 混悬液 > 胶囊剂 > 散剂 > 片剂
   - C. 水溶液 > 散剂 > 混悬液 > 胶囊剂 > 片剂
   - D. 混悬液 > 水溶液 > 散剂 > 胶囊剂 > 片剂
   - E. 水溶液 > 混悬液 > 片剂 > 散剂 > 胶囊剂

3. 下列有肝脏首过效应的给药途径是（　　　）

    A. 舌下给药             B. 口服肠溶片           C. 静脉滴注给药

    D. 鼻黏膜给药         E. 透皮吸收给药

4. 口服用药的特点是具有（　　　）

    A. 体内过程            B. 吸收过程             C. 分布过程

    D. 代谢过程            E. 排泄过程

## 二、B 型题（配伍选择题）

【5～9 题共用备选答案】

    A. 被动扩散            B. 主动转运             C. 促进扩散

    D. 胞饮                E. 生物半衰期

5. 大多数药物的吸收方式是（　　　）

6. 有载体的参加，有饱和现象，消耗能量的是（　　　）

7. 有载体的参加，有饱和现象，不消耗能量的是（　　　）

8. 细胞膜可以主动变形而将某些液体摄入细胞内的是（　　　）

9. 体内药量或血药浓度降低一半所需的时间的是（　　　）

【10～14 题共用备选答案】

    A. 吸收                B. 分布                C. 排泄

    D. 生物利用度        E. 代谢

10. 药物从一种化学结构转变为另一种化学结构的过程是（　　　）

11. 体内原型药物或其他代谢产物排出体内的过程是（　　　）

12. 药物由血液向组织器官转运的过程是（　　　）

13. 药物从给药部位进入体循环的过程是（　　　）

14. 药物从剂型中达到体循环的相对数量和相对速度是（　　　）

## 三、X 型题（多项选择题）

15. 以下属于被动扩散特征的有（　　　）

    A. 不消耗能量                  B. 有部位特异性

    C. 由高浓度区域向低浓度区域转运     D. 需借助载体进行转运

    E. 无饱和现象和竞争抑制现象

16. 以下属于主动转运特征的有（　　　）

    A. 消耗能量                    B. 可与结构类似的物质发生竞争现象

    C. 由高浓度向低浓度转运          D. 不需载体进行转运

    E. 有饱和状态

17. 生物半衰期是指（　　　）

    A. 吸收一半所需的时间            B. 下降一半所需时间

    C. 血药浓度下降一半所需时间     D. 体内药量减少一半所需时间

E. 与血浆蛋白结合一半所需时间

18. 可减少或避免肝脏首过效应的给药途径或剂型是（　　）

A. 舌下片给药  B. 口服胶囊  C. 鼻腔给药

D. 静脉注射  E. 透皮吸收给药

微课　　　　　划重点　　　　　自测题

# 参考答案

**模块一　药剂学基础知识**

**项目一　药剂学相关定义**

1. E　2. E　3. A　4. B　5. A　6. C　7. B　8. A　9. B　10. C　11. A　12. C　13. D

14. B　15. E　16. ABCD　17. ABCE　18. ABCDE　19. ACDE　20. ABCD

**项目二　药典与药品生产管理规范**

1. D　2. C　3. D　4. D　5. D　6. E　7. C　8. A　9. E　10. D　11. E　12. B　13. A

14. C　15. D　16. ACD　17. ABCD　18. AB　19. ABDE　20. ABCDE

**项目三　处方及处方调剂技术**

1. C　2. D　3. E　4. A　5. D　6. C　7. A　8. B　9. A　10. C　11. B　12. A　13. E

14. D　15. ABCE

**模块二　固体制剂制备的专业技能**

**项目四　固体制剂制备的基础技能**

1. D　2. C　3. A　4. A　5. B　6. D　7. C　8. A　9. A　10. E　11. C　12. E　13. B

14. A　15. D　16. ABE　17. ABCDE　18. BCE　19. ABCDE　20. BCD

**项目五　散剂**

1. E　2. A　3. D　4. B　5. B　6. A　7. E　8. C　9. C　10. A　11. B　12. A　13. E

14. C　15. D　16. BCD　17. ABDE　18. ABCE

**项目六　颗粒剂**

1. B　2. D　3. D　4. B　5. D　6. B　7. D　8. E　9. A　10. E　11. ABDE　12. ACDE

13. ABDE

**项目七　胶囊剂**

1. D　2. C　3. D　4. E　5. B　6. B　7. B　8. C　9. A　10. E　11. A　12. B　13. C

14. D　15. E　16. AE　17. ABCDE　18. ABCD　19. ABCD　20. ABCDE

**项目八　片剂**

1. C　2. D　3. E　4. C　5. A　6. C　7. B　8. B　9. B　10. B　11. C　12. B　13. D

14. E　15. C　16. E　17. A　18. A　19. E　20. ABCE

**模块三　液体制剂制备的专业技能**

**项目九　表面活性剂**

1. D　2. A　3. B　4. D　5. C　6. D　7. E　8. A　9. E　10. A　11. A　12. C　13. E

14. B　15. D　16. ABCE　17. ABDE　18. ABDE

**项目十　液体制剂基础知识**

1. B　2. A　3. D　4. D　5. C　6. C　7. D　8. A　9. C　10. D　11. A　12. B　13. D

14. C　15. E　16. AC　17. BDE　18. ABDE

**项目十一　低分子溶液剂**

1. D　2. A　3. D　4. A　5. C　6. C　7. A　8. E　9. D　10. E　11. A　12. E　13. B

14. C　15. D　16. BCE　17. BDE

**项目十二　高分子溶液剂与溶胶剂**

1. D　2. D　3. A　4. A　5. C　6. A　7. B　8. D　9. ABCE　10. ABCDE

**项目十三　乳剂**

1. D　2. C　3. A　4. D　5. B　6. C　7. B　8. B　9. B　10. A　11. D　12. E　13. D

14. C　15. B　16. A　17. ABD　18. ACD　19. ABCDE　20. ABCD

**项目十四　混悬剂**

1. A　2. C　3. C　4. A　5. A　6. C　7. A　8. A　9. C　10. B　11. E　12. A　13. A

14. C　15. B　16. D　17. ABDE　18. BCDE　19. ABCD　20. BCD

**模块四　传统中药制剂的专业技能**

**项目十五　浸出制剂**

1. D　2. C　3. A　4. D　5. B　6. E　7. B　8. B　9. C　10. D　11. E　12. A　13. B

14. B　15. C　16. A　17. E　18. D　19. CDE　20. ABCDE

**项目十六　丸剂**

1. D　2. C　3. B　4. A　5. E　6. B　7. D　8. D　9. A　10. E　11. D　12. B　13. C

14. D　15. B　16. A　17. E　18. BCDE　19. AC　20. ABCDE

**模块五　无菌制剂制备的专业技能**

**项目十七　灭菌法与无菌操作法**

1. C　2. A　3. C　4. E　5. E　6. C　7. C　8. A　9. E　10. B　11. E　12. D　13. A

14. C　15. B　16. ABCE　17. ABCDE　18. ABCD　19. ACE　20. ABD

**项目十八　注射剂**

1. C　2. C　3. E　4. B　5. E　6. C　7. A　8. E　9. A　10. B　11. D　12. E　13. C

14. A　15. B　16. C　17. D　18. ABE　19. ACDE　20. ABCE

**项目十九　输液**

1. D　2. D　3. C　4. B　5. E　6. C　7. B　8. E　9. A　10. D

**项目二十　注射用无菌粉末**

1. E　2. D　3. A　4. A　5. D　6. E　7. A　8. A　9. D　10. B　11. A　12. ACE　13. CD

14. ABCD　15. BCDE

**项目二十一　滴眼剂**

1. B　2. E　3. C　4. C　5. B　6. E　7. E　8. D　9. A　10. C　11. B　12. ABCD

**模块六　其他剂型制备的专业技能**

**项目二十二　软膏剂**

1. B　2. D　3. D　4. B　5. C　6. D　7. A　8. C　9. D　10. E　11. B　12. A　13. E

14. C　15. BD　16. ACD　17. CD　18. BDE　19. ACDE　20. ABCDE

**项目二十三　栓剂**

1. D　2. A　3. A　4. E　5. E　6. D　7. C　8. E　9. C　10. A　11. C　12. A　13. D

14. B　15. E　16. BCE　17. ABCE　18. ABC

**项目二十四　膜剂与涂膜剂**

1. E　2. D　3. A　4. C　5. C　6. D　7. C　8. C　9. E　10. A　11. E　12. C　13. D

14. B　15. A　16. C　17. E　18. D　19. ABDE　20. ABCE

**项目二十五　气雾剂、喷雾剂与吸入粉雾剂**

1. D　2. C　3. D　4. C　5. E　6. D　7. A　8. E　9. C　10. B　11. A　12. B　13. A

14. C　15. E　16. BDE　17. ABCE　18. ACD　19. ABCD　20. AC

**模块七　药剂学拓展知识**

**项目二十六　药物制剂的稳定性**

1. C　2. A　3. C　4. A　5. B　6. A　7. C　8. D　9. A　10. A　11. E　12. D　13. A

14. C　15. B　16. ABCD　17. ABC　18. AD　19. ABE　20. BDE

**项目二十七　药物制剂新技术与新剂型**

1. C　2. B　3. D　4. A　5. C　6. B　7. A　8. B　9. A　10. B　11. C　12. E　13. D

14. ABC　15. AB

**项目二十八　生物药剂学基本知识**

1. D　2. A　3. B　4. B　5. A　6. B　7. C　8. D　9. E　10. E　11. C　12. B　13. A

14. D　15. ACE　16. ABE　17. CD　18. ACDE

# 参考文献

[1] 邓荣玉，刘晓兰．药剂学基础［M］．北京：中国医药科技出版社，2015.

[2] 栾淑华，刘跃进．药物制剂技术［M］．北京：科学出版社，2016.

[3] 刘素兰．药剂学［M］．北京：科学出版社，2010.

[4] 李君艳，邱建波．药理学与药物治疗学基础［M］．北京：中国医药科技出版社，2015.

[5] 高宏．药剂学［M］．北京：人民卫生出版社，2012.

[6] 李范珠，李永吉．中药药剂学［M］．北京：人民卫生出版社，2019.

[7] 解玉岭．药物制剂技术［M］．北京：人民卫生出版社，2015.

[8] 方亮．药剂学［M］．北京：人民卫生出版社，2016.

[9] 陈淑萍，林竹贞．药物制剂技术［M］．北京：人民卫生出版社，2015.

[10] 陈立，陈芳．膜剂的研究和应用进展［J］．中国医药工业杂志，2018，49（05）：557－564.

[11] 孙迪，郭仕艳，王峥涛，等．泡沫型气雾剂在皮肤局部用药方面的应用［J］．中国医药工业杂志，2018，49（04）：409－416.

[12] 崔福德，龙晓英．药剂学［M］．北京：人民卫生出版社，2014.

[13] 彭海生，鄢海燕．药剂学实验教程［M］．北京：中国医药科技出版社，2019.

[14] 孟胜男，胡容峰．药剂学［M］．北京：中国医药科技出版社，2016.

[15] 丁立．药剂学［M］．北京：中国医药科技出版社，2018.

[16] 缪立德．刘生肸．药物制剂技术［M］．2 版．北京：中国医药科技出版社，2016.

[17] 黄欣碧．傅红．中药调剂技术［M］．2 版．北京：中国医药科技出版社，2017.

[18] 李忠文．药剂学［M］．北京：人民卫生出版社，2020.